现代麻醉学临床精要

主编 叶洁 付春梅 赵东 王志学

XIANDAI MAZUIXUE
LINCHUANG JINGYAO

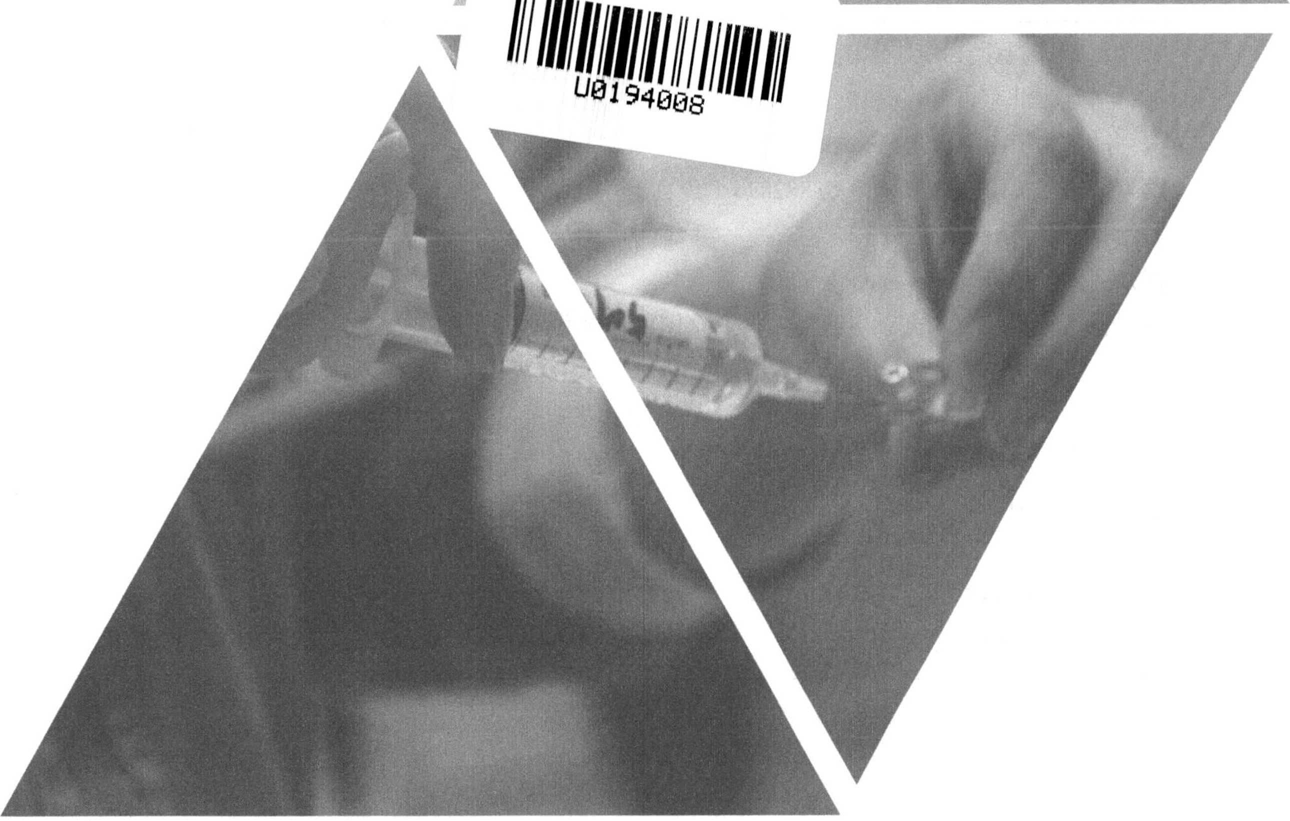

科学技术文献出版社
SCIENTIFIC AND TECHNICAL DOCUMENTATION PRESS
·北京·

图书在版编目（CIP）数据

现代麻醉学临床精要 / 叶洁等主编. 一北京：科学技术文献出版社, 2018.3
ISBN 978-7-5189-4051-6

Ⅰ. ①现… Ⅱ. ①叶… Ⅲ. ①麻醉学 Ⅳ. ①R614

中国版本图书馆CIP数据核字(2018)第049058号

现代麻醉学临床精要

策划编辑：曹沧晔　　责任编辑：曹沧晔　　责任校对：赵　瑗　　责任出版：张志平

出 版 者　科学技术文献出版社
地　　址　北京市复兴路15号　邮编 100038
编 务 部　(010) 58882938，58882087（传真）
发 行 部　(010) 58882868，58882874（传真）
邮 购 部　(010) 58882873
官方网址　www.stdp.com.cn
发 行 者　科学技术文献出版社发行　全国各地新华书店经销
印 刷 者　济南大地图文快印有限公司
版　　次　2018年3月第1版　2018年3月第1次印刷
开　　本　880×1230　1/16
字　　数　317千
印　　张　10
书　　号　ISBN 978-7-5189-4051-6
定　　价　148.00元

前言

麻醉学是一门研究临床麻醉、生命机能调控、重症监测治疗和疼痛诊疗的科学，主要用于手术或急救过程中。近年来，随着临床医学的飞速发展，麻醉学不论在基础理论研究方面，还是在临床实践方面，都已取得了长足的进展，研究范围也日益拓宽且更加系统规范。麻醉科医师必须不断学习新知识，掌握新技术，才能满足临床需要，以期更好地为患者服务。

本书首先简单介绍现代临床麻醉范畴；然后介绍常用麻醉技术，涉及气道管理技术、复合麻醉技术、周围神经阻滞、椎管内神经阻滞等；接着用较大的篇幅详细介绍产科麻醉、儿科麻醉等；内容贴近临床、注重实用，结构清晰、明确，适合麻醉科医师、全科医师、临床研究生及其他相关人员使用。

由于编者水平有限，加上参编人数较多，文笔不尽一致，且现代科技日新月异，书中不足之处在所难免，希望广大同人不吝赐教，使我们得以改进和提高。

编　者

2018 年 3 月

目　录

第一章

现代临床麻醉范畴

第一节 临床麻醉

一、概述

临床麻醉的工作场所在手术室内，规模较大、条件较好的麻醉科，可在临床麻醉中建立分支学科（或称为亚科），如产科、心脏外科、脑外科、小儿外科麻醉等。临床麻醉的主要工作内容如下：

（1）为手术顺利进行提供安全、无痛、肌松、合理控制应激以及避免不愉快记忆等基本条件。

（2）提供完成手术所必需的特殊条件，如气管、支气管麻醉，控制性降压，低温，人工通气及体外循环等。

（3）对手术患者的生理功能进行全面、连续和定量的监测，并调控在预定的范围内，以维护患者的生命安全。应当指出，对患者生理功能进行监测与调控已成为临床麻醉的重要内容。这不仅涉及仪器与设备的先进性，更涉及到麻醉医师的素质。

（4）预防并早期诊治各种并发症，以利术后顺利康复。

（5）向患者家属交代病情，危重疑难患者及大手术的麻醉处理必须征得家属的同意与签字后才能施行，必要时还需经院医务管理部门批准后实施。

二、麻醉前病情估计与准备

所有麻醉药和麻醉方法都可影响患者生理状态的稳定性；手术创伤和失血可使患者生理功能处于应激状态；外科疾病与并存的内科疾病又有各自不同的病理生理改变，这些因素都将造成机体生理潜能承受巨大负担。为减轻这种负担和提高手术麻醉的安全性，在手术麻醉前对全身情况和重要器官生理功能作出充分估计，并尽可能加以维护和纠正，这是外科手术治疗学中的一个重要环节，也是麻醉医师临床业务工作的主要方面。

全面的麻醉前估计和准备工作应包括以下几个方面：①全面了解患者的全身健康状况和特殊病情；②明确全身状况和器官功能存在哪些不足，麻醉前需要哪些积极准备；③明确器官疾病和特殊病情的危险所在，术中可能发生哪些并发症，需采取哪些防治措施；④估计和评定患者接受麻醉和手术的耐受力；⑤选定麻醉药、麻醉方法和麻醉前用药，拟订具体麻醉实施方案。

三、麻醉前用药

麻醉前用药（也称术前用药）是手术麻醉前的常规措施，主要目的是：①解除焦虑，充分镇静和产生遗忘；②稳定血流动力学；减少麻醉药需求量；③降低误吸胃内容物的危险程度；④提高痛阈，加强镇痛；抑制呼吸道腺体分泌；⑤防止术后恶心、呕吐。针对上述用药目的，临床上常选用五类麻醉前用药：神经安定类药；α_2 肾上腺素能激动药；抗组胺药和抗酸药；麻醉性镇痛药；抗胆碱药。

四、吸入全身麻醉

吸入全身麻醉是将麻醉气体或麻醉蒸汽吸入肺内，经肺泡进入血液循环，到达中枢神经系统而产生的全身麻醉。

吸入麻醉药在体内代谢、分解少，大部分以原型从肺排出体外，因此吸入麻醉容易控制，比较安全、有效，是现代麻醉中常用的一种方法。

五、静脉全身麻醉

将全麻药注入静脉，经血液循环作用于中枢神经系统而产生全身麻醉的方法称为静脉全身麻醉。静脉全身麻醉具有对呼吸道无刺激性，诱导迅速，苏醒较快，患者舒适，不燃烧，不爆炸和操作比较简单等优点。但静脉麻醉药多数镇痛不强，肌松差，注入后无法人工排除，一旦过量，只能依靠机体缓慢排泄，为其缺点。因此，使用前应详细了解药理性能，尤其是药代动力学改变，严格掌握用药指征和剂量，以避免发生意外。

六、气管、支气管内插管术

气管、支气管内插管术是临床麻醉中不可缺少的一项重要组成部分，是麻醉医师必须掌握的最基本操作技能，不仅广泛应用于麻醉实施，而且在危重患者呼吸循环的抢救复苏及治疗中也发挥重要作用。

七、局部麻醉

局部麻醉是指患者神志清醒，身体某一部位的感觉神经传导功能暂时被阻断，运动神经保持完好或同时又程度不同的被阻滞状态。这种阻滞应完全可逆，不产生组织损害。

常用的局部麻醉有表面麻醉、局部浸润麻醉、区域阻滞、神经传导阻滞四类。后者又可分为神经干阻滞、硬膜外阻滞及蛛网膜下隙神经阻滞。静脉局部麻醉是局部麻醉另一种阻滞形式。

八、神经及神经丛阻滞

神经阻滞也称传导阻滞或传导麻醉，是将局麻药注射至神经干旁，暂时阻滞神经的传导功能，达到手术无痛的方法。由于神经是混合性的，不但感觉神经纤维被阻滞，运动神经纤维和交感、副交感神经纤维也同时不同程度地被阻滞。若阻滞成功，麻醉效果优于局部浸润麻醉。

九、椎管内麻醉

椎管内麻醉含蛛网膜下隙阻滞和硬膜外阻滞两种方法，后者还包括骶管阻滞。局麻药注入蛛网膜下隙主要作用于脊神经根所引起的阻滞称为蛛网膜下隙阻滞，统称为蛛网膜下腔神经阻滞；局麻药在硬膜外间隙作用于脊神经，是感觉和交感神经完全被阻滞，运动神经部分地丧失功能，这种麻醉方法称为硬膜外阻滞。

十、针刺麻醉的方法

针麻创用以来，种类较多，按针刺部位分，有体针、耳针、头针、面针、鼻针、唇针、手针、足针及神经干针等法；按刺激条件分，有手法运针、脉冲电针、激光照射穴位、水针和按压穴位等法。临床上以体针或耳针脉冲电刺激针麻的应用最为普遍。

（叶　洁）

第二节　急救与复苏

一、急救

（一）严重心律失常

麻醉和手术期间心律失常的发生率为16%～62%不等，心脏病患者可高达60%，而非心脏病患者仅37%。重危患者和各类大手术，以及心脏病患者施行心脏或非心脏手术，严重心律失常是常见的并发症之一。因此，在麻醉手术期间及ICU中应加强心电图监测，以便迅速和正确地做出诊断，明确诱发因素，采取积极有效的防治措施，避免影响手术成功率和患者预后。

（二）急性肺水肿

急性肺水肿是指肺间质（血管外）液体积聚过多并侵入肺泡内。两肺听诊有湿性啰音，咳出泡沫样痰液，表现呼吸困难，可出现严重低氧血症。若不及时处理，后果十分严重。有许多疾病如急性左心衰竭等都能引起急性肺水肿，其发病机制不一，病理生理变化亦各异，研究和了解急性肺水肿形成的机制，将有助于肺水肿的早期诊断和预防，以便采取有效措施，使肺水肿迅速缓解。

（三）心力衰竭

心力衰竭是由多种原因引起的心功能不全综合征。因此，其治疗的关键是纠正基础病因及诱因，特别对非心脏性病因或诱因的控制是相当重要的。但是，对心力衰竭的控制也很重要，特别是急性心力衰竭，如不及时治疗，可危及患者生命。对心力衰竭治疗的基本原则是：①减轻心脏负荷，包括前负荷和后负荷。②增强心肌收缩力，使心输出量增加。③维持心肌供氧与耗氧的平衡，供氧主要取决于血液的氧合状态和冠状动脉血流，耗氧则主要与动脉压、心率、前负荷及心肌收缩性有关。

（四）急性肾功能衰竭

急性肾功能衰竭是由各种原因引起的肾功能急剧减损，导致水潴留、氮质血症、电解质及酸碱平衡紊乱等急性尿毒症的临床综合征。急性肾衰竭如能早期诊断、及时抢救和合理治疗，多数病例可逆转，是目前能得到完全恢复的重要器官功能衰竭之一。

二、复苏

在患者心跳呼吸停止时所采取的抢救措施称复苏术，抢救的目的不仅要使患者存活，而且要使患者意识恢复，此称为复苏。心肺脑复苏在临床上大致分为三个既有区别又有联系的阶段：基础生命支持→继续生命支持→长期生命支持。

（一）临床表现

心搏停止的患者表现为突然的心音和大动脉搏动消失，继而呼吸、神智消失。如不及时抢救即出现瞳孔散大、固定、肌肉软瘫、脊髓和基础防御（如咳嗽）反射消失；手术的患者则发生术野渗血停止；枕骨大孔疝的患者则首先表现为呼吸骤停。

经复苏治疗的病例，原发病不严重或初期复苏及时且有效者，呼吸功能和循环功能可逐渐恢复，原发病较重或初期复苏不及时者，循环功能即使基本稳定后，呼吸可能还未恢复或未完全恢复，心、肺、脑、肾等重要器官的病理生理状态不仅未必恢复，而且可能继续恶化。但经复苏后对这些重要器官功能进行严密的观察和必要的处理，部分患者可得以逐步康复。研究表明：4分钟内开展初期复苏，8分钟内后期复苏，患者存活率为43%；8～16分钟内开始后期复苏，存活率仅为10%；8～12分钟内开始初期复苏，16分钟后期复苏，存活率为6%。

（二）检查方法

心搏停止后，心电图可见三种情况：①心电活动消失，心电图呈直线。②室颤。③仍有生物电活动存在，但无有效机械收缩。

（三）诊断标准与诊断

A. 神智突然消失，大动脉搏动触不到。

B. 听不到心音，测不到血压。

C. 呼吸停止或呈叹息样呼吸，面色苍白或灰白。

D. 手术创面血色发绀、渗血或出血停止。

E. 瞳孔散大，无任何反射。应注意脑挫伤、颅骨骨折、颅内出血儿茶酚胺效应、安眠药中毒或使用阿托品类药物者瞳孔也会散大，应予以鉴别。

诊断：符合 A、B 与 C、D、E 即可确诊。在现场复苏时，为不延误抢救时机，据 A 即可确诊。

（四）复苏治疗效果判定标准

治愈：给予复苏治疗后，自主循环、呼吸恢复，瞳孔对光反射敏感，神志逐步清醒，智力恢复，参加正常工作。

有效：心肺复苏后遗留一定的精神行为或神经障碍，或者仅呈皮质下存活（持续的植物人状态）。

无效：心肺复苏后再度衰竭，在短期内死亡，或给予持续复苏治疗 30 ~ 60 分钟后仍无自主循环、呼吸出现者。

（五）复苏治疗原则

维持通气和换气功能；心脏按压以触及颈动脉或股动脉搏动；利用各种措施诱发心搏；维持循环功能、肾功能；维持水、电解质、酸碱平衡；贯穿始终的脑保护，防止或缓解脑水肿（和脑肿胀）的发展。

复苏可分为三个步骤：初期的通畅气道，恢复呼吸循环功能及实施脑保护；中期的药物治疗，电除颤、纠正内环境及进一步脑保护；后期的脑复苏及循环功能的维持。

（六）复苏治疗中应注意的问题

（1）一旦发现患者神智呼吸及大动脉搏动消失，应立即进行复苏，不应反复听心音或等心电图诊断而延误抢救。

（2）口对口人工呼吸的潮气量应为正常呼吸时的 2 ~ 3 倍，形成过度通气，以弥补吹入气氧含量低、二氧化碳含量高的缺陷。

（3）心包填塞、张力性气胸、新鲜肋骨骨折及心瓣膜置换术后的患者不应采用胸外心脏按压，宜开胸胸内挤压。老年人骨质较脆，胸廓缺乏弹性，易发生肋骨骨折，胸外心脏按压时应加倍小心。

（4）电除颤失败时，不宜无限制地增加电能，应纠正其他因素，如心肌缺血、血钾过低、心脏温度过低、高碳酸血症等。

（5）脑复苏中不应用硫喷妥钠，因此药虽可抑制惊厥，但负荷量的硫喷妥钠有明显的负性肌力作用及负性血流动力学作用。

（6）应用甘露醇要防止过度，使血容量不足、血液黏度增加、脑血流减少和电解质紊乱。

（叶　洁）

第三节　重症监测治疗

ICU 是在麻醉后恢复室（postanesthesia recovery room，PARR）的基础上发展起来的，真正具有现代规范的 ICU 建立于 1958 年美国 Baltimore City Hospital，属麻醉科管辖。ICU 在英国改名为 ITU（intensive therapy unit）。中文的意思是将患者集中加强监测治疗的单位。因此，国内有些单位称之为“加强医疗病房”，中华医学会麻醉学会则建议称为“重症监测治疗病房”。ICU 的特点有以下几方面：①是医院中对危重患者集中管理的场所。②具有一支对危重病症进行紧急急救与诊治的医师、护士队伍。③配备有先进的监测技术，能进行连续、定量的监测，可为临床诊治提供及时、准确的依据。④具有先进的治疗技术，对重要脏器功能衰竭可进行有效、持久的治疗。ICU 的宗旨是对危重患者提供高水准的医疗护理服务，最大限度地抢救患者。其主要任务是对危重患者进行抢救和实施监测治疗。通过精心地观察护理，对患者内环境及各重要脏器功能的全面监测和及时有效的治疗，从而减少并发症的发生率，降低病死率和提高抢救成功率和治愈率。ICU 的建立促进了危重病医学的崛起。

一、体制

综合来讲，ICU 的建制大致可分为专科 ICU、综合 ICU 和部分综合 ICU 三种形式。

（一）专科 ICU

专科 ICU 是各专科将本专业范围内的危重患者进行集中管理的加强监测治疗病房。例如，心血管内科的 CCU（cardiac care unit），呼吸内科的 RCU（respiratory care unit），儿科的 NCU（neonatal care unit），心胸外科的 TCU（thoracic care unit）等，此外烧伤科、神经科、脏器移植等都可设立自己的 ICU。不同专科的 ICU 有各自的收治范围和治疗特点，留住的时间等方面也不尽相同。专科 ICU 由专科负责管理，通常指派一名高年资的专科医师固定或定时轮转全面负责。专科 ICU 的特点与优势是对患者的原发病、专科处理、病情演变等从理论到实践均有较高的水平或造诣，实际上是专科处理在高水平上的延续。但其不足之处是对专科以外的诊治经验与能力相对不足，因而遇有紧急、危重情况，常需约请其他专科医师协同处理，如气管切开、气管插管、呼吸器治疗、血液透析等。麻醉科是最常被约请协助处理的科室之一。此外，建设 ICU 需要投入大量的财力、物力。因此，即使在经济相当发达国家的医院中，至今仍是根据各医院的优势即重点专科建立相应的专科 ICU。

（二）综合 ICU

是在专科 ICU 的基础上逐渐发展起来的跨科室的全院性综合监护病房，以处理多学科危重病症为工作内容。综合 ICU 归属医院直接领导而成为医院中一个独立科室；也可由医院中的某一科室管辖，如麻醉科、内科或外科。综合 ICU 应由有专职医师管理，即从事于危重病医学的专科医师。这样的专职医师需要接受专门的培训和学习，取得资格才能胜任。在 GICU，专职医师全面负责 ICU 的日常工作，包括患者的转入转出，全面监测，治疗方案的制订和监督协助执行。以及与各专科医师的联络和协调等。原专科的床位医师每天应定期查房，负责专科处理。

综合 ICU 的特点与优势是克服了专科分割的缺陷，体现了医学的整体观念，也符合危重病发展的“共同通路”特点，其结果必然是有利于提高抢救成功率与医疗质量。但是，另一方面的难度是，要求一个 ICU 专职医师，对医学领域中如此众多的专科患者的专科特点均能有较深入、全面的了解是相当困难的，因而在这种 ICU 中，与专科医师的结合十分重要。

（三）部分综合 ICU

鉴于上述两种形式的优缺点，部分综合 ICU 的建立有利于扬长避短，部分综合 ICU 系指由多个邻近专科联合建立 ICU，较典型的例子是外科 ICU 或麻醉科 ICU（或麻醉后 ICU，PAICU）。两者主要收治外科各专科的术后危重患者，这些患者除了专科特点，有其外科手术后的共性。因此，综合性 ICU 的成立不应排斥专科 ICU 的建立，特别是术后综合 ICU 的建立具有重要价值，也是现代麻醉学的重要组成部分，本章将以此为重点进行介绍。

二、建设

（一）病房与床位要求

PAICU 的位置应与麻醉科、手术室相靠近，专科 ICU 则设置在专科病区内，在有条件的医院内所有的 ICU 应在同一个区域里，共同组成医院的危重病区域。ICU 病床设置一般按医院总床位数的 1% ~ 2%。每张危重病床应有 15 ~ 18m^2 的面积；除此以外，还要有相同面积的支持区域，作为实验室、办公室、中心监测站、值班室、导管室、家属接待室、设备室、被服净物和污物处理室等。病房应是开放式，一般一大间放置 6 ~ 8 张床位，每张床位之间可安置可移动隔挡，另设一定数量的单人间，病房内设有护士站，稍高出地面，可看到所有病床，中心护士站应设有通讯联络设备和控制室内温度、光线和通气以及管理控制药物柜的操纵装置。每个床位至少要有 8～10 个 10～13 安培的电源插座，分布于床位的两边。电源最好来自不同的线路，在一旦发生故障时更换插座仍可使用。所有电源应与自动转换装置连接，电源中断时可自动启用备用系统。每个床位至少要两个氧气头，两个吸引器头，还要有压缩空气、笑气与氧的等量混合气体。

（二）仪器配备

ICU 需购置许多贵重仪器，选择仪器应根据 ICU 的任务，财力及工作人员的情况而定，一般仪器设备包括以下三方面：监测和专项治疗仪器设备；诊断仪器设备；护理设备。

（三）建立科学管理

ICU 的医护人员除执行卫生部颁发的有关医院各级人员职责，为了保证工作有秩序地进行，还需要建立和健全自身的各项制度，包括：早会制度、交接班制度、患者出入室制度、抢救工作制度、保护性医疗制度、死亡讨论制度、医疗差错事故报告制度、会诊制度、护理查房制度、药品管理制度、医嘱查对制度、用药查对制度、输血查对制度、仪器保管使用制度、消毒隔离制度、病区清洁卫生制度、财物管理制度、学习进修制度以及家属探视制度。同时还需要建立健全各种常规，包括体外循环术后监护常规、休克监护常规、呼吸器支持呼吸监护常规、气管造口护理常规、各种导管引流管护理常规和基础护理常规等。

三、人员配备

ICU 中专职医师的人数视病房的规模和工作量需求而定。不同形式的 ICU 应有所区别，医师与床位的比例一般为 0.5～1.0。ICU 设主任一名（专科 ICU 可由专科主任兼任），主治医师、住院医师按床位数决定。如隶属于麻醉科等一级科室（如内科、外科、急诊科等）管理，则低年资主治医师和住院医师可轮转，高年资主治医师应相对固定，ICU 主任可由一级科室的副主任兼任。ICU 的护士是固定的。不论何种 ICU，均应设专职护士长 1～2 名，护士人数根据对护理量的计算而确定，一般与床位的比例为 3 ∶ 1。护理量根据患者轻重程度一般分为以下四类。

第Ⅰ类：病危，此类患者至少有一个脏器发生功能衰竭随时有生命危险，每日护理量在 24 小时甚至更多，即患者床边不能离开人。第Ⅱ类：病重，主要是术后高危、病情较重，有脏器功能不全或随时有可能发展成为衰竭的患者，每日护理工作量在 8～16 小时，即每 24 小时至少有 1～2 个护士在床边监护。第Ⅲ类：一般，每日护理量在 4～8 小时。第Ⅳ类：自理，每日护理量在 4 小时以下。在以上各类患者中 ICU 只收治第Ⅰ、Ⅱ类患者，根据各医院 ICU 收治患者的特点计算所需护士人数，计算方法是：以每个患者每周所需护理工作时间，病房每周所需总护理小时数，除以一个护士每周可能提供的工作时间数按 40 小时计算，得出所需护士人数。这样的计算结果，加上周末、节假日等，一般 ICU 的床位与护士之比如前所述约为 1 ∶ 3。

除医师、护士外，ICU 还需要多种专门人才，如呼吸治疗师、管理仪器设备的医学工程师、放射科诊断医师和技术员。营养治疗师、院内感染管理人员、药剂师、实验室技术员、计算机工作人员、护理员、清洁工等。

四、收治对象

ICU 的收治对象来自各临床科室的危重患者如呼吸、循环等重要脏器和代谢有严重功能不全或可能发生急性功能衰竭随时可能有生命危险的患者。在 ICU 收治患者的选择上要明确以下两点：①患者是否有危重病存在或有潜在的危重病或严重的生理扰乱。②患者的危重程度和严重生理紊乱经积极处理后是否有获得成功的可能。

五、日常工作内容

（一）监测

包括呼吸、心血管、氧传递、水电解质和酸碱平衡，血液学和凝血机制、代谢、肝肾功能、胃肠道、神经系统和免疫与感染等。对不同病种的监测应有不同的侧重。

（二）治疗

ICU 治疗的重点是脏器功能支持和原发病控制，有以下几个特点。

1. 加强与集中　加强指对患者的监测、治疗等各方面都要强而有力。集中就是集中采用各种可能得到的最先进医疗监测和治疗手段，各专科的诊疗技术和现代医学最新医疗思想和医学工程最新成果。危重患者的病情有自然恶化的趋势，也有好转的可能，只有经过早期强而有力的治疗，才可能阻断恶化的趋势而争取好的可能。

2. 共同特点　病程的危重期，不论原发病来自哪里，患者都可能表现出许多共同特点，称为各种疾病危重期发展的共同道路。这时的患者不但表现各单个脏器的功能障碍，而且还突出地表现为脏器功能间的相互不平衡，表现为互相联系、互相影响和互为因果。因此对多脏器功能的全面支持成为临床上突出的工作内容。这种支持涉及各专科的医疗技术的运用，但不是它们的简单相加，而是要特别注意各脏器功能支持的平衡协调，阻断恶性循环，使患者转危为安，应当指出的是所有的治疗措施都可能会影响机体的平衡，越是强有力的治疗措施对平衡的影响也越大。患者的病情如仍集中在某一个脏器，则在支持这个脏器的基础上兼及其他脏器功能，就抓住了恢复平衡的大方向。如果患者的主要问题已突破了某一脏器的范围，而以多脏器功能损害为临床突出表现时，脏器支持的均衡性就成为十分突出的问题。

3. 整体观念　近代医学的进步使分科越来越细，有利于专科治疗成功率的提高，也带来了完整整体被分割的弊端。ICU 的患者其疾病涉及多个脏器，问题就复杂起来，对各个脏器的治疗原则可能是相互矛盾的。这就要求我们的治疗从整体的观念出发，注意各项脏器支持的相互协调。

4. 确定治疗的先后缓急　根据病情轻重缓急，拟订治疗方案，明确哪些病情需要紧急处理，哪些需要稍次之，在病情的发展中，当一个主要的紧急的问题获得缓解或解决，另一个问题可能会上升为主要矛盾，因此对病情作出动态估计并识别特定病变的病理生理影响在治疗中十分重要，也需有相当的经验和较高的临床判断力。

5. 区分和监测原发性治疗和继发性治疗　原发性治疗指针对原发疾病的处理措施，继发性治疗则对受继发影响的其他生命器官和系统，旨在对这些器官功能进行保护。两者在治疗上是既有紧密联系而又有区别的。

6. 区分支持治疗和替代治疗　支持治疗是针对重要器官系统发生严重功能不全，但尚属可逆性病变，旨在努力恢复重要器官系统自身功能的支持措施。若病变不可逆，重要器官系统功能达到不可恢复的程度，需用替代治疗。两种治疗在一定条件下可以互相转化。

六、与一般治疗病室的关系

（1）危重患者转到 ICU 后，ICU 医师应和原病房医师保持联系，使患者不但得到 ICU 的严密监测和积极治疗，同时也得到原病房医师的治疗意见。

（2）有关治疗的重要医嘱及患者转回原病房的决定，应在每日晨间查房或在急诊时与原病房医师共同商定。

（3）原病房医师每日应定期查房，并提出处理意见，非查房期间，原病房医师需更改医嘱时，应征求值班医师的意见，商讨决定。

（4）除执行会诊商定的医嘱外，ICU 值班医师在病情变化时有权做紧急处理。

（叶　洁）

第四节　疼痛治疗与研究

一、疼痛诊断的思维方法

临床镇痛的根本目的是消除患者的疼痛，解除患者的疾苦。而有效的疼痛治疗必须建立在明确诊断的基础之上，即对疼痛的来源有一个准确的判断。

疼痛是一个主观感觉，目前人们对疼痛的诊断也主要是根据这种主观感觉来进行。

因此，医生必须将收集的全部临床资料（主要来自三个方面，即病史采集、体格检查及辅助检查）进行分析，去粗取精，去伪存真，弄清它们之间的关系。这样，就需要一个适合疼痛诊断特点的思考方法，并且始终贯穿于诊断的全过程中。

在疼痛诊断时首先应明确以下五个方面：

1. 明确病变的原因和性质　即明确引起疼痛的病变是属于损伤、炎症、畸形、肿瘤，对肿瘤还要分清是良性的还是恶性的；炎症要分清是感染（一般、特殊）性的还是无菌性的；损伤要分清是急性外伤还是慢性劳损；畸形属于哪一种。明确病变的性质非常重要。除直接关系疼痛治疗的效果外，还可避免一些医疗意外和纠纷的发生。

2. 明确病变的组织或器官　即明确病变存在于哪个系统，哪个脏器。如软组织、骨关节、神经系统或内脏器官等。在软组织中还要明确是在肌肉、筋膜、韧带或滑囊等。

3. 明确病变的部位和深浅　病变部位是指病变在皮肤表面的投影，深浅是指病变的组织层次。只有对病变做准确地平面定位和立体定位，才能使治疗措施（包括药物）真正在病变局部和病变组织发挥作用，取得好的疗效。

4. 明确病程的急缓　发病的急缓，病程的长短，对治疗方法的选择有密切关系。如急性腰扭伤引起的后关节半脱位、滑膜嵌顿，用手法矫治可收到立竿见影的效果。但若已形成慢性病变，则需行神经阻滞、理疗和针刀等疗法。

5. 明确患者体质、重要生命器官的功能　疼痛的诊断，始终是围绕临床镇痛的根本目的而进行的。疼痛治疗的一些主要方法如神经阻滞疗法，有一定的危险性。因此，在疼痛的诊断过程中，应始终强调对全身状态即患者体质和重要生命器官功能的判定。年老、体弱、并发重要生命器官功能低下的患者，对阻滞疗法的耐受性差，应严格掌握适应证，控制麻醉药的用量。

在明确了以上五个方面的问题之后，就可以有针对性地选择一些治疗方法，在保证患者安全的前提下，争取最好的治疗效果，从而也就达到了诊断的根本目的。

二、疼痛的分类

由于疼痛涉及临床各个科室，而且千差万别，往往是同症异病或同病异症。许多疼痛既是一组典型的综合征，又是某些疾病的一组症状，况且疼痛又随着疾病的过程而千变万化，所以疼痛的分类至今尚难统一标准。许多学者多依其论著的主要论点而列及题类。近年，国际头痛学会和头痛分类委员会编著了头、颈、面疼痛的分类和诊断标准，虽具有一定的权威性，但作为统一的分类标准尚需实践的反馈。

三、疼痛治疗的方法

疼痛治疗的目的主要是通过消除或减轻疼痛的感觉和反应，改善血液循环，特别是局部小血管功能和微血管循环，解除骨骼肌或平滑肌痉挛，松解局部挛缩组织，改善神经营养，恢复正常神经功能，改善全身或主要脏器的功能状态，进行精神心理性治疗。

（一）药物治疗

1. 麻醉性镇痛药　最多用药为阿片类如吗啡及哌替啶、芬太尼等药，均有良好的镇痛作用，常用于急性剧烈疼痛，有成瘾性，因此应用受到限制。

2. 解热镇痛药　有水杨酸盐类（如阿司匹林），吡唑酮类（如氨基比林等），有解热消炎镇痛作用，对中等度急慢性疼痛有效，如肌肉痛、关节痛、头痛及风湿性疼痛效果较好，这些药物无成瘾性，但可出现胃肠反应等不良反应。

3. 安定药　如地西泮、氯丙嗪等药，有抗焦虑、遗忘和镇静作用，和镇痛药合并应用可增强镇痛效果。

（二）神经阻滞

神经阻滞是疼痛治疗广泛应用的一种方法。通过神经阻滞可以达到治疗和诊断的目的，其治疗作用有阻断疼痛的神经传导通路，阻断由于疼痛引起的恶性循环，如解除由于疼痛刺激引起的血管收缩和肌肉痉挛而导致局部缺血、缺氧，进一步使疼痛加重的恶性循环；预防胸腹部手术后由于疼痛患者不敢咳嗽，而引起的肺部并发症；鉴别产生疼痛病变的部位，判断某些治疗措施的效果等。

1. 常用的药物

（1）局麻药：常用的有普鲁卡因、利多卡因和布比卡因等。普鲁卡因一般用1% ~2% 浓度，一次量10 ~30mL，适用于浅层组织神经阻滞；利多卡因发挥作用快，组织穿透性好，弥散范围广，一般采用0.5% ~1% 浓度 10 ~ 15mL；布比卡因作用时间长达 2 ~4 小时，适于作疼痛治疗神经阻滞，用 0.25% ~0.5% 浓度一次量10 ~20mL。

（2）肾上腺皮质激素：具有明显抗炎减轻炎症反应作用，一般用于慢性炎症性疼痛，常用药物有醋酸可的松、泼尼松龙、地塞米松等药物，常用混悬液针剂进行局部组织、关节腔内或硬脊膜外腔注射，每次剂量0.5 ~1mL，每周1 次，2 ~3 次为一疗程，与局麻药混合注射。高血压、糖尿病、溃疡病和急性化脓性炎症忌用。

（3）维生素：适用于周围神经炎、多发性神经炎等症引起的疼痛，常与局麻药、肾上腺皮质激素药合并应用，一般常用维生素 B_6 10 ~25mg，维生素 B_{12} 0.5 ~1.0mg，其疗效如何，尚需深入观察了解。

（4）神经破坏药：注射后主要使神经纤维产生变性，破坏对疼痛的传导，同时也可以引起神经感觉运动功能障碍，只应用于采用一般神经阻滞效果不佳的患者，常用的药物有 10% ~20% 生理盐水，95% 以上酒精或5% ~10% 酚甘油，行周围神经阻滞、蛛网膜下隙或硬膜外腔阻滞，临床均应严格应用指征。

2. 神经阻滞方法　根据不同的病情部位，采用不同的神经阻滞。

（1）脑神经阻滞：如头面部三叉神经阻滞、面神经阻滞等。

（2）脊神经阻滞：如枕部神经阻滞、颈丛及臂丛神经阻滞、肩胛上神经阻滞、肋间神经阻滞、椎旁神经阻滞、坐骨神经阻滞、腓神经阻滞等。

（3）椎管内神经阻滞：如蛛网膜下隙阻滞、硬膜外腔阻滞、骶管神经阻滞等。

（4）交感神经阻滞：如星状神经节阻滞、腹腔神经节阻滞、胸部腰部交感神经节阻滞等。

（5）局部神经阻滞：一般在患处找出压痛点，行局部神经阻滞。还有胸膜间镇痛用于术后镇痛。

（三）物理疗法

包括各种物理因素如冷、热、光、电、超声、振荡等物理治疗方法。

（四）外科手术

如三叉神经切断术、经皮脊髓束切断术，经鼻垂体破坏术、丘脑切除术等神经外科手术。

（五）精神心理疗法

如催眠术、松弛术、生物反馈疗法、行为疗法等。

（叶　洁）

第五节　麻醉门诊及其他任务

一、麻醉科门诊

麻醉科门诊的主要工作范围：

1. 麻醉前检查与准备　为缩短住院周期，保证麻醉前充分准备，凡拟接受择期手术的患者，在入院前应由麻醉医师在门诊按麻醉要求进行必要的检查与准备，然后将检查结果、准备情况、病情估计及麻醉处理意见等填表送到麻醉科病房。这样一来，患者入院后即可安排手术，缩短住院日期，可避免因麻醉前检查不全面而延期手术，麻醉前准备比较充裕，而且在患者入院前麻醉医师已能充分了解到病情及麻醉处理的难度，便于恰当的安排麻醉工作。

2. 出院患者的麻醉后随访　尤其是并发症的诊断与治疗由麻醉医师亲自诊治是十分必要的，因为某些并发症（如腰麻后头痛）由神经内科或其他科室诊治而疗效不够理想，而在麻醉医师不在场的情况下，把大量责任归咎于麻醉医师，也是对医疗及患者不负责任的表现。

3. 接受麻醉前会诊或咨询　如遇特殊病例，手术科室应提前请求会诊，负责麻醉医师应全面了解患者的疾病诊断，拟行手术步骤及要求，患者的全身状况，包括体检和实验室检查结果及主要治疗过程，麻醉史，药物过敏史，以及其他特殊情况等，从而估价患者对手术和麻醉的耐受力；讨论并选定麻醉方法，制订麻醉方案；讨论麻醉中可能发生的问题及相应的处理措施，如发现术前准备不足，应向手术医师建议需补充的术前准备和商讨最佳手术时机。麻醉科也应提前讨论并做必要的术前准备。

4. 麻醉治疗　凡利用麻醉学的理论与技术（包括氧疗及各种慢性肺部疾患患者的辅助呼吸治疗）进行的各种治疗可称麻醉治疗，麻醉治疗是麻醉科门诊的重要内容。

二、麻醉恢复室

麻醉恢复室是手术结束后继续观测病情，预防麻醉后近期并发症，保障患者安全，提高医疗质量的重要场所。此外，可缩短患者在手术室停留时间，提高手术台利用率。床位数与手术台比例约为1∶1.5～1∶2。麻醉恢复室是临床麻醉工作的一部分，在麻醉医师主持指导下由麻醉护士进行管理。

（1）凡麻醉结束后尚未清醒（含嗜睡），或虽已基本清醒但肌张力恢复不满意的患者均应进入麻醉恢复室。

（2）麻醉恢复室收治的患者应与ICU收治的患者各有侧重并互相衔接。

（3）麻醉恢复室应配备专业护士，协助麻醉医师负责病情监测与诊治，护士与床位的比例为1∶2～1∶3，麻醉医师与床位的比例为1∶3～1∶4。

（4）待患者清醒、生命及（或）重要器官功能稳定即可由麻醉恢复室送回病房，但麻醉后访视仍应有原麻醉者负责。

（5）凡遇到患者苏醒意外延长，或呼吸循环等功能不稳定者应及时送入ICU，以免延误病情。

三、麻醉学研究室或实验室

麻醉科实验室一般可附属在麻醉科内。为了科研工作的需要可成立研究室，成立研究室时必须具备以下条件：①要有学术水平较高、治学严谨，具有副教授以上职称的学科或学术带头人；②形成相对稳定的研究方向并有相应的研究课题或经费；③配备有开展研究所必需的专职实验室人员编制及仪器设备；④初步形成一支结构合理的人才梯队。

（叶　洁）

第二章

气道管理技术

第一节　人工气道工具

为保证呼吸道通畅并进行呼吸管理，必须要熟悉保持呼吸道通畅的各种用具和正确的操作技术。用于维护呼吸道通畅的有关器械用具大致可分为三大类：

（1）基本器械用具：指任何麻醉方法都适用的器械用具，包括麻醉面罩（facemask）、口咽通气管（oral airway）、鼻咽通气管（nasal airway）、喉镜（laryngoscope）、气管内导管（endotracheal tube）等。

（2）特殊器械用具：指根据患者的特殊病理解剖特点，或根据手术需要而设计的特殊用途的器械用具，主要包括：①双腔支气管导管（uouble lumen bronchial tube）；②喉罩通气管（larygeal mask air - way）；③纤维光束喉镜和支气管镜（fiberoptic larygoscope and bronchoscope）；④发光棒（lightwand）；⑤改良型特殊喉镜；⑥气管导管换置器（tube changer）等。

（3）辅助插管工具：包括：①导管芯；②气管插管钳；③喷雾器；④吸痰管；⑤牙垫；⑥滑油剂等。

（4）一般情况下，在手术室（OR）内施行呼吸管理，可选用最简单的器械用具来完成，如经鼻咽通气管输氧，或麻醉面罩吸氧等。但如果要做到全面的呼吸管理，则需借助于气管内或支气管内插管，并施行辅助通气或控制呼吸；紧急上呼吸道完全阻塞的情况下还需要施行环甲膜切开术（cricothy - roid laryngotomy）或气管造口术（tracheotomy）。

（付春梅）

第二节　气管插管前的准备和麻醉

一、适应证和禁忌证

气管或支气管内插管是实施麻醉的一项安全措施，因此不论成人或小儿，只要初步具备适应证，就可选用。

（一）适应证

主要适应证包括：①需要保障上呼吸道开放的手术；②为避免胃内容物误吸的患者；③需要长时间正压通气的患者；④术中需要反复吸除气管内分泌物的手术患者；⑤满足某些特殊手术要求的麻醉。

（二）禁忌证

1. 绝对禁忌证　理论上，气管插管应无绝对禁忌证。

2. 相对禁忌证　患者并存出血性血液病（如血友病、血小板减少性紫癜等）时，气管内插管易诱发气管黏膜下出血或血肿，可继发呼吸道急性梗阻，应列为相对禁忌证。鼻咽部血管瘤、鼻息肉及有反复鼻出血者，禁忌经鼻气管内插管。插管基本知识未掌握、插管操作不熟练的麻醉者或插管设备不完善，应列为相对禁忌证。

二、插管前的评估和准备

（一）麻醉前访视及评估

（1）应检查气管经路是否有阻碍，以便选择经口或经鼻插管。绝大多数患者都适用经口明视插管，只有在经口插管困难或导管在口腔内妨碍手术进行时，方选经鼻气管插管。

（2）正常成人张口度应大于4cm，如小于2.5cm，则难以置入喉镜，常见于颞下颌关节强直或面部瘢痕收缩。下颌畸形、发育不全者，均可使喉头显露困难。正常人颈椎伸屈范围为165°～90°角，若头后仰不足80°角将使插管困难。

（3）常见的影响气管插管的颈部病变有：①过度肥胖（颈粗短、高喉头等）；②类风湿关节炎累及颈椎关节；③先天性疾病（如斜颈）等。此时往往需用盲探插管或纤维支气管（喉）镜协助。若计划经鼻插管，应了解既往是否进行过鼻及声带手术，并分别测试两侧鼻孔的通气状况。

（二）经口插管前准备

（1）应了解牙齿松动情况，若患者有松动的切牙，应先用打样膏或丝线固定，以防止操作过程中掉入气管内。

（2）有活动义齿者，应在麻醉前取下；上齿全部脱落的患者，在置入喉镜时，声门裂显露相对上移。

（3）若左侧上切牙脱落，置入喉镜后，右牙可阻碍视线影响插管操作，所以插管前应先用口腔科常用的打样膏，作成牙堤状模型垫于左侧齿龈上，以便插管时承托喉镜片保护齿龈，并扩大视野和插管空间，也可用紧的纱布垫垫于左侧上齿龈，便于插管操作。

（三）导管的选择

1. 成人导管的选择　如下所述。

（1）导管内径（ID）的选择：经口腔气管导管在男性一般需用内径7.5～8.0mm的导管；女性成人需用内径7.0～7.5mm的导管。经鼻腔气管导管的内径一般需减少1mm。

（2）导管插入的长度：自门齿计算，女性气管导管插入长度为20～22cm；男性气管导管插入长度为22～24cm；如系经鼻腔插管，需分别增加2～3cm。

2. 儿童导管的选择　儿童气管导管内径及导管长度的选择，可利用公式初步估计：

公式1：导管内径（mm ID）=4.0+年龄/4

公式2：导管长度（cm）=12+年龄/2

公式1中所指导管ID为不带套囊型导管，若使用带套囊型导管，管号应比公式所得型号小0.5号。

三、插管前的麻醉

气管插管前的麻醉方法有两类：

1. 诱导插管法　诱导插管法是目前临床上最常用的插管方法，指在全身麻醉达到一定深度后，进行插管操作。

（1）预充氧：氧流量6L/min，用尽可能密闭的面罩吸氧，平静呼吸时间3～5分钟或连续做3次以上的深呼吸。

（2）全身麻醉诱导：过去曾普遍使用静脉注射硫喷妥钠和琥珀胆碱诱导，现在多使用丙泊酚、依托咪酯、咪达唑仑复合芬太尼代替硫喷妥钠，肌松药主要使用非去极化肌松药。

2. 清醒插管法　指对插管所经通路的黏膜先进行表面麻醉后，再施行气管内插管操作。其注意事项主要包括：

（1）对接受清醒插管的患者插管前预先给予适当的镇静药，如咪达唑仑，并复合小剂量的芬太尼。

（2）麻醉前给予抗胆碱药，以减少呼吸道分泌物。

（3）对插管通路进行充分的表面麻醉。

（4）因局部麻醉药在口咽部吸收较快，应注意严格控制用药剂量。

四、预防插管时的心血管反应

（1）呼吸道操作，特别是放置喉镜及气管内插管时，可引起强烈的心血管反应。主要表现为高血压、心动过速和颅内压增高，有些甚至会造成心肌缺血、脑血管或主动脉血管破裂。

（2）预防措施

1）加深麻醉，阿片类药物可有效减弱刺激引起的血流动力学反应；丙泊酚可以提供足够深的麻醉，有效抑制插管的心血管反应。

2）静脉给予利多卡因1.5mg/kg。

3）表面麻醉或神经阻滞。

4）应用血管活性药如硝酸甘油、艾司洛尔等。

（付春梅）

第三节　气管内插管

一、经口明视气管内插管

（1）正确的体位是插管成功的首要条件：患者的头应与麻醉医师的腹部水平一致或略高，以免在操作喉镜时引起背部不必要的劳累，适度抬高头部（离于手术台5～10cm）并外展寰枕关节可使患者处于较理想的嗅花位，患者的口应尽量张开。

（2）麻醉诱导之前，应预充氧3～5分钟。

（3）置入喉镜

1）置入喉镜时易使下唇卷入下切牙与喉镜片间，造成下唇挤伤，故应先推开下唇。

2）左手持喉镜沿右侧口角置入，轻柔地将舌体推向左侧，使喉镜片移至正中，见到腭垂，然后顺舌背弯度置入，切勿以上切牙为支点，将喉镜柄后压，以免碰掉上切牙。

3）喉镜片进入咽部即可见到会厌，见到会厌后将喉镜片置入会厌与舌根交界处（即会厌谷），再上提喉镜，使舌骨会厌韧带紧张，会厌翘起，即可显露出声门。如使用直喉镜，应将喉镜片置于会厌下，上提喉镜即可显露声门裂。

（4）气管导管的插入

1）显露声门后，右手以持笔式将导管对准声门，轻柔插入气管内。如果导管内带有管芯，则过声门后即应将管芯拔出，以免损伤气管。如果插管时麻醉变浅，应重新加深麻醉或用喷雾器对准声带进行表面麻醉，以抑制反射便于插管。

2）待声门张开时，迅速插入并立即加深麻醉。如声带较高，需将导管前端翘起以接近声门，可用中指按压导管中段，以上切牙为支点增加弯度，使导管前端上翘。

3）切勿把导管向后下用力，徒使导管变形，导管前端反而远离声门，甚至把管芯弯成双曲线，更难插入气管内。

（5）插管后，要立即听诊胸部和上腹部，通过二氧化碳波形监测来确认导管在气管内的位置。

（6）气管插管完成后，放置牙垫，固定导管。

二、经鼻明视插管

在明视下将气管导管经鼻腔插入气管内。经鼻插管术多应用于张口困难或喉镜不能置入及口腔内手术的患者。

（1）麻醉前先从鼻前孔滴1%麻黄碱溶液，促使鼻黏膜血管收缩。因气管导管斜口均面向左侧，因而选择左侧鼻前孔插管较容易接近声门。临床上，多在经左侧鼻前孔插管妨碍手术时才选择右侧鼻前孔。

（2）麻醉后将导管与面部垂直的方向，沿下鼻道经鼻底部，出鼻后孔至咽喉腔。

（3）当导管插入的深度相当于鼻翼至耳垂的距离时表示导管前端已越过鼻后孔进入咽喉腔，此时术者左手持喉镜显露声门，右手继续推进导管入声门。如有困难，可用插管钳夹持导管前端送入声门，其后操作同经口腔插管法。

三、经口盲探插管法

（1）本法多采用清醒插管方式，主要适用于部分张口困难、颈项强直、颈椎骨折脱臼、颈前瘢痕挛缩、喉结过高、颈项粗短或下颌退缩的患者。

（2）具体操作

1）事先利用导管芯将气管导管弯成鱼钩样的弯度以利于导管口接近声门。

2）利用呼吸气流声响作导管的引导，也可利用术者的左手示指经患者右口角探触会厌游离缘的位置以作插管的引导。

3）根据导管内通气响声，判断声门位置。在响声最强处，持住导管同时抽出管芯并将导管继续向前推进，此时多能使导管进入气管。

四、经鼻盲探插管法

本法适用于张口困难或喉镜无法全部置入口腔的患者，具体操作基本同明视经鼻腔插管法，导管通过鼻后孔后，需依据倾听导管内呼吸气流的声音，判断导管口与声门之间的距离。

五、盲探插管受阻时的处理

（1）如导管前进受阻，呼吸声中断，可能为导管滑入一侧梨状隐窝。

（2）如同时出现窒息症状，则可能为头部过度后仰，导管插至会厌与舌根交界处，造成会厌压住声门所致。

（3）如阻力消失，而呼吸声中断，多为头前屈过度，导管误入食管所致。如出现以上情况，应将导管退出少许，待出现呼吸响后，再调整头部位置重新插管。

（4）导管出鼻后孔后，反复盲探插管如遇到困难，可用喉镜经口腔显露声门，右手推进导管，在明视下插入气管；也可用插管钳夹持导管前端送入声门，再将导管推进 3 ~5cm 即可。

（付春梅）

第四节　特殊装置辅助气管插管法

一、纤维光导支气管镜引导插管法

（1）利用纤维光导支气管镜引导气管导管插入气管，是解决困难气道常用的方法。

1）应用前先用抗雾剂擦净管端镜面，以防水蒸气模糊镜面。纤维外径约 6mm，应充分涂抹滑油剂，预先插入内径 6.0mm 以上的气管导管。

2）小儿纤支镜直径为 3.5 ~4.0mm，可通过内径 5.0mm 以上的气管导管，表面麻醉后，置入牙垫后随同气管导管经口或经鼻插入至咽喉部，需要时可经纤支镜吸引管吸出分泌物或给氧，经纤支镜窥见会厌后，将纤支镜前端穿过声门。

3）然后气管导管可在纤支镜的引导下插入气管，插管完成后，再将纤支镜拔出。

（2）注意事项

1）分泌物过多时常使镜像不清，所以麻醉前应使用抗胆碱能药物。

2）纤维支气管镜应置于正中位，以免误将梨状窝当作声门，纤维支气管镜头部一旦通过声门即可从颈前部见到喉及气管处透亮。否则，可能表示纤支镜进入食管。

3）气管导管内径如小于6mm，则插入纤维喉镜将堵塞通气，应引起注意。

二、顺行引导管引导插管法

（1）本法类似上述纤镜引导，但无光纤装置，仍需使用喉镜协助。多应用于声门过高（前），喉镜只能暴露会厌，或导管过声门受阻于前壁时。应用前先调整气管导管位置使通气声最响亮，再插入带钢丝的输尿管导管，导管一旦进入气管常有呛咳反应，然后沿此引导管插入气管导管即可。如能用2.5mm直径的螺纹钢丝作引导管，效果更佳。

（2）本法也可应用于术中更换气管导管或拔管后可能发生气管萎陷梗阻的患者，在拔管前先放置引导管，再插管时沿引导管插入，较为实用。

三、逆行引导管引导插管法

（1）表面麻醉后，局部用普鲁卡因浸润，再用连续硬膜外穿刺针刺透环甲膜，针头斜口向头，然后经穿刺针插入连续硬膜外导管作为引导管逆行通过声门，抵达口咽处，即拔出穿刺针，用插管钳挟引导管拉至口外。或经鼻行插入吸痰管至口咽处，再将此引导管置入吸痰管后一起拉出鼻孔外。

（2）气管导管可套入此引导管经鼻或口导入声门，拔去引导管后再将气管导管推进至气管中段。此法对插管经路有一定损伤，故应慎用。

（付春梅）

第五节　支气管插管术

支气管插管术的目的在于将健康肺和患病的肺分隔开，以防病变或分泌物经支气管播散或发生急性呼吸道阻塞等意外。主要有两种基本方法：①单腔导管健侧支气管插管；②双腔导管支气管内插管。

一、适应证及优点

（1）支气管插管术的适应证：大咯血患者、肺脓肿、支气管扩张、痰量过多、肺大疱有明显液面、支气管胸膜瘘、气管食管瘘等患者拟行肺叶或全肺切除术时特别适用支气管插管，以避免大量血液，浓痰或分泌物污染健侧的肺。

（2）另外，外伤性支气管断裂及气管或支气管成形术时，可防止患侧支气管漏气，保证健侧肺有足够通气量。单侧肺功能试验或单肺冲洗治疗时必须插入双腔支气管导管。

二、单侧支气管插管术

（1）单侧支气管插管用的支气管导管长度一般为32～36cm，管径相当于F26～34号。导管前段如附有套囊，其长度不应超过2cm，且紧邻导管斜口。左支气管导管顶端斜口与一般气管导管相同；但右侧支气管导管顶端斜口凹向右后方。因右主支气管起始部距右肺上叶支气管开口仅2cm，支气管导管不可插入过深，以免堵塞上叶支气管，若过浅则不易固定。所以右侧支气管导管顶端形状需适于固定导管又不致堵塞上叶支气管。

（2）单侧支气管插管的麻醉要求与一般气管内插管相似，可以在清醒表面麻醉或全身麻醉下进行操作，但全身麻醉下插管也应在气管内喷入表面麻醉药，以免刺激隆突引起反射性心律失常或心搏骤停。

（3）导管插入声门后即可使患者头部尽量侧向患侧，并使导管向健侧插入，导管即可进入肺支气管，直到遇阻力为止；然后用听诊器仔细听两侧肺呼吸音，证实健侧肺呼吸音与插管前相同，而患侧呼吸音减弱或消失，插管即告成功。如导管前段有套囊，可给予充气。如右主支气管插管后，右肺上叶呼吸音消失，即应稍向外退出导管。直到右上叶呼吸音恢复为止。在翻身摆体位后应重复确认导管位置。

（4）单侧支气管插管麻醉下不必堵塞咽喉部，可采用体位引流方法（下叶有病采取头低位），使患侧肺内分泌物或浓痰沿导管外壁流至咽喉腔，便于吸引清除，保证健肺不受播散。

三、双腔支气管插管术

（一）双腔支气管导管的特点

（1）利用双腔支气管导管即卡伦（carlens）或怀特（white）双腔管插入支气管内，使左、右支气管通气隔离，可通过任意一侧或双侧管腔通气。当吸引患侧肺分泌物时，健侧仍可继续通气，是目前最常用的支气管内通气方法。

（2）卡伦双腔管插入左主支气管常妨碍左全肺切除。应采用右分支管插入右主支气管的怀特双腔管，其右分支管顶端有向右上叶支气管开口的小孔。

（3）双腔支气管导管外径较粗，常用的F39号及F37号双腔导管外径分别较单腔导管F40号及F37号为粗，而内径较小，双腔导管F39号及F37号内径分别相当于单腔导管F28号及F26号。卡伦双腔管的左分支管形态近似左主支气管，可以插入左主支气管内。其右分支管开口较左分支管为高，导管插入后，即对准右主支气管口。在右分支开口部下方分出一舌状小钩，导管插入后，此小钩恰好“骑跨”于隆突上。左分支管上附有套囊及“红”色充气管，充气后可堵塞左主支气管。右分支开口上方，另有一套囊及“白”色充气管，充气后可达到密闭气管的目的。

（二）双腔支气管插管的麻醉

（1）双腔支气管插管的麻醉要求同单侧支气管插管术。只是用快速诱导插管时，琥珀胆碱用量应稍大，机体需要充分氧饱和，以便有充裕时间进行操作。

1）插管时，患者取仰卧位，尽量使头后仰，将导管左分支端向上进行明视插管，便于进入声门。一旦进入声门即将导管旋转180°角，使舌状小钩位于上方，左分支管端向下与气管走向相符，整个导管即可进入气管。

2）舌状小钩通过声门后，依顺时针方面转90°，同时推进导管，遇到阻力时即为双腔导管的左分支管与舌状小钩“骑跨”于隆突部，左分支管也即准确地进入了左主支气管。

3）插管后先将左侧套囊充气，如需做控制呼吸，再将导管套囊充气，然后用听诊器分别听两肺呼吸音，闭住左分支气管时，左肺呼吸音应消失，右肺呼吸音应正常，闭住右分支管时，则相反。

4）如果出现反常现象，则可能为插管时旋转不当，误将左分支管插入右侧支气管。此时，应立即将导管退至主气管内，调正导管后再次插入直至遇有阻力，听诊双肺呼吸音确认后，予以固定。如为左肺切除术采用怀特双腔管更为适宜。

（2）双腔支气管导管管腔较窄，呼吸阻力大为增加，即使采用大号（39号）导管，呼吸阻力仍为正常时的4倍，所以麻醉过程中必须持续进行控制通气。同时吸痰管应选用细长稍硬的塑料管，并使用滑油剂以便顺利插入，切勿使用暴力，否则一旦将导管间隔插破，即失去双腔隔离的目的，应予以警惕。

（三）Robershaw双腔管

Robershaw双腔管，类似卡伦双腔管及怀特双腔管，只是取消了卡伦钩，便于插管操作。由于管壁较薄，管腔较大。由于这类双腔管没有卡伦钩，插管时不致卡阻于声门处，但过声门后仍应放正导管后再深入支气管；又因在隆突处无卡伦钩支撑，侧身位时导管的高位开口易贴附于气管壁阻塞主支气管通气，应特别警惕。

四、支气管插管注意事项

（1）由于双腔支气管导管或阻塞支气管导管插入支气管内，必然增加对隆突部的机械刺激，更易发生反射性心律失常或心搏骤停，因此支气管插管操作，不论全身麻醉下或清醒插管都应该对气管表面进行完善的麻醉以抑制反射。

（2）插入支气管的导管应涂抹滑油剂。

（3）对导管也须妥善固定，严防脱出而造成意外。

（4）由于支气管导管内径较小，增加了呼吸阻力，加之肺泡通气面积减少，更易发生缺氧和二氧化碳蓄积。所以必须给予辅助呼吸或控制呼吸。如呼吸阻力过大，可使用肌松剂抑制呼吸运动，便于管理呼吸，同时降低机体代谢，减少氧耗量。

（付春梅）

第六节　气管、支气管拔管术

一、概述

（1）一般认为，全身麻醉时只要患者的潮气量达到正常水平，咳嗽、吞咽反射恢复和呼之能应即可拔管，但也有拔管后因通气障碍或药物残余作用而再次紧急气管插管者。分析其原因可能与环咽肌和颏舌肌的张力未能完全恢复，不能支撑气道通畅和无法自行清除呼吸道分泌物有关。

（2）全身麻醉（尤其应用了肌松药）之后不能只满足于正常的潮气量，还应把患者最大吸气负压（MIP）达 52cmH_2O，能抬头举腿 5 秒，作为更可靠的拔管指征。在口腔颌面部手术患者中，因组织肿胀，术野渗血和舌咽肌肉活动受累，更易导致呼吸道梗阻，应待患者完全清醒，确认已能保持呼吸道畅通后才能拔管。

二、拔管标准

1. 呼吸频率及幅度　呼吸浅快或反常呼吸提示拔管有风险。

2. 呼吸肌张力　拔管前呼吸肌张力的临床评价包括观察抬头和（或）对抗气道堵塞产生的最大吸气负压（MIP），患者的平均 MIP 值达 52cmH_2O，抬头 5 秒试验能连贯重现。这些是判断肌肉张力恢复情况的最简单和可靠的方法。

3. 意识程度　当患者的潮气量和咳嗽、吞咽反射恢复正常后，达到呼唤能应的麻醉恢复程度，才能进行拔管。

三、拔管术

1972 年，Mehta 对六种气管拔管技术防止误吸的功效进行评价，发现有两种技术没有误吸的 X 线征象。其一，气管内导管套囊的近端正好仅次于声带下方，其二，是手术床头抬高 10°，吸引咽部，然后经气管内导管置入吸引导管，在轻柔吸引的同时将气管内导管随同吸引管一起拔出。但 Cheney 坚决反对在退管的同时经导管进行吸引，以免肺部氧储备耗竭，并干扰空气及氧气吸进肺内。提出在套囊放气之前及气管内吸引后给患者纯氧数次正压呼吸。

1. 正压呼吸与拔管术　拔管前及时提供高正压呼吸的方法已得到证实。说明肺必须得到充分膨胀（接近总肺容量），然后将导管套囊放气，再行气管拔管。

2. 深麻醉与清醒下拔管术对比　气管拔管的前提必须是患者完全清醒或处于手术麻醉（深麻醉）期，由于平衡麻醉的普遍应用使对怎样的麻醉水平才是适当的深麻醉尚有争议。

3. 药物的应用　如下所述。

（1）Steinhaus 与 Howland 注意到，静脉注射利多卡因可成功治疗喉痉挛与过度咳嗽。Cross 等发现，雾化吸入布比卡因可显著抑制用柠檬酸刺激气管引起的咳嗽。

（2）Bidwan 与 Wallin 等认为拔管前 2 分钟静脉注射利多卡因对防止拔管后 1 分钟和 5 分钟血压和心率的升高有效。利多卡因可能是气管拔管期间防止颅内压（ICP）升高的一种有效的方法。

（3）Dyson 等发现艾司洛尔 0.5 ~ 2.0mg/kg 可减轻气管拔管的血流动力学反应，并推荐以静脉注射艾司洛尔 1.5mg/kg 作为最佳量。

（4）Coriat 等报道硝酸甘油 0.4μg/（kg·min）连续注射可显著减少拔管后 3 分钟发生轻度咽痛患者的左心室射血分数。然而，硝酸甘油注射不能抑制拔管期间心率和收缩压的升高。

4. 气管拔管　常规气管拔管前必须有适度的自主呼吸。如果应用肌松剂，必须适当拮抗。抬头 5 秒试验仍是最可靠的方法。临床经验显示静脉注射利多卡因 1.0～1.5mg/kg 后，轻柔的口咽吸引，在有效吸气的开始气管拔管很少导致喉痉挛，且能最低限度地干扰自主呼吸。

5. 拔管后低氧血症的预防与治疗　如下所述。

（1）拔管前呼吸 100% 氧气 3 分钟或拔管前即时给一次深呼气，可减轻肺膨胀不全。Browne 等发现，吸入氧气与氮气混合气体可降低肺膨胀不全的发生率。

（2）防止患者全身麻醉恢复中发生低氧血症的其他方法包括鼓励性呼吸量测量与让患者半卧位（沙滩椅位）。

（3）喉痉挛诱发低氧血症的治疗包括放置人工气道，静脉注射利多卡因以及应用 100% 氧气持续气道正压通气（CPAP）。在严重的病例中—，喉痉挛只有经过注射肌松剂才能解除，常用小剂量（20mg）静脉注射琥珀胆碱。

6. 困难气道的拔管　美国麻醉医师学会特别强调困难气道拔管的管理并制定了实施准则如下：

（1）衡量清醒拔管与意识恢复前拔管的相对优缺点。

（2）评价拔管后对患者通气产生不良后果的常见临床因素。

（3）拔管后如果患者不能维持适当的通气量，则实施所制定的气道管理计划。

（4）在气管拔管前向导管腔插入引导管（即气管导管更换器）并留置于气管内，这种方法利于紧急时再插管和（或）通气。

7. 备好必要的设备　困难气管拔管前必须备好必要的设备以便随时急用，包括合适的监护，如脉搏血氧饱和度仪。

8. 拔管后通气或氧合不足的处理　如果拔管后通气或氧合不足，接下来的处理则由情况的紧急程度决定，包括：

（1）通过导管更换器和（或）面罩补充大量氧气。

（2）用 100% 氧气正压呼吸。

（3）如果不能紧急再插管和（或）显著低血氧时，经导管更换器或经气管用 16G 或 18G 注射针行环甲膜穿刺喷射通气。

（4）经喉镜导管更换器，紧急的支气管镜或应急的环状软骨切开术再插管。

四、注意事项

全身麻醉结束后拔除气管或支气管导管，操作虽简单，但如不注意细节的处理，仍有相当的危险。

1. 具体要求　如下所述。

（1）只有当患者的呼吸通气量和咳嗽、吞咽反射已经恢复正常后，最好达到呼之能应的麻醉恢复程度，方可拔管。

（2）拔管前必须将存留在口、鼻、咽喉及气管内的分泌物吸引干净。气管内吸引的时间一般每次不超过 10 秒钟，否则可导致低氧，可按间歇吸引、轮换吸氧的方式进行。

（3）拔管前，应先将吸引管前端超越出导管的斜口端，一边继续做气管内吸引，一边随同气管一起慢慢拔出（5 秒左右），这样可将存留在气管与导管外壁缝隙中的痰液一起吸出。

（4）导管拔出后的一段时间内，喉头反射仍迟钝，故应继续吸尽口咽腔内的分泌物，并将头部转向一侧，以防止呕吐误吸；也可能出现短暂的喉痉挛，应积极吸氧，同时密切观察呼吸道是否通畅，通气量是否足够，皮肤、黏膜色泽是否红润，血压脉率是否平稳。

（5）在过浅的麻醉下拔管，偶尔可发生因喉痉挛而将导管夹住，不能顺利拔管的特殊情况，此时不应勉强硬拔，否则有造成严重喉头损伤的可能。可以先充分供氧，等待声门松弛后再拔管，必要时可给予琥珀胆碱0. 5mg/kg，过度通气数次后拔管，然后立即用面罩控制呼吸，直至肌松作用完全消失。

2. 特殊情况的个别考虑　遇到下列情况时，对拔管时间应作个别考虑。

（1）麻醉仍较深，咳嗽、吞咽反射尚未恢复，必须先设法减浅麻醉，待反射恢复后再行拔管。

（2）饱胃的患者要谨防拔管后误吸，必须等待患者完全清醒后，在侧卧头低体位下拔管。

（3）颌面、口腔、鼻腔手术后，如果存在张口困难或呼吸道肿胀者，也应待患者完全清醒后再慎重拔管。

（4）颈部手术，尤其是甲状腺切除术，有喉返神经损伤或气管萎陷的可能，拔管前应先置入喉镜（或导引管），在明视下将导管慢慢退出声门，一旦出现呼吸困难，应立即重新插管。

（付春梅）

第三章

复合麻醉技术

第一节　复合麻醉技术的分类

狭义的复合麻醉（Combined anesthesia）曾经又被称为平衡麻醉（Balanced anesthesia），是指在同一麻醉过程中为了达到理想的麻醉状态而同时或先后使用两种或两种以上的麻醉药物。复合麻醉与联合麻醉（associated anesthesia）不同，后者是指在同一麻醉过程中同时或先后采用两种或两种以上的麻醉技术。广义的复合麻醉包括狭义的复合麻醉和联合麻醉的定义，即在同一麻醉过程中，为了达到满意的麻醉效果而同时或先后使用两种或两种以上的麻醉药物或（和）麻醉技术，最常见的有吸入与静脉复合全身麻醉、局部麻醉复合全身麻醉以及不同局部麻醉的复合。

一、复合局部麻醉技术

利用不同局部麻醉技术的优点，可形成多种不同的复合方式，临床常见的不同局部麻醉技术的复合包括：①蛛网膜下隙联合硬脊膜外腔麻醉（combined spinal and epidural anesthesia，CSEA），主要用于膈肌平面以下部位的手术，其中以下腹部、下肢、盆腔、会阴部手术为主。②硬脊膜外腔复合区域神经阻滞麻醉，多用于手术引起内脏牵拉反射或硬脊膜外腔麻醉效果不佳时的辅助方法。例如硬膜外阻滞下行胆囊切除术，出现严重的胆心反射时，联合胆囊颈部的局部浸润麻醉；硬膜外麻醉下，妇科子宫颈操作时出现迷走反射时，联合阴部神经阻滞等。③硬脊膜外腔复合局部浸润麻醉，多用于硬脊膜外腔阻滞麻醉不够完善或尚未完全显效时，或患者病情危重而又不宜在硬膜外腔内注入足够剂量的局麻药时使用。④神经阻滞麻醉复合表面麻醉，常见于眼科麻醉。⑤神经阻滞复合区域阻滞麻醉，例如上肢手术行臂丛阻滞效果欠佳时，可联合区域阻滞。

二、局部麻醉复合全身麻醉技术

局部麻醉根据局麻药作用的周围神经范围，分为表面麻醉、局部浸润麻醉、区域阻滞、椎管内阻滞，根据需要，静脉或吸入全身麻醉可以单独或联合与这些非全身麻醉方法复合，形成连续硬膜外麻醉与静吸复合麻醉复合、连续硬膜外麻醉与静脉全身麻醉复合、连续硬膜外麻醉与吸入全身麻醉复合、神经阻滞与吸入全身麻醉复合、神经阻滞与静脉全身麻醉复合等多种麻醉方法，临床上最常见的是硬膜外麻醉与全身麻醉复合。

三、静吸复合全身麻醉技术

根据诱导和维持时使用的麻醉方法，可分为静脉麻醉诱导、吸入麻醉维持，吸入麻醉诱导、静脉麻醉维持，静脉麻醉诱导、静吸复合麻醉维持；静吸复合诱导、静吸复合维持等多种方法。临床上常用静脉麻醉诱导、静吸复合麻醉或吸入麻醉维持。随着吸入麻醉药物的进步，吸入麻醉诱导或复合麻醉诱导的使用也在日益增多。

（赵　东）

第二节　复合麻醉的特点

一、复合麻醉的优缺点

复合麻醉不仅可避免单一麻醉方法所致的用药量大、麻醉效果不满意、不良反应多、肌肉松弛作用难以达到满意暴露术野等问题，使麻醉过程达到镇痛、遗忘、肌肉松弛、自主反射抑制、生理功能稳定的满意水平，还充分利用各种麻醉药物和技术的优点，避免或减轻各自的缺点和不足，从而大大提高围术期的安全性。

（一）复合麻醉的优点

复合麻醉的主要目的在于充分利用不同麻醉方法和药物的优点，避免各自的缺点，以维持手术过程中患者的生理功能的稳定，因此具体不同麻醉方法或药物的复合又各自具有其优点，但总的说来复合麻醉具有以下优势：

（1）镇痛、镇静、催眠、遗忘等麻醉效果更完善。

（2）更有效地控制疾病、手术、心理等因素造成的应激反应，维持术中稳定的生理功能，以提高患者围术期的安全性。

（3）麻醉诱导过程更加平稳、安全、可控。

（4）减少各种麻醉药物的用量，从而减少其不良反应。

（5）更好地满足不同手术的要求。

（6）术后苏醒更加平稳、迅速、完全。

（7）其他麻醉与硬膜外麻醉复合，可术后保留硬膜外导管进行术后镇痛。

（8）减少一定的麻醉费用。

（二）复合麻醉的缺点

虽然复合麻醉有以上众多优点，临床应用也十分广泛，但在临床应用中也发现其不少的不足与局限，甚至于使用不当时同样会导致严重后果。

（1）不同麻醉药物复合时，一些无益的药理效应也可能出现协同作用，例如阿片类与苯二氮䓬类、阿片类与丙泊酚复合应用，呼吸和循环抑制更加明显。

（2）不同麻醉方法可能引起的并发症在复合应用时都可能出现，例如所有静脉麻醉和吸入麻醉可能出现的并发症，都可能出现于静吸复合麻醉中。

（3）由于复合用药，复合麻醉的深度判断缺乏肯定性标志，掌握不当可能导致患者术中知晓或延迟苏醒。局部麻醉与全身麻醉复合时，早期局麻药中毒不易被发现。

（4）虽然全身麻醉的复合能使大多数患者的苏醒过程更加平稳和安全，但药物的相互复杂作用可能使苏醒期的临床表现也更趋复杂，比如静脉复合麻醉、静吸复合麻醉时，多种药物阈下剂量的残留作用相互叠加而出现“再抑制”现象。

（5）复合麻醉由于涉及多种麻醉药物、麻醉方法的复合，而不同麻醉药物、麻醉技术和方法对机体内环境有不同的扰乱，因此在选用复合麻醉药物和剂量、麻醉管理等方面对麻醉医师有较高的要求。

（6）基于上述原因，复合麻醉时要求麻醉医师更全面监控患者的生命体征和麻醉深度，因此对麻醉硬件设施要求较一般麻醉方法高。

二、复合麻醉的应用原则

复合麻醉的优点突出，其发展是现代麻醉向理想麻醉迈进的重要方式。但如前所述，各种麻醉药物、麻醉方法的复合也使麻醉本身更趋复杂化，应用不当将会导致严重后果，因此，在实施过程中应遵循一定的原则。

（一）优化复合麻醉方法

不同的麻醉方法具有各自的优缺点，不同麻醉方法复合目的就是使之相互补充，弥补各自的不足，从而使麻醉效果更加完善。手术部位、手术创伤大小、患者全身情况、外科方面的要求、患者的要求等是不同麻醉方法以何种方法为主进行复合的选择依据。

（二）合理选用麻醉药物和剂量

复合麻醉常常涉及多种麻醉药物，而各种药物具有不同的药代动力学和药效动力学，药物之间又存在比较复杂的相互作用关系。在选用复合麻醉药物时，首先要深刻了解每一种药物的药理学特点，并充分考虑到药物间的协同、相加、拮抗作用以及配伍禁忌，根据患者的病理生理情况和手术的要求选择麻醉药物的种类和剂量。

（三）优化复合用药

复合药物的种数越多，药物之间的相互作用越复杂，对机体的影响就越难以预料，不良反应的可能性也越高，并且在这种情况下，临床表现不典型，将增加判断和处理的困难，影响复合麻醉的安全性和可控性，相对增加患者围术期间的危险性。在满足手术需要的前提下，原则上应尽量减少用药的种类，避免用药杂乱无章。

（四）准确判断麻醉深度

麻醉深度的分期由于复合用药而缺乏肯定的标志，特别是在复合全身麻醉需要肌松药物作用的情况下更难以判断。因此应根据药物的药动学、药物之间的影响规律，以及循环、脑电的变化情况判断麻醉深度，合理使用麻醉药物，尽可能避免麻醉过深或过浅和由此对患者造成的不利影响。有条件的可以进行药物浓度监测。

（五）加强麻醉管理

复合麻醉可充分利用不同麻醉方法和药物的优点，减少药物的用量，减少不良反应，但复合麻醉时，不同的麻醉方法会引起不同的生理改变，多种麻醉药物的使用更增加了药物代谢的复杂性，药物间的相互作用和影响，可能使药物代谢规律发生改变，甚至出现意外的药物不良反应或累加不良反应。因此应做好麻醉前准备，注重麻醉期间的监护和管理，及时发现问题并予以适当处理，否则可能导致严重后果。

（六）坚持个体化原则

复合麻醉用药复杂，同时可能使用多种麻醉方法，而每位患者的具体情况又不同，所以在实际应用中必须坚持个体化原则，应根据手术部位、创伤大小、患者精神状况、全身一般情况、外科方面的要求等合理选用复合麻醉方式。

（赵　东）

第三节　局部麻醉方法的复合

腰硬联合麻醉（CSEA）具有蛛网膜下隙阻滞和硬膜外间隙阻滞的双重特点，既有蛛网膜下隙阻滞起效快、阻滞效果好的优点，也可通过硬膜外置管提供长时间手术麻醉及术后镇痛。

CSEA 适用于下腹部的普外科和泌尿外科手术、髋关节手术、下肢手术、妇产科手术、肛门会阴部手术和术后镇痛。硬膜外间隙穿刺部位感染，或全身严重感染的患者不能应用 CSEA。活动性凝血障碍不能使用 CSEA。高血压、低血容量和心血管疾病患者应该避免应用 CSEA。脊髓损伤、缺血或炎症的患者不宜使用 CSEA。

CSEA 有单点穿刺法和两点穿刺法。单点穿刺法多选择在 $L_{2\sim3}$ 或 $L_{3\sim4}$ 间隙穿刺，先用硬膜外间隙穿刺针进行硬膜外间隙穿刺，进入硬膜外间隙后，使用专用的蛛网膜下隙穿刺针通过硬膜外间隙穿刺针，刺破硬脊膜进入蛛网膜下隙，并注入局麻药物，退出蛛网膜下隙穿刺针后经硬膜外穿刺针进行硬膜外置管。两点穿刺法则是根据手术部位不同来选择某一间隙实施硬膜外间隙穿刺置管，然后再选择 $L_{2\sim3}$ 或 $L_{3\sim4}$ 间隙穿刺实施 CSEA，方法与单点法相同。

（赵　东）

第四节　局部麻醉复合全身麻醉

是近年来开展的一类新的麻醉方法，其充分保留了局部和全身麻醉各自的优点，可以在较浅的全身麻醉状态下保持较好的麻醉效果。

一、硬膜外麻醉复合全身麻醉

1. 优点　①硬膜外阻滞可有效地阻断手术伤害性刺激和减缓应急反应，但又是一种不完善的麻醉，常发生迷走神经反射或手术牵拉反射，平面过高可抑制呼吸，肌松效果不理想。静脉或静吸复合全身麻醉可使患者意识消失、顺行性遗忘，能保证有效通气和肌肉松弛效果，全身麻醉达到一定的深度还能有效阻断伤害性刺激引起的不良躯体反应。两者麻醉方法复合，可减少应激反应，提高麻醉质量。②明显减少硬膜外和全身麻醉用药量，减少不良反应及不良反应。③苏醒快、拔管早，术后躁动发生率低。④方便术后镇痛，避免剧痛对康复的不利影响。⑤有利于术后呼吸功能的维护。⑥术中维持心肌氧供需平衡，对冠心病患者有利。

2. 缺点　①操作较复杂费时。②增加创伤和发生硬膜外阻滞并发症的可能。③麻醉深度掌握不好反而易造成生命体征波动，出现低血压等心血管抑制作用，尤其在全身麻醉诱导前硬膜外局麻药用量掌握不好时。④过度追求“浅麻醉”，有可能造成术中知晓。⑤麻醉期间体液用量增加，可能造成水钠潴留。

3. 适应证　凡是在单纯硬膜外麻醉下能够完成的手术，即颈以下部位的手术均为其适应证，尤其是胸腰段的手术，不仅能保证患者的安全、满足手术的需要，而且取得了良好的临床效果。

4. 禁忌证　绝对禁忌证同硬膜外阻滞。相对禁忌证则包括各种短小手术，不必采用复杂的硬膜外麻醉复合全身麻醉。

5. 操作方法　一般根据手术部位选择相应的脊髓节段进行硬膜外间隙穿刺置管，待穿刺成功或硬膜外间隙注药出现阻滞平面后，再进行全身麻醉的诱导。具体操作方法与单纯硬膜外穿刺、全身麻醉诱导过程相同。

6. 药物的使用

（1）局麻药的使用：硬膜外局麻药种类和浓度应根据手术的部位、患者情况、手术对麻醉的要求以及硬膜外麻醉在麻醉维持中的作用而进行选择。如胸外科的肺叶切除、纵隔手术和食管手术等，硬膜外麻醉居次要地位，复合麻醉的主要目的是减少全麻药可能给机体带来的不利影响，同时也有利于术后镇痛，因此可选用肌肉松弛作用相对较弱而时间维持相对较长的局麻药，如较低浓度丁哌卡因（0.25% ~0.375%）、罗哌卡因单独或与低浓度利多卡因混合使用。而在硬膜外麻醉起主导作用的中上腹手术，如胃、肝、胆、脾、胰等，复合麻醉的主要目的是利用全身麻醉来消除患者心理精神因素对患者和手术的影响，可按单纯硬膜外麻醉来选用局麻药的种类及浓度。而全身麻醉的维持则只需要满足镇静和耐受气管插管的麻醉深度。

（2）全麻药的使用

1）硬膜外麻醉与静吸全身麻醉复合：按照全身麻醉的要求给予足量的术前抗胆碱药及镇静药。诱导一般采用静脉麻醉药、麻醉性镇痛药和肌肉松弛药，其中麻醉性镇痛药可酌情减少。气管插管后，维持阶段可用吸入复合静脉麻醉药，其吸入麻醉药的浓度和静脉麻醉药的用量可根据心率、血压的情况进行调节。可采用间断吸入或连续低流量吸入方式，复合持续输注、靶控输注或间断输注静脉麻醉药。由于硬膜外麻醉已具有较好的镇痛和肌肉松弛作用，在麻醉维持过程中，镇痛药和肌肉松弛药用量要减少一半以上。对创伤不太大的手术，甚至不追加麻醉性镇痛药。在主要手术步骤完成后，就可以考虑停止全麻药，一般手术结束患者可及时苏醒，此时可安全拔管。

2）硬膜外麻醉与静脉全身麻醉复合：其基本使用范围与上述方法相同。这种复合麻醉方法可分为气管插管和非气管插管两种情况。气管插管的方法是在麻醉诱导和维持阶段全部使用静脉麻醉药，而不使用吸入麻醉药。非气管插管的方法包括硬膜外麻醉复合神经安定镇痛药和基础麻醉复合硬膜外麻醉。前者一般用于中、下腹部手术，如阑尾炎切除术、肠梗阻肠端切除术或下肢手术等。后者适用于不能配合手术和麻醉的小儿患者，一般先行氯胺酮基础麻醉，再进行硬膜外麻醉，主要用于婴幼儿手术，但目前应用此方法有减少趋势，大多在此基础上置入喉罩。

7. 注意事项

（1）避免全身麻醉诱导与硬膜外麻醉峰效应重叠，以减少对循环功能的抑制，但有时也利用这一点来减轻插管时的心血管反应。在时间较充裕的情况下，应先给予硬膜外试验量，确定有麻醉平面后再实施全身麻醉为佳。

（2）应避免同时追加全身和硬膜外麻醉药，从而避免由此引起的生命体征的波动。

（3）手术过程中应根据病情变化、手术需要等相应调节全身和硬膜外麻醉各自在麻醉过程中的地位。

（4）全身和硬膜外麻醉用药量均相应减少，避免麻醉过深引起苏醒延迟，但同时也要避免麻醉过浅、术中知晓的发生。有研究表明，椎管内神经阻滞也显示有直接镇静效应，能够显著降低同等镇静所需的药量，在保证足够的麻醉深度下，利多卡因椎管内麻醉可降低七氟醚用量的34%；行硬膜外阻滞抑制伤害性刺激所引起的运动反应时所用的利多卡因的量可使七氟醚的MAC减少50%。有条件的可运用脑电双频指数（BIS）、脑电非线性指数（ENI）等手段进行麻醉深度监测，从而在保证麻醉需要的前提下减少麻醉药用量。

（5）麻醉诱导和维持方法以及用药不应千篇一律，应根据手术的需要、患者的病理生理特点及变化等灵活使用。

二、其他局部麻醉复合全身麻醉

如臂丛和颈丛神经阻滞等与吸入或静脉全身麻醉复合。常用于局部麻醉效果不佳、患者过度紧张、小儿等患者不能配合时。当给予足够量的静脉或吸入麻醉药后，应注意保持呼吸道通畅，必要时仍应进行气管插管或置入喉罩，以策安全。

（赵　东）

第五节　吸入与静脉复合全身麻醉

吸入与静脉复合全身麻醉又称为静吸复合麻醉，如前所述，具体方法有多种。由于静脉麻醉起效快、维持时间短、对呼吸道无刺激性、患者舒适易接受，而吸入麻醉的深度易于控制和管理，故临床上常采用静脉麻醉诱导，吸入麻醉或静吸复合麻醉维持，术前准备与一般的全身麻醉相同。随着七氟醚等新型吸入麻醉药的出现，吸入麻醉诱导或静吸复合诱导在临床上的应用也逐渐增多。

一、麻醉诱导

1. 静脉诱导　一般采用静脉全麻药、麻醉性镇痛药和肌肉松弛药复合，静脉全麻药多为丙泊酚1.5～2.5mg/kg或咪达唑仑0.02～0.05mg/kg。麻醉性镇痛药以芬太尼为主，诱导剂量一般为2～4μg/kg，也可用舒芬太尼、瑞芬太尼、阿芬太尼以及依诺伐等。肌肉松弛药除经典的琥珀胆碱外，维库溴铵、泮库溴铵、罗库溴铵、阿曲库铵等用于静脉麻醉诱导也逐渐增多。这些新型的非去极化肌肉松弛药不仅起效快、效果好、没有去极化肌肉松弛药引起的一系列不良反应，还具有中时效的肌肉松弛效果，因此在临床应用逐渐广泛。

2. 吸入、静吸复合诱导　由于经济费用、操作复杂、患者不易接受等原因，这两种方法在临床应用相对有限，前者主要用于小儿麻醉，后者用于气管插管困难的患者。有研究者观测意识消失时间、诱导期间呼吸暂停发生率、诱导并发症、第一次喉罩插入成功率、患者满意度等指标七氟醚和丙泊酚的诱导效果进行比较，经 Meta 分析后表明，七氟醚和丙泊酚具有相似的诱导效应，但由于七氟醚术后恶心呕吐发生较频繁、患者不满意倾向稍多，丙泊酚作为理想的麻醉诱导药仍然更具优势。

二、麻醉维持

1. 吸入麻醉维持　气管插管后，用吸入麻醉药维持麻醉。一般吸入 1～2MAC 的挥发性麻醉药，常用恩氟烷和异氟烷，吸入浓度为 2%～3%，可同时吸入 50%～66% 的氧化亚氮，麻醉效果更好。目前已有麻醉效能更强、不良反应更小的挥发性麻醉药七氟烷和地氟烷用于临床。

2. 静脉麻醉维持　在麻醉诱导成功后主要依靠静脉麻醉药、麻醉性镇痛药、肌肉松弛药维持麻醉。如吗啡或芬太尼复合麻醉、氯胺酮静脉复合麻醉以及神经安定镇痛麻醉等。目前临床上常用的丙泊酚复合瑞芬太尼进行靶控输注是较为理想的静脉麻醉维持方式。

3. 静吸复合麻醉维持　为目前国内常用的方法之一。此法或以吸入麻醉为主，辅以静脉麻醉或静脉复合麻醉；或以静脉麻醉或静脉复合麻醉为主，辅以吸入麻醉。例如，临床上常用的异氟醚丙泊酚（或咪达唑仑）-芬太尼（或瑞芬太尼）-维库溴铵复合模式中，异氟醚 1%～2% 吸入，丙泊酚 2～4mg/（kg·h）或咪达唑仑，维库溴铵间断静脉注射以维持麻醉。其中异氟醚和丙泊酚使患者意识消失，芬太尼提供镇痛，咪达唑仑可保证患者术中无记忆，维库溴铵使手术区域及呼吸肌肉松弛，从而便于手术和人工呼吸，同时还可通过调节吸入麻醉药的浓度维持适宜的麻醉深度。

三、注意事项

（1）实施静脉复合麻醉，应充分掌握各种麻醉药的药动学、药效学及不良反应，同时还应掌握药物之间的相互作用，根据需要有时避免药物的协同效应，有时利用药物间的拮抗作用，或反之。根据患者的病情及手术要求合理选用不同静吸麻醉的复合方式，尽可能以最少的麻醉药用量达到最完善的麻醉效果，并将各种麻醉药的不良反应控制在最小范围，不能盲目扩大药物的适应证，做到合理、安全用药。

（2）为了确保患者安全，除短小手术、不用肌肉松弛药的手术外，实施静吸复合麻醉时均应进行气管内插管。

（3）静吸复合麻醉时，经典的乙醚麻醉分期已不适用，必须结合多种征象进行综合判断，有条件可应用麻醉深度监测仪，如 BIS、ENI 等。必须确保一定的麻醉深度下使用肌松药，以避免术中知晓的发生。

（4）所有静脉和吸入麻醉可能出现的并发症都可能出现于静吸复合麻醉，因此，应高度警惕各种相关并发症的发生。

（5）静吸复合麻醉时药物的相互作用可能使苏醒期的临床表现更为复杂，应严格把握气管内导管的拔管指征，警惕多种药物残留作用叠加而至“再抑制”现象。

（6）为了使麻醉维持和苏醒衔接紧密，应根据各种药物的药效学特点及时停用长效的药物，而改用七氟烷、地氟烷、氧化亚氮、丙泊酚、瑞芬太尼等苏醒迅速的麻醉药，手术结束时再停用这些短效药物，使患者迅速而平稳地苏醒。

（赵　东）

第四章

周围神经阻滞

第一节 概述

周围神经阻滞技术在麻醉史初期即已开展。19 世纪 80 年代，美国外科医师 Halsted 和 Hall 将可卡因注射到外周神经处借以实施外科小手术，这些神经包括尺神经、肌皮神经、滑车神经和眶下神经。1885 年，James Leonard Corning 提出使用弹力绷带阻断局部循环，以延长可卡因的阻滞时间和减少局麻药的组织吸收。1903 年 Heinrich F. W. Braun 对此作了改良，应用肾上腺素作为“药物止血带”。Braun 在 1905 年的教材中引入了“传导阻滞麻醉”这一术语，并介绍了人体各部位的阻滞方法。1920 年法国外科医师 Gaston Labat 应 Charles Mayo 之邀到 Mayo 培训中心讲授区域麻醉改进方法。此期间 Labat 编著了《区域麻醉：技术与应用》。该书在其出版后的至少 30 年内被公认为是区域麻醉的权威教科书。此书着重介绍了应用局部浸润，外周神经、神经丛及内脏神经阻滞进行腹内、头颈和四肢等手术时患者的术中管理。当时椎管内阻滞尚未得到广泛应用。

由于周围神经阻滞能降低术后疼痛的视觉模拟量表（VAS）评分，减少术后对镇痛药物的需求，减少恶心的发生，缩短麻醉后恢复室停留时间，并能提高患者满意度，使得其在临床实践中越来越受欢迎。周围神经阻滞可用于麻醉、术后镇痛以及慢性疼痛疾病的诊疗。可根据手术部位、预计手术时间、是否需要离床活动以及控制术后镇痛的持续时间来选择不同的区域阻滞技术。熟知解剖学知识有助于麻醉医师根据手术需要选择合适的阻滞技术及对阻滞不全进行补救。此外，必须充分认识到区域阻滞技术的主要不良反应和并发症。只要结合适当的镇静，外周神经阻滞可应用于所有年龄组患者。熟练掌握外周神经阻滞可以让麻醉医师在实施麻醉时有更多的选择，以便为患者提供理想的麻醉。

（王志学）

第二节 神经定位方法

一、异感法

寻找异感法无须特殊设备，已成功应用很久。当穿刺针触及神经时，即可引出异感。因为该操作有赖于患者合作，以引导局麻药物的准确注射，故建议麻醉前用药时仅给予小剂量的镇静药物。尽管临床研究显示异感法并不增加神经并发症，但因其可引起患者不适而受到异议。需注意的是，必须确保穿刺针没有刺入神经内才能开始注射局部麻醉药。至于应选择针尖较钝或斜面较短的穿刺针、还是选择针尖锋利的穿刺针来减少穿刺针不小心碰到神经后神经损伤的发生率及严重程度，目前尚存争议。针尖较钝的穿刺针更易将神经推向一边，刺入神经的机会更小，然而一旦发生损伤，可能会更加严重。相反，锋利的穿刺针似乎更易刺入神经，但神经损伤的程度较轻。成功运用寻找异感法依赖于操作者的穿刺技术及对解剖学知识的熟练掌握。20 世纪 80 年代，随着周围神经刺激器的出现，该方法慢慢被取代。目前，没有任何一种方法在提高成功率或降低并发症的发生方面显示出明显优势。

二、周围神经刺激器

当穿刺针的顶端贴近神经时，周围神经刺激器输出的小强度电流传至刺激针末端，可引起去极化和肌肉收缩。这种方法需要考虑特定周围神经的分布区域，而无须引出异感，因此在阻滞期间可以使患者处于更深的镇静状态。充分掌握解剖知识是运用该方法及周围神经阻滞技术的前提。由于只有电流从连接阴极的穿刺针流向相邻神经时才能引起去极化，因此必须将阴极（负极）与刺激针相连，将阳极（正极）连于患者体表。如果电极接反了，穿刺针流出的电流就会引起超极化。电流刺激针的整个针体除针尖外均被薄薄的绝缘涂层覆盖。这使得仅针尖为刺激区域。更高的电流输出（>1.5mA）可能更易通过组织或筋膜刺激神经结构，但也会引起疼痛和剧烈的肌肉收缩。准确定位运动反应后，逐步降低电流至0.5mA或更低。在大约0.5mA电流时若能引出运动反应，说明位置是合适的，即可注射局部麻醉药或放置导管。

三、超声引导下区域麻醉

超声引导下区域麻醉可在直视下定位神经结构，近来引起广泛关注并取得快速发展。超声下可以直观地看到目标神经、进入的穿刺针以及在神经周围包绕的局部麻醉药。绝大多数患者的一些浅表的神经结构（例如臂丛）在超声下均可显示，因此也更适合于超声引导。操作者必须熟悉超声设备的基本原理和超声解剖，这样才能精通超声引导下区域麻醉。

四、颈丛阻滞

颈丛来自 $C_1 \sim C_4$ 脊神经，发出膈神经、支配椎体前方肌肉和颈部带状肌群的神经。颈深丛分段支配颈部肌肉、同时支配三叉神经面部支配区以下与躯体 T_2 水平以上的皮肤感觉。颈浅丛阻滞仅产生皮神经麻醉效果。

（一）临床应用

颈丛阻滞简单易行，为 $C_2 \sim C_4$ 支配区域的手术提供麻醉，包括淋巴结清扫、整形修复及颈动脉内膜剥脱术等。颈丛阻滞下行颈动脉内膜剥脱术可保持患者清醒，有助于监测患者术中的神志变化，这一优势使得该项技术在此类手术中得到广泛应用。双侧颈丛阻滞可用于气管切开术和甲状腺切除术。

（二）方法

1. 颈浅丛　穿刺点在胸锁乳突肌后缘中点，皮肤局部麻醉后用4cm长22G针刺入，沿胸锁乳突肌后缘和内侧面注射局麻药5mL。颈浅丛阻滞有可能会阻滞副神经引起同侧斜方肌一过性麻痹。

2. 颈深丛　颈深丛阻滞是对 $C_2 \sim C_4$ 脊神经穿出椎间孔的位点实施的椎旁阻滞。传统方法是在 C_2、C_3 和 C_4 行三点注射。患者平卧，颈稍后仰，头转向对侧。在乳突尖和 C_6 横突（Chassaignac 结节）间作一连线，在此线后方1cm处作第二条连线（即第一条线的平行线）。于乳突下方1~2cm处常可触及 C_2 横突，沿上述第二条连线向下每间隔1.5cm为 C_3、C_4 横突。分别在 C_2、C_3、C_4 横突上方作皮丘后，用5cm长的22G针垂直，稍偏向尾侧刺入皮肤，进针1.5~3cm可触到横突，在引出异感、回吸无血或脑脊液后注入局麻药3~4mL。若未引出异感，可沿横突平面前后移动穿刺针寻找异感。

颈深丛也可在 C_4 横突单点阻滞，注入局麻药10~12mL。可向头端扩散阻滞 C_2 和 C_3。在肌间沟行臂丛阻滞时，也可观察到颈丛被阻滞。用肌间沟法阻滞颈丛时，注药后压迫远端并置头于水平位或轻度低位可加速颈丛阻滞起效。

（三）不良反应和并发症

尽管颈丛阻滞操作简单，但颈深丛阻滞进针点附近存在多种神经和血管结构，可发生局麻药误入血管、膈神经和喉上神经阻滞，甚至局麻药扩散进入硬膜外腔和蛛网膜下隙等多种并发症和不良反应。

五、副神经阻滞

副神经（第Ⅺ脑神经）阻滞偶尔用于肩部手术时加强肌间沟臂丛阻滞，引起斜方肌运动麻痹，确保患者术中制动。副神经在胸锁乳突肌后缘中上1/3处穿出，越过颈后三角（边界为胸锁乳突肌后缘、锁骨中段1/3及斜方肌前缘）走行在浅层，可在此处（其穿出胸锁乳突肌后缘处）注入局麻药6~10mL实施阻滞。实施颈浅丛阻滞时常无意中同时将其阻滞。

（王志学）

第三节　上肢神经阻滞

在臂丛（C_5~T_1）神经根至终末分支的多个位置均可实施臂丛阻滞，用于上肢和肩部手术的麻醉。上肢神经阻滞的成功离不开对臂丛神经解剖知识的熟知，包括熟悉其从椎间孔发出到外周神经末端的分布。

一、解剖

臂丛神经来自C_5~C_8及T_1神经的前支，在一些变异的情况下C_4和T_2神经也参与其中。这些神经穿出椎间孔后，在前、中斜角肌之间向前外下延伸。前斜角肌起自颈椎前结节向外下移行附着于第一肋骨的斜角肌结节；中斜角肌则起自颈椎后结节，在锁骨下动脉后方穿过并附着于第一肋骨，而锁骨下动脉沿锁骨下肌沟穿行于两斜角肌之间。椎前筋膜覆盖前、中斜角肌并向外融合包裹臂丛神经而形成鞘膜。

上述神经根在斜角肌间隙内合并形成上干（C_5与C_6）、中干（C_7）和下干（C_8与T_1），穿出肌间沟后于锁骨下动脉的后上方沿第一肋骨上缘穿行。此三支神经干依次排列，但并非严格按其所冠的上、中、下水平排列。在第一肋的外缘，每一干又发出前股和后股，于锁骨中段后方进入腋窝。各股神经在腋窝形成三束，并依据其与腋动脉第二段的位置关系命名为外侧束、后束和内侧束。由上干和中干的前股组成外侧束，由上、中、下三干的后股组成后束，而下干的前股继续延伸形成内侧束。

在胸小肌外缘，此三束神经分出上肢的外周神经。其中外侧束形成正中神经外侧头和肌皮神经；内侧束形成正中神经内侧头、尺神经、前臂内侧皮神经和臂内侧皮神经；后束分成腋神经和桡神经。

臂丛神经根除了组成臂丛神经束以及后者的分支所形成的外周神经外，还直接发出运动神经支配某些肌肉，如C_5支配菱形肌群，C_5~C_6支配锁骨下肌群，C_5~C_7支配前锯肌等。肩胛上神经来自C_5与C_6，既支配肩胛骨背面肌肉运动，又是支配肩关节感觉的主要神经。

自颈神经根发出的神经分支的阻滞通常只能经过肌间沟入路臂丛神经阻滞而获得。

二、肌间沟阻滞

（一）临床应用

肌间沟法阻滞臂丛神经的上干和中干，主要适用于肩部手术。虽然此法也可用于前臂和手部手术，但由于下干（C_8~T_1）通常阻滞不全，需追加尺神经阻滞才能使该区域获得充分的外科麻醉。

（二）方法

1. 周围神经刺激器或异感法　臂丛神经与邻近结构的密切关系为实施肌间沟阻滞提供了重要解剖标志。在前、中斜角肌水平臂丛神经位于锁骨下动脉第二和第三段的后上方，胸膜顶位于下干的前内侧。

由于实施此法时患者手臂可放置于任何位置，加之体表标志易于识别，故该方法较为简单易行。实施时患者取仰卧位，头转向对侧。嘱患者稍抬头即可用手指触及胸锁乳突肌后缘，向后外侧滑过前斜角肌肌腹即为肌间沟。环状软骨水平线与肌间沟的交点为C_6横突水平，颈外静脉常在此交点上方通过，但不可作为固定可靠的解剖标志。

局部皮丘浸润后用4cm长的22~25G针垂直刺入皮肤，针尖稍向后并向下呈45°指向骶部。继续进针直至出现异感或电刺激诱发的浅层肌肉反应。手臂或肩部出现异感或引出肌肉收缩反应均可视为有效的定位标志。如果穿刺针斜面较钝，当针尖穿过椎前筋膜时可会有突破感。如果进针不足 2cm 遇到骨性结构阻碍，很可能是针尖触及颈椎横突，则可沿着横突移动穿刺针确定神经的位置。穿刺针位置过前可刺激膈神经，引起膈肌收缩，此时应向后重新进针寻找臂丛神经。

出现异感或运动反应后，回抽无异常，可根据所需阻滞范围注入局麻药液 10～30mL。影像学研究提示药液容量与麻醉存在相关性，40mL 局麻药可完全阻断颈丛和臂丛。但临床研究表明，即使大容量药液仍难将低位神经干（例如尺神经）阻滞。

2. 超声引导　肌间沟阻滞特别适合应用超声引导。在锁骨上方最易获得锁骨下动脉和臂丛的显像，然后沿臂丛走行方向在颈部向上移动超声探头，直至在前、中斜角肌之间看到低回声的臂丛神经干。可以使用平面外或平面内进针法进行穿刺。回抽无异常后，注射少量试验剂量局麻药，通过其在神经周围扩散确定穿刺针位置是否准确。低至 5mL 的药液即可成功阻滞，也能减少膈肌麻痹的发生。

（三）不良反应和并发症

在传统的 C_6 水平实施阻滞，肌间沟法可阻滞同侧膈神经而引起膈肌麻痹，即使采用低浓度局麻药，其发生率仍高达 100%，使肺功能降低 25%。这可能是由于麻醉药液沿前斜角肌向前扩散所引起，患者可出现呼吸困难的主观症状。在极少数情况下，对于本身存在严重呼吸系统疾病的患者来说，有可能出现呼吸功能损害。使用较小容量的局麻药及在颈部较低平面定位实施臂丛阻滞等方法可减少膈神经阻滞的发生。

迷走、喉返及颈交感神经等有时也可被阻滞而出现相应症状，虽然临床意义不大，但需向出现此类不良反应相关临床症状的患者进行解释以消除其疑虑。C_5 或 C_6 水平由于离胸膜顶较远，只要正确进针，发生气胸的风险较低。

对于处于坐位行肩部手术的清醒患者，肌间沟阻滞可引起患者术中出现严重低血压和心动过缓（例如：Bezold－Jarisch 反射）。推测出现这种情况的原因可能是由于静脉回流减少刺激了心内机械感受器，导致交感神经张力突然下降、副交感神经活动增加，从而引起心动过缓、低血压和晕厥发生。预防性给予 β 受体阻滞剂可降低此并发症的发生率。

某些肩部手术如全肩关节成形等有损伤臂丛神经的风险。对于此类手术，应在术后确认无神经损伤后再行肌间沟阻滞镇痛。因肌间沟阻滞可误将药物注入硬膜外或蛛网膜下隙，所以特别强调向尾端方向进针。由于肌间沟邻近有许多重要的神经血管结构，对深度镇静或麻醉的患者实施肌间沟阻滞，会增加其出现严重神经并发症的风险。因此，实施肌间沟阻滞时应保持患者清醒或处于轻度镇静状态。

三、锁骨上阻滞

（一）临床应用

锁骨上臂丛阻滞适用于肘、前臂和手部手术。由于此处位于神经干远端与神经股近端水平，臂丛神经在此处较为集中，故注入小容量局麻药即可快速、可靠地阻滞臂丛神经。此外，该方法的优点还在于可在患者手臂处于任何位置下实施麻醉。

（二）方法

1. 周围神经刺激器或异感法　行锁骨上阻滞法需要掌握几个重要解剖要点：臂丛神经的 3 条主干在第一肋骨正上方、锁骨下动脉的后上方组成神经丛，消瘦和肌肉松弛患者常可触及此锁骨下动脉的搏动。神经血管束位于锁骨中点下方。短阔扁平的第一肋在臂丛位置呈前后走向，成为阻挡穿刺针刺向胸膜顶的内侧屏障。

患者取仰卧位，头转向对侧，手臂内收，置于身体一侧。经典操作是先找出锁骨中点并加以标记。嘱患者轻抬头，即可较易触到胸锁乳突肌后缘。然后手指滑过前斜角肌肌腹至肌间沟再作一标记，此处大约位于锁骨中点后方 1.5～2.0cm。在此处若触到锁骨下动脉即可确定为进针标志。

穿刺时麻醉医师站在患者一侧，面向患者头部。穿刺点局部麻醉后，以长 4cm 的 22G 针向着骶尾并稍向内、后方向进针，直至引出异感或肌肉收缩反应，或触碰到第一肋骨。如果注射器已连接针头，其针尖方向应与从患者耳朵到进针点的连线相平行。如果触到第一肋骨但未引出异感，可沿肋骨前后移动穿刺针，直至找到臂丛或锁骨下动脉。动脉位置是有用的解剖标志。若刺到动脉，应立即退针并向后外侧方向再次进针，通常会引出异感或肌肉运动反应。找准臂丛位置后，先回抽无血再注入局麻药20～30mL。

通常进针3～4cm即可触到肋骨，但肥胖患者或因血肿或局麻药致组织变形时，进针深度也许会超过穿刺针长度。尽管如此，当进针2～3cm仍未找到异感，应沿前后方向小心刺探，确未找到异感方可继续进针。多点注射能提高阻滞效果并缩短起效时间。

2. 超声引导法　该法应用超声可以使操作者直视臂丛、锁骨下动脉、胸膜及其下方的第一肋。进针过程中必须使针尖始终处于直视下才能确保安全。

（三）不良反应和并发症

虽然对肥胖患者实施阻滞会更困难一些，但并发症的发生风险并未增加。锁骨上阻滞后患者气胸的发生率为0.5%～6%，并随操作者经验的增加而下降。重要的是，尽管应用超声也许能降低气胸的发生率，但这种风险仍不可完全避免。气胸症状常常延迟出现，甚至会延迟至24h。因此，锁骨上阻滞后常规胸部X线检查是不合适的。如果患者不能配合，或是不能耐受任何程度的呼吸功能减退，最好避免锁骨上入路。其他常见并发症包括膈神经阻滞（40%～60%）、霍纳征和神经损伤。出现膈神经或颈交感神经阻滞，一般仅需向患者解释以消除疑虑。虽然神经损伤也可能发生，但较为少见且常可自行恢复。

四、锁骨下阻滞

（一）临床应用

锁骨下阻滞可提供上臂、前臂和手部麻醉。由于其在神经束水平进行阻滞，理论上其优点在于阻滞肌皮神经和腋神经的同时可避免气胸的发生。实施麻醉时对于手臂位置也无特殊要求。但由于无血管搏动作为进针定位标志，故需要神经刺激器或超声影像协助定位。

（二）方法

1. 周围神经刺激器或异感法　穿刺点位于锁骨下缘中点下方2cm，向外侧进针。使用神经刺激器辨认臂丛。手臂外展时在C_6横突与腋动脉之间作一连线有助于观察臂丛神经的走向。准确进针后注入局麻药20～30mL。若能引出远端肌肉运动反应，可提高阻滞成功率。也有报道采用喙突法，在喙突内下方2cm处进针。然而进针点越往外移，越不易阻滞肌皮神经，与单纯腋路阻滞相比，越无优势。

2. 超声引导法　常使用超声显示神经血管束，并且理想状况下可见局部麻醉药沿腋动脉周围扩散。

（三）不良反应和并发症

由于是盲法进针，故注药误入血管的风险增加。进针方向过于向内也会导致气胸。

五、腋路阻滞

（一）临床应用

由于腋路阻滞方法安全、可靠、易行，故成为常用的臂丛阻滞方法。其阻滞水平位于臂丛神经末端。虽然此法并非总能阻滞肌皮神经，但可在腋窝或肘部进行补救。腋路阻滞的适应证包括前臂和手部手术，也可用于肘部手术，是适合于门诊手术的理想方法，也易被小儿患者接受。但是，腋路阻滞不适用于上臂或肩部手术，阻滞实施时还要求患者手臂外展。

实施腋路阻滞前必须熟悉以下解剖概念：

（1）神经血管束被分为多个间隔。

（2）腋动脉是最重要的定位标志。

（3）尽管存在解剖变异，但通常正中神经位于动脉上方，尺神经位于下方，桡神经位于后外侧。

（4）肌皮神经在此平面已离开神经鞘，位于喙肱肌中。

（5）肋间臂神经走行于腋动脉表面，属 T_2 肋间神经分支，腋动脉表面的皮肤局部浸润常可将其阻滞。为消除止血带反应，做皮丘时需向头尾两端扩大局部浸润范围 1 ~2cm，以充分阻滞此神经。

（二）方法

周围神经刺激器、异感法或鞘内注射法：穿刺时患者仰卧，患侧手臂外展与身体呈直角，肘关节屈曲 90°，手背贴床或枕头。不建议手臂过度外展置于患者枕下，因为这种体位下不易触及动脉搏动。

触到腋动脉后，从腋窝低点循其走向作一标记线。左手示指和中指将动脉固定在患者肱骨上，在腋横纹处动脉搏动上方局部麻醉后进针，到位后注药时压住进针点远端，使局麻药向近端扩散。

腋路穿刺一般无须寻找异感，按穿刺方法找到腋鞘均能获得良好效果。但多点注射能缩短起效时间、提高阻滞的可靠性。

（1）异感法：用 2cm 长的 25G 穿刺针首先在深部（如桡神经）或手术部位神经分布区域寻找异感。到达神经血管束的穿刺深度很少超过 2cm。采用的穿刺针越细、针尖斜面越短，神经损伤的发生风险越低。每个异感点注射 10mL 局麻药。

（2）神经刺激器法：可以使用带绝缘穿刺针的神经刺激器来定位神经。与更高阈值的电流（1.0mA）刺激相比，低电流阈值（0.5mA）能缩短起效时间，但延长阻滞操作时间。

（3）突破感法：斜面短的针穿破筋膜时会有突破感，表明针尖已进入腋鞘，回抽无异常后注入 40 ~50mL 局麻药。

（4）动脉穿透法：穿刺针穿透动脉后在其后方注入 40 ~50mL 局麻药，也可在动脉的前、后方各注入一半药液。使用此法应十分小心，避免误将药物注入血管内，因为腋鞘内注射形成的压力也许会使解剖结构与固定的穿刺针相对位置发生改变。

（5）超声引导法：超声引导可显示局麻药在 4 条神经周围扩散（伴或不伴运动反应），缩短了阻滞起效时间，还能减少反复穿刺次数。但成功率和并发症与其他方法相似。超声还有助于使用较小容量的局麻药即可获得阻滞成功，但是感觉和运动阻滞的持续时间将会显著缩短。

传统观点认为，注药完成后应将患者手臂内收放回体侧，以免肱骨头阻挡药液流向近端。然而，维持手臂外展能缩短起效时间，延长感觉和运动的阻滞时间。如果腋路法未能阻滞肌皮神经，可在喙肱肌或位于髁间线上的肘前窝外侧浅表处注入局麻药进行阻滞。

（三）腋路阻滞的成功率

腋路阻滞的成功率取决于成功阻滞的定义（即满足手术需要还是阻滞上肢所有 4 条分支神经）、臂丛的定位方法以及注药量。单次注射的成功率差别较大。Thompson 和 Rorie 认为，臂丛神经鞘内存在的筋膜间隔限制了药液扩散（并且与多点注射相比，这些筋膜间隔降低了单点注射的成功率）。Partridge 和他的同事给尸体鞘内注射亚甲蓝和乳化液，虽然证实了这些间隔的存在，但这些间隔并非是完整的。有关单点注射与多点注射的争议依然存在。

引出异感与使用 0.5 ~1.0mA 周围神经刺激器引出运动反应同样有效。多数研究认为穿透动脉作两点注射与单点寻找异感或单点使用神经刺激器法的阻滞效果相似。一般而言，多点注射可提高异感法和外周神经刺激法的效果。相反，血管周围注射或筋膜突破法的成功率并不稳定。

（四）不良反应和并发症

神经损伤和全身毒性反应是腋路法最主要的并发症。一般认为异感法更易导致神经损伤，但未获得数据支持。甚至在操作时未引出异感，也常无意中损伤神经。注射大容量局麻药会增加血管内注射和局麻药全身毒性反应的风险，特别在使用血管穿透法时更是如此。血肿和感染比较罕见。

六、肱骨中段、肘和腕部神经阻滞

（一）临床应用

臂丛阻滞的广泛开展大大减少了腕、肘部神经阻滞的应用。但当臂丛阻滞存在禁忌，如感染、双侧手术、凝血异常、出血体质、解剖异常或臂丛阻滞不全时，这些技术的作用就显现出来了。仅是肱骨中段阻滞即可满足使用止血带的麻醉需求。在肘部和腕部水平实施周围神经阻滞无须定位神经，类似局部浸润即可。但也可使用超声引导或周围神经刺激器进行定位。

（二）肱骨中段阻滞

肱骨中段阻滞是在肱骨近端1/3和远端2/3处的肱骨沟处分别对臂丛的4条神经实施阻滞。在此平面，正中神经和尺神经分别位于肱动脉外侧和内侧，肌皮神经位于肱二头肌内，桡神经则紧贴在肱骨上。用神经刺激器或超声定位成功后每支神经注射8～10mL局麻药实施阻滞。有研究报道，肱骨中段阻滞法的成功率高于传统腋路臂丛阻滞（定义为两条神经刺激法）。这一研究显示两者阻滞完全所需时间并无差别，但是腋路法完全阻滞感觉起效时间短，而肱骨中段法使4条主要神经全部阻滞的成功率更高。

（三）正中神经阻滞

正中神经阻滞可提供拇指和示指掌面、中指、无名指桡侧以及这些手指甲床的麻醉，并阻滞大鱼际肌、第一和第二蚓状肌的运动。在肘部阻滞时还可阻滞正中神经支配的前臂腕屈肌。

1. 肘部阻滞方法　患者手掌向上将手臂置于解剖位，肱骨内、外髁作一髁间连线，位于此髁间线肱二头肌腱内侧的肱动脉，为肘部阻滞的主要定位标志。正中神经位于肱动脉内侧，引出异感后注入3～5mL局麻药即可将其阻滞。如果未能引出异感，触及动脉搏动后，在其内侧作扇形注射。

2. 腕部阻滞方法　正中神经位于桡侧腕屈肌腱和掌长肌腱之间，可在距腕横纹2～3cm处阻滞（有些患者可因先天或手术操作而缺失掌长肌腱）。当穿刺针通过屈肌韧带时感觉阻力消失，在此注射2～4mL药液。在屈肌韧带上方皮下注射0.5～1mL局麻药可阻滞支配大鱼际皮肤的掌浅支。由于此处神经被封闭在腕管内，穿刺时无须寻找异感。

（四）桡神经阻滞

桡神经阻滞可提供手背外侧（拇侧），拇指、示指、中指的近侧以及无名指外侧一半区域的麻醉。

1. 肘部阻滞方法　桡神经在肘部越过外侧上髁前方，可在此处行桡神经阻滞。标记髁间线和肱二头肌腱外侧缘，以3～4cm长的22G穿刺针在肱二头肌腱外侧2cm处进针，抵到骨质后，扇形注射3～5mL局麻药。

2. 腕部阻滞方法　桡神经在腕部分出多个分支沿腕部背侧和桡侧下行，宜采取浸润阻滞。当患者伸展拇指时可显示拇长伸肌腱，进针点在第一掌骨根部的肌腱体表，将针刺入接近或触及此肌腱表面时，沿肌腱方向向近端注射局麻药2mL，在穿刺针以直角穿过鼻烟窝时再注入1mL。

（五）尺神经阻滞

尺神经阻滞可提供手掌尺侧、小指、无名指以及除大鱼际肌和第一、二蚓状肌以外手部所有小肌肉的麻醉。

1. 肘部阻滞方法　尽管在肱骨内上髁后方皮下位置容易找到尺神经，但在此处阻滞神经损伤的发生率较高。由于此处尺神经被纤维组织包裹，神经内注射才能取得阻滞成功。采用细针及小容量局麻药（1mL）可减少神经损伤发生风险。但在肘部近端3～5cm处（尺神经经过的地方）扇形注射5～10mL局麻药也可获得满意的尺神经阻滞效果，且无须寻找异感。

2. 腕部阻滞方法　尺神经在腕部位于尺动脉和豌豆骨之间，尺侧腕屈肌腱下方。尺神经在此处发出掌侧皮支和背侧支。从尺侧腕屈肌腱的桡侧刺入向内侧进针或从肌腱的尺侧刺入向桡侧进针接近尺神经。引出异感后注入局麻药3～5mL或作扇形注射。

（六）肌皮神经阻滞

肌皮神经止于前臂皮神经外侧，支配前臂至桡腕关节桡侧皮肤的感觉。肌皮神经阻滞常作为腋路臂丛神经阻滞的补充。

（七）肘部阻滞方法

可在肱二头肌腱外侧距髁间线1cm处实施前臂外侧皮神经阻滞，皮下扇形注射3～5mL局麻药可获得很好的麻醉效果。

（八）肘部与腕部周围神经阻滞

前臂的皮肤神经多自上臂发出，在肘部实施周围神经阻滞不能使这些神经完全麻痹。在对上肢进行外周神经阻滞时，肘部阻滞和腕部阻滞均能取得手部感觉神经麻醉的作用，两种技术效果不相上下。

（九）不良反应和并发症

一般而言，远端周围神经阻滞并发症的风险较低，但可出现血管内注射的可能，因此应小心回抽后再注药。越是远端的周围神经阻滞，神经损伤的发生风险就越高，可能由于神经位于骨和韧带结构之间的表浅部位，易被穿刺针碰到。

七、静脉局部麻醉

静脉局部麻醉首次于1908年由德国外科医师August Bier提出。早期的静脉局部麻醉使用两条止血带和首个合成的局麻药普鲁卡因。随着臂丛阻滞方法的不断完善，其效果越来越可靠，静脉局部麻醉的应用逐渐减少。

（一）临床应用

Bier阻滞有多个优点，包括易于管理，起效和恢复快速，良好肌松以及麻醉范围可控等，特别适合时间短于90min的开放小手术以及骨折闭合复位。

（二）方法

在拟阻滞侧上肢尽可能远端处留置静脉留置针；为便于液体管理和给予其他药物，在非手术侧上肢也应建立静脉通道。传统方法是在手术侧上肢缚两个止血带，并确保袖带严密、压力表可靠。手臂驱血后，将近端止血带充气至超过收缩压大约150mmHg，桡动脉搏动消失证明止血带压力合适。根据患者体重确定局麻药总量，常为3mg/kg不含肾上腺素的0.5%丙胺卡因或利多卡因，缓慢注入。因布比卡因易出现局麻药毒性反应甚至导致死亡，故不推荐在静脉局部麻醉中使用。但是，稀释的长效酰胺类局麻药，如0.125%左布比卡因和其他的一些辅助药物如曲马朵、酮咯酸、可乐定等已被用于延长感觉阻滞时间和止血带放气后的镇痛。

麻醉起效时间通常在5min内。当患者诉止血带部位疼痛时，将处于麻醉平面内的远端止血带充气，再将近端止血带放气。使用单个较宽袖带允许静脉局部麻醉期间使用较低的充气压。与使用两个较窄的袖带相比，宽袖带的优点在于充气压力较低，可减少高充气压相关的神经并发症。25min后可安全解除止血带，但在解除后数分钟仍应严密观察患者有无局麻药毒性反应。远端部位缓慢注射局麻药可降低毒性反应发生的风险。

（三）不良反应和并发症

静脉局部麻醉存在的问题包括止血带不适，痛觉快速恢复导致术后疼痛，难以提供无血术野以及一旦出现疼痛就必须对该侧肢体再次驱血。止血带故障、过早放气或局麻药使用过量可导致毒性反应发生。尽可能选取远端缓慢注射药物能降低血药浓度，理论上也许能提高安全性。止血带放气时，每隔10s放出部分气体能延长动脉血利多卡因达峰浓度时间，减少潜在的毒性反应。其他罕见的并发症包括应用2－氯普鲁卡因产生的静脉炎，发生筋膜室综合征和肢体本体感觉缺失。

（王志学）

第四节　胸腹部神经阻滞

一、椎旁阻滞

椎旁间隙呈楔形，解剖标志包括居前的壁胸膜，中间的椎体、椎间盘、椎间孔，侧面的肋间后膜，后方的肋横突上韧带。椎旁间隙内的神经结构包括肋间神经、背支、交通支，交感神经链（交感神经干）。肋间神经散在于椎旁间隙内，故易被局麻药阻滞。实施椎旁阻滞时必须了解棘突、横突、肋骨和肋横突韧带的位置。

（一）临床应用

椎旁阻滞可为接受胸、腹、骨盆或乳腺手术的患者提供麻醉或镇痛，也有双侧或连续阻滞的应用报道。对开胸手术患者实施胸部椎旁阻滞可提供与硬膜外阻滞类似的镇痛效果，且不良反应和并发症更少。椎旁阻滞还可用于慢性疼痛疾病的诊断和治疗，包括开胸术后和乳腺切除术后疼痛。

（二）方法

1. 胸部椎旁阻滞　胸部椎旁阻滞可在脊神经穿出椎间孔处实施，能够阻滞注射部位上下多个邻近节段的躯体神经和交感神经。

2. 神经定位　外周神经刺激器已被用于确认穿刺针进入椎旁间隙，防止其刺破胸膜。在穿刺针进入胸腔前，周围神经刺激器即可引出肋间肌的运动反应。实施多平面阻滞时需要特别谨慎，因为在一个平面注射的局麻药物可扩散至相邻的平面，导致肋间肌运动反应改变或消失。超声下测量皮肤至横突以及皮肤至壁层胸膜的深度，对于准确判断进针深度很有帮助。理论上，明确可穿刺的最大深度就可将发生气胸的风险降到最低。

胸部椎旁阻滞可在坐位、侧卧位或俯卧位下实施。解剖标志在坐位时容易被识别。找到胸椎棘突后旁开2.5～3cm，平棘突的最上缘垂直进针，通常进针2～4cm可触到椎体下面的横突。此时传统的方法是将针尖改向头侧继续缓慢进针，直至越过横突上缘1～1.5cm时有阻力消失感。然而，向尾端进针能降低发生气胸的风险。该操作的安全性有赖于进针深度避免超过皮肤至横突的距离1～1.5cm。

虽然局麻药扩散变异较大，但单次注入15mL局麻药可产生4～5个以上节段的单侧躯体阻滞，且向尾侧扩散多于向头侧。为获得更好阻滞，也可在每一节段注入局麻药3～4mL。

3. 腰部椎旁阻滞　腰神经在横突下缘穿出椎间孔，每一神经分为前支和后支，其中L_1～L_4及部分T_{12}的前支组成了腰丛神经。

与下述肋间神经阻滞一样，患者取俯卧位。在腰椎棘突上缘画标记线，这些线恰好位于相应横突的下缘。在正中线旁开3cm处作皮丘，以10cm长的20G穿刺针垂直进针，至深度3～5cm时触到横突。随后改变进针方向，滑过横突下缘，再进针1～2cm（相当于横突的厚度），即可注入局麻药6～10mL。引出异感或使用神经刺激器有助于穿刺针准确定位。

（三）不良反应和并发症

由于邻近椎管，本操作有局麻药注入硬膜外腔或蛛网膜下隙的风险，也有局麻药注入腰部血管、腔静脉或主动脉的可能。刺穿胸膜和气胸的发生率分别为1.1%和0.5%。

二、肋间神经阻滞和胸膜间置管

肋间神经是T_1～T_{11}脊神经的主要分支。T_{12}则为肋下神经，发出分支参与髂腹股沟神经和髂腹下神经。来自T_1的神经纤维参与臂丛神经，而T_2和T_2的少数纤维组成肋间臂神经，支配上臂内侧皮肤。每条肋间神经有4支分支：灰交通支，向前走行进入交感神经节；后皮支，支配椎旁皮肤与肌肉；外侧皮支，向前走行至腋中线，再向前和向后发出皮下分支；前皮支，为神经的终末端。

肋间神经在肋骨后角内侧，位于胸膜和肋间内肌筋膜之间，在肋骨后角处则位于肋沟内，与肋间静脉和动脉伴行。

（一）临床应用

几乎没有手术能在单独肋间神经阻滞下完成，与其他方法联合阻滞也多被硬膜外阻滞所代替。但是，对于椎管内麻醉有禁忌的患者，可单独行肋间神经阻滞或复合腹腔神经丛阻滞，同时辅以浅全麻可为腹内手术创造良好条件。同样，胸内手术也可在肋间神经复合星状神经节阻滞再辅以气管插管镇静的条件下完成。尽管肋间神经阻滞可用于手术，但其适应证大多还是术后镇痛。

胸膜间置管行术后镇痛首先由 Reiestad 和 Stromskag 于 1986 年提出。由于其作用机制未明，报道的效果差别较大，所以在不同时期该技术的使用率差异较大。总的来说，在胆囊切除术中应用效果最好。胸膜间镇痛的优点很难在开胸手术中得以显示，这可能与胸腔出血和胸腔引流管等技术问题有关。近来有将其运用在微创体外循环手术后的镇痛。

（二）方法

1. 肋间神经阻滞　肋角恰好位于骶棘肌肌群外侧，肋间神经在此处很易被阻滞。患者俯卧，腹下垫枕以减少腰部弯曲。沿棘突作一连线作为中线，再在中线旁开 6 ~ 8cm，沿肋后角作一与中线平行的直线，在上部应偏向内侧以绕开肩胛骨。触到每一肋骨的下缘，并在每一肋下缘与肋后角线相交处标记（为穿刺点）。皮肤消毒后在每一注射点作皮丘，以 4cm 长的 22G 短斜面针头连接 10mL 注射器，从最下面的肋骨开始阻滞。左手示指将皮肤按压在肋骨上，在指尖处刺入皮肤直达肋骨面，左手手指移至针头接口并握牢，针尖滑过肋骨下缘后继续进针 3 ~ 5mm，注入局麻药 3 ~ 5mL。在每一肋骨重复上述步骤。适当的静脉镇静可提供镇痛和一定程度的遗忘，使患者感觉舒适。已有报道肋间神经可在超声下显像，但其可见性变异很大。

此外，也可在患者仰卧位时于腋中线实施肋间神经阻滞。理论上此方法不能阻滞外侧皮支，但 CT 研究显示局麻药注射后可沿肋骨沟扩散数厘米。退针时再注射 1 ~ 2mL 局麻药可阻滞皮下支。

2. 胸膜间置管　胸膜间导管放置技术比较简单，可在患者侧卧位（稍倾斜）或坐位下完成。确定第六、第七肋间隙后，在后正中线旁大约 10cm 处以硬膜外针穿刺，进针至针尖紧贴肋间隙下方肋骨的上缘。随后连接一个装有盐水或空气的玻璃注射器，再缓慢进针越过肋骨上缘。当针尖进入胸膜壁层时，由于胸内负压，注射器内液体被吸入胸腔。在机械通气和自主呼吸的患者中均可观察到此现象，但在后者此现象会更加明显。

随后向胸膜间隙置入导管 5 ~ 8cm，并将导管固定在胸壁。在进针和放置导管时须小心操作，使通过穿刺针进入胸腔的空气尽可能最少。采用阻力消失法或导管置入过深可造成肺实质损伤。

（三）不良反应和并发症

气胸是肋间阻滞的主要并发症，但实际上发生率非常低，即使是不同培训水平麻醉医师实施阻滞时气胸的总发生率也可低至 0.07%。术后常规胸片检查显示无症状气胸的发生率为 0.42%。此并发症并不常见，发生后治疗措施通常仅限于密切观察、吸氧或穿刺抽气。这些治疗方法无效时需行胸腔引流，但这种情况非常少见。

多点肋间神经阻滞时，由于所使用局麻药容量大、吸收快，可出现局麻药全身毒性反应。加入肾上腺素可降低血药浓度。因此，阻滞期间需密切观察患者，并在阻滞后至少观察患者 20 ~ 30min。不宜对患有胸膜纤维化或炎症、胸腔积液、肺实质病变并发胸膜疾病或出血倾向的患者实施胸膜间阻滞。胸膜疾病可导致局麻药扩散不良或因炎症而吸收过快。对于那些依靠肋间肌来辅助呼吸的严重肺部疾病的患者，双侧肋间神经阻滞后可出现呼吸功能失代偿。

三、腹横肌平面阻滞

侧腹壁由皮下组织、腹外斜肌、腹内斜肌以及由浅入深移行的腹横肌组成。位于腹内斜肌深部、腹横肌表面的筋膜鞘即为腹横肌平面（TAP）阻滞的目标。神经组织在离开胸腰部脊柱后，向外穿过筋膜层，支配腹壁。

TAP阻滞的定位标志是Petit三角，它由髂嵴、背阔肌和腹外斜肌构成。Petit三角位于肋缘下方，髂嵴上方的腋中线上。

（一）适应证

TAP阻滞适用于任何下腹部手术，包括疝修补术、阑尾切除术、剖宫产、腹式全子宫切除术、腹腔镜手术、肾移植和前列腺切除术。双侧阻滞可用于正中切口和腹腔镜手术。单次注射能使 T_{10} ~ L_1 获得理想的镇痛效果。

（二）方法

1. 阻力消失法（盲法注射） 盲法TAP阻滞的进针点位于腰部Petit三角，即肋缘下和髂嵴之间，其前方为腹外斜肌，后方为背阔肌。穿刺针需穿过腹外斜肌和腹内斜肌，故可感觉到两次突破感。钝针阻力消失感更明显。

2. 超声引导 患者仰卧，将无菌的超声探头牢牢置于髂嵴上方数厘米处并与之平行。选择10cm长的21G穿刺针，采用平面内进针法，探头内侧旁开数厘米进针。腹横肌层的深部常可见到肠蠕动。回抽无血后，在超声直视下缓慢注射15~20mL局麻药。

（三）不良反应和并发症

即便在超声引导下，仍有刺破腹膜的可能。也曾报道过1例盲法行TAP阻滞后肝血肿的病例。

四、髂腹股沟和髂腹下神经阻滞

髂腹股沟和髂腹下神经源于 L_1 脊神经根，在髂前上棘内上方穿过腹横肌，进入腹内斜肌和腹横肌之间。向内下方短距离走行后，其腹支穿出腹内斜肌，随后发出分支穿出腹外斜肌，支配皮肤感觉。髂腹股沟神经走行在腹股沟环的前下方，支配大腿近端内侧的皮肤。髂腹下神经支配腹股沟区域的皮肤。

（一）适应证

髂腹股沟和髂腹下神经阻滞用于腹股沟疝修补术以及下腹部横切口手术后的镇痛。尽管此类阻滞不能消除内脏疼痛，也无法在手术期间作为主要麻醉方法使用，但能显著减轻疝修补术引起的疼痛。虽然操作方法相对简单，但文献报道其失败率常高达10%~25%。

（二）方法

定位方法：使用阻力消失法进行髂腹股沟和髂腹下神经阻滞。局部麻醉药应注射至腹横肌和腹内斜肌之间以及腹内、外斜肌之间。

确定髂前上棘后，在其头端2cm处再水平向内2cm，在此处做标记（即为穿刺点）。以钝的穿刺针垂直刺入皮肤，进入腹外斜肌后感觉阻力增加，随后阻力消失说明已穿过腹外斜肌进入其与腹内斜肌之间。回抽无血，注射2mL局部麻醉药。继续进针至再次出现突破感，此时穿刺针已穿出腹内斜肌进入其与腹横肌之间，注射2mL局部麻醉药。退出穿刺针时，在腹内斜肌和腹外斜肌之间以及腹内斜肌和腹横肌之间以扇形分布的注射方式再重复两次上述操作。共注射约12mL局麻药。

突破感常难以察觉，考虑到进针过深的潜在并发症，常在超声引导下行髂腹股沟和髂腹下神经阻滞。

（三）不良反应和并发症

盲法穿刺可损伤肠道和血管，导致大肠、小肠穿孔以及盆腔血肿。局麻药扩散可阻滞股神经，导致下肢无力。

（王志学）

第五节 下肢神经阻滞

熟悉腰骶丛和下肢周围神经的解剖，才能提高麻醉医师更全面的麻醉水平。下肢神经阻滞既安全，又具有术后镇痛作用和不完全阻滞交感神经等优点，对一些相应的患者来讲是一种理想的麻醉方式。

在过去，下肢神经阻滞不如上肢神经阻滞更为广泛地应用于手术麻醉，某种程度上是由于脊髓麻醉和硬膜外麻醉的广泛应用及对其安全性的广泛认可。也因为支配下肢的神经不像臂丛神经那样呈集丛性分布，不易在相对浅表的位置被局麻药阻滞。因此，由于解剖的缘故，下肢神经阻滞在技术上难度更大，需要更多训练和实践才能熟练掌握。以往下肢神经阻滞多通过异感、阻力消失或浸润阻滞等方法实施，成功率参差不一。随着穿刺针、导管、神经刺激技术和超声显像的发展，定位神经更为容易，阻滞成功率也得到提高。近年来下肢神经阻滞更多地用于术后镇痛而非术中麻醉以提高患者的舒适度、促进患者康复和提早出院。

一、解剖

支配下肢的神经起自腰骶丛。腰丛由 $L_1 \sim L_4$ 前支组成，通常还包括 T_{12} 的部分分支，偶尔也有来自 L_5 的分支参与。腰丛位于腰大肌和腰方肌之间的腰肌间隙内。腰丛的低位组成成分（L_2、L_3 和 L_4）主要支配大腿前内侧，其前支构成闭孔神经，后支构成股神经，而 L_2 和 L_3 的后支又构成股外侧皮神经。

骶丛发出两条对下肢手术十分重要的神经——股后侧皮神经和坐骨神经，二者均发自 S_1、S_2、S_3 脊神经，此外还包含 L_4 和 L_5 前支的部分分支。这些神经一起经坐骨大孔穿出骨盆，因此可被同时阻滞。坐骨神经由胫神经（L_4、L_5、S_1、S_2 和 S_3 前支的腹侧支）和腓总神经（L_4、L_5、S_1、S_2 和 S_3 前支的背侧支）组成。胫神经和腓总神经在腘窝或腘窝上方分出，分别沿内侧和外侧下行。

二、腰大肌间隙阻滞（后路腰丛阻滞）

腰大肌间隙阻滞是将穿刺针刺入腰大肌和腰方肌之间的间隙，最初使用阻力消失法实施，再注入大容量局麻药，使臀部和大腿前外侧产生麻醉。

（一）临床应用

腰大肌间隙阻滞单点注射即可阻滞腰丛神经的三条主要分支。但必须复合坐骨神经阻滞才能使下肢完全麻醉。腰大肌间隙阻滞常用于膝、髋等大关节手术的术后镇痛。

（二）方法

尽管使用阻力消失法或寻找异感法定位腰丛简单可行，但多数临床医生选择使用神经刺激器来定位。经典的阻滞方法是患者屈髋侧卧，患肢在上。两侧髂嵴作一连线（即髂嵴连线）以确定第四腰椎，从中线位置沿髂嵴连线向阻滞侧旁开 5cm、再向尾侧旁开 3cm，在此处进行局部麻醉浸润后，以长 10cm 的 21G 针垂直进针至触及第 5 腰椎横突，然后针尖改向头侧继续进针至滑过第 5 腰椎横突。当诱发出股四头肌运动反应时即可确定穿刺针已抵达腰丛，回抽无异常后，缓慢注入局麻药 30mL。

根据解剖影像的研究结果，Capdevila 和他的同事们改良了传统腰大肌间隙阻滞方法。首先经过髂后上棘做一与脊柱平行的直线，第 4 腰椎棘突至该直线的垂直线外三分之一与中内三分之二的交点处即为改良方法的穿刺点（第 4 腰椎棘突位于两侧髂嵴上缘连线与脊柱交点的上方约 1cm 处）。垂直进针至触及第 4 腰椎横突，随后在横突下方继续进针直至引出股 4 头肌肌肉颤搐。尽管不同性别间腰丛的深度有差异，但从第 4 腰椎横突至腰丛的距离男女性别间差异不大，中位数为 2cm。触及第 4 腰椎横突对于准确确定穿刺针深度和位置至关重要。近来有超声成像研究表明，将髂嵴连线在正中线和与脊柱平行的髂后上棘线之间的中外三分之一交叉点作为穿刺点较偏外侧，约有 50% 患者的穿刺针不能顺利抵到横突。

（三）超声引导下腰大肌间隙阻滞

尽管近来超声引导在区域麻醉中广受欢迎，但在腰丛阻滞中超声的使用仍然受限。这可能是因为阻滞部位较深，肥胖患者越来越多，以及需要使用专门的曲阵低频探头。虽然在志愿者和尸体上已经获得了腰丛的超声图像，但在超声引导下腰丛阻滞定位的实际临床经验仍然较少。

（四）不良反应和并发症

不同于其他下肢神经阻滞的并发症相对较轻，后路腰丛阻滞的风险可能相当严重。由于邻近椎管，存在蛛网膜下隙或硬膜外腔注药或置管的可能。局麻药在硬膜外腔扩散是最常见的并发症，发生率可达1.8%～16%。引起局麻药在硬膜外腔扩散的原因包括进针位置较为居中、大剂量的局麻药以及患者本身存在脊柱畸形（如脊柱侧弯）。蛛网膜下隙注射或置管虽然较为少见，但可引起严重的全脊髓麻醉。

由于腰大肌间隙阻滞会使局麻药注射到腰大肌、腰方肌这样血供丰富的大肌肉内，因此局麻药的早期血药浓度显著高于股神经阻滞。若一次性给予较大量局麻药，必须严密监控有无局麻药毒性反应的征象。对于那些正接受抗凝治疗，或是阻滞后不久或连续留置导管期间服用抗凝药物的患者来说，腰大肌间隙阻滞后可出现严重的腹膜后血肿或肾包膜血肿。虽然尚需更多的研究支持，美国区域麻醉协会仍保守推荐，当患者接受预防血栓的治疗时，进行腰丛阻滞的麻醉管理须跟椎管内阻滞保持一致。

三、血管旁三合一（股）神经阻滞

股神经由 L_2～L_4 脊神经后支在腰大肌内形成，在腰大肌外侧缘发出后沿腰大肌和髂肌的肌沟下行，经腹股沟韧带下方的股动脉外侧穿行进入大腿，股神经在此处分为多个终末分支，它们又被分为前支和后支。前支主要支配皮肤感觉，而深部分支主要调节运动。股神经支配大腿前侧肌肉（股四头肌和缝匠肌）和腹股沟韧带至膝关节之间的大腿前方皮肤。其终末分支是隐神经，支配膝关节至大脚趾之间小腿内侧皮区。

（一）临床应用

血管旁腰丛神经阻滞（即三合一）的原理是基于以下设想：向股管内注射大容量局麻药的同时压迫股管远端，使局麻药向近端扩散进入腰肌间隙从而阻滞腰丛神经。但影像学研究认为，上述注射的局麻药向内外两侧扩散的同时也阻滞了内侧的闭孔神经和外侧的股外侧皮神经。

股神经阻滞的适应证包括复合关节内局部麻醉用于膝关节镜检查，也可以作为多模式镇痛方法的一部分用于股骨干骨折、前交叉韧带重建和全膝关节成形术的镇痛。在复杂膝关节手术中的应用可使得日间手术后患者的疼痛评分更低、入院率更低。

（二）方法

1. 周围神经刺激器或寻找异感法　患者仰卧，在髂前上棘和耻骨结节间作一连线，以确定腹股沟韧带的位置，同时标记出股动脉位置。以4cm长22G针在此连线一侧进针。引出运动反应或出现异感说明针尖位置正确。通常会先找到股神经前支，电刺激时出现大腿内侧缝匠肌收缩。但仅此不够，应将针尖稍向外侧重新进针，在更深的位置找到股神经后支。刺激该支可出现股四头肌收缩、髌骨上抬。回抽无血后缓慢注药20～40mL。一般注入20mL局麻药即可充分阻滞股神经和股外侧皮神经，但即使超过30mL药液也未必能阻滞闭孔神经。

2. 超声引导　对于那些由于体重原因、解剖变异而导致股动脉触诊困难，或之前行放射或手术治疗导致进针点位置改变的患者来说，应用超声就显得特别有用。在股动脉外侧可见三角形结构，即为股神经。

3. 髂筋膜神经阻滞（改良的股神经阻滞）　髂筋膜阻滞最初用于小儿麻醉，其临床应用与股神经阻滞相同。该方法，即两次突破法，最值得称道的是其简单易学，指穿刺针穿过阔筋膜及其后的髂筋膜时出现的两次突破感。穿透这两层筋膜是髂筋膜阻滞成功的关键。为使突破音或突破感更明显，主张使用短斜面或弹尖式穿刺针，比使用切割针能获得更好的感觉反馈。髂筋膜阻滞法进针点的确定：在耻骨结节和髂前上棘作一连线，将其分为三等分，中外三分之一交界处下方1cm即为进针点。该进针点恰好避开股动脉，对股动脉穿刺有禁忌的患者十分有用。也可在超声显示两层筋膜后，将局部麻醉药注射在髂筋膜下方使之扩散。

（三）不良反应和并发症

由于进针点邻近股动脉，所以可能会发生血管内注射或血肿形成的风险。解剖上，股神经和股动脉分别位于两个相距1cm的独立鞘内。大多数解剖正常的患者容易触到股动脉搏动，在搏动外侧可准确找到安全的进针点。有股动脉人工血管移植的患者是该方法的相对禁忌证。神经损伤比较罕见。

四、股外侧皮神经阻滞

股外侧皮神经起自 L_2 和 L_3，在腰大肌外缘发出，位于髂腹股沟神经下方。而后沿髂筋膜下方下行，在髂前上棘内侧1~2cm处腹股沟韧带深部进入大腿。在髂前上棘下方7~10cm处穿出阔筋膜并分出前、后两支。后支支配髋部到大腿中部外侧皮区，前支则支配膝以上大腿的前外侧皮肤。

（一）临床应用

股外侧皮神经阻滞适用于皮肤移植时取皮，可与其他周围神经阻滞联合应用以达到完全的下肢麻醉。

（二）方法

在髂前上棘向内2cm并向下2cm处作一标记，以一4cm长的22G穿刺针垂直刺入皮肤至出现突破感，提示针尖通过阔筋膜。移动穿刺针在内外侧扇形注射10~15mL局麻药，使得在筋膜上方和下方均有局麻药。尽管股外侧皮神经只是感觉神经，仍可使用神经刺激器寻找神经分布区域的搏动性麻刺感进行定位。

（三）不良反应和并发症

由于股外侧皮神经附近没有大血管，所以并发症的发生率较低。而且，出现快速吸收或血管内注射的可能性也较低。

五、隐神经阻滞

（一）适应证

隐神经支配下肢膝至内踝的内侧皮肤。隐神经阻滞通常与腘窝和踝部阻滞联合进行。有多种方法阻滞隐神经，包括膝关节上方穿过缝匠肌法和膝关节下方静脉旁路法等，两种方法均可在超声引导下进行。也可作为踝关节阻滞的一部分，在踝关节水平阻滞隐神经。

（二）解剖

隐神经是感觉神经，为股神经后支的终末分支，沿着缝匠肌深面走行于收肌管内。在膝水平穿出后发出分支，继续沿胫骨内缘、大隐静脉后方下行。在胫骨粗隆水平，隐神经位于隐静脉内后方大约1cm处。

（三）方法

隐神经是纯粹的感觉神经，因此最常使用局部浸润阻滞技术，也可在超声引导下对神经和血管结构进行定位。

1. 静脉旁路法　胫骨粗隆水平，在大隐静脉深部注射大约5~10mL局部麻醉药行浸润麻醉。

2. 局部区域阻滞法　使用5~10mL局麻药局部浸润从胫骨粗隆前方的胫骨内侧髁至腓肠肌内侧头后方的区域。该方法的成功率在33%~65%。

3. 穿透缝匠肌法　在腿部内侧、髌骨正上方可触到缝匠肌。在髌骨上极，以一长5cm的22G穿刺针与冠状面呈45°进针，穿过缝匠肌肌腹时会有明显的筋膜突破感，此时注射5~10mL局麻药。该方法的成功率在 70% ~80%。

4. 超声引导法　在超声引导下隐神经阻滞可以在膝关节上方或下方来进行。使用穿透缝匠肌法进行隐神经阻滞时，可见隐神经位于股内侧肌内侧的筋膜内。

（四）不良反应和并发症

尽管隐神经阻滞理论上同样存在所有区域阻滞存在的风险，但该阻滞技术的并发症风险很低。鉴于大隐静脉是本区域阻滞方法的定位标志，小的血肿形成也并不少见。

六、闭孔神经阻滞

闭孔神经主要来自 L_3 和 L_4 脊神经，偶尔也有发自 L_2 的小分支参与其中。此神经起于腰大肌内缘，位于深部闭孔管内，离开闭孔管后分出前支和后支。前支又分出关节支及多支皮神经，分别支配髋部与前内收肌和大腿下部内侧；而后支除支配深部内收肌群外，可能发出关节支支配膝关节。

（一）临床应用

闭孔神经阻滞常作为膝关节手术时区域麻醉的一部分，但由于主要为运动神经，很少单独对其实施阻滞。闭孔神经阻滞可用于脑瘫患者内收肌痉挛的治疗和痉挛范围的诊断，也可用于其他影响下肢活动的其他肌肉或神经疾病的术前诊治（例如内收肌切断术）。

（二）方法

患者仰卧，标记耻骨结节外侧 1 ~2cm、再向下 1 ~2cm 处作为进针点。作一皮丘，以 8 ~10cm 长的 22G 穿刺针垂直并稍向内侧方向进针。进针 2 ~4cm 可触到耻骨下支，随即向耻骨支的侧下方进针直至进入闭孔管。当穿刺针触及耻骨支后再进针 2 ~3cm 即为闭孔神经。回抽无血后注入 10 ~15mL 局麻药。神经刺激器有助于闭孔神经定位，大腿内侧内收肌肌群收缩则表明穿刺针定位正确。

传统的闭孔神经阻滞方法因触及骨膜和进针方向的调整，易引起疼痛。因此 Wasseff 提出了改良的内收肌间入路方法，在内收肌肌腱下方邻近耻骨处进针，向外进针刺向股动脉内侧 1 ~2cm 处，刚好在腹股沟韧带下方，即为闭孔管。使用周围神经刺激器引出内收肌运动反应提示闭孔神经阻滞的定位良好。近来提出了腹股沟入路法，即在腹股沟皱褶处长收肌腱内缘与股动脉搏动之间连线的中点穿刺进针。

（三）不良反应和并发症

闭孔神经阻滞的并发症少见，但技术上较其他下肢神经阻滞更为困难。闭孔管中包含神经和血管结构，理论上存在局麻药血管内注射、血肿和神经损伤的风险。

七、骶旁阻滞

骶旁阻滞能够同时阻滞坐骨神经和大腿后皮神经，局麻药的扩散也可使骶丛其他分支得到阻滞，包括臀部和阴部神经的上下支。与骶丛邻近的还有盆腔内脏神经（S_2 ~ S_4）、交感神经干下段、下腹下丛以及闭孔神经等，骶丛阻滞也可能将上述神经同时阻滞。

（一）临床应用

由于骶旁阻滞能同时阻断坐骨神经和股后皮神经，用于膝关节手术时比更远端的坐骨神经阻滞有优势，特别对于需使用止血带的患者。而膝以下部位手术时，骶旁阻滞造成的闭孔神经和臀上神经阻滞可使内收肌力量减弱，实际上可能不利于患者的活动。对由于创伤或感染等原因不能立即实施骶丛神经分支阻滞的患者，骶旁阻滞也是非常有用的。

（二）方法

骶旁阻滞根据髂后上棘与坐骨结节间关系定位。患者侧卧，拟阻滞侧在上。找到髂后上棘和坐骨结节最突出的地方，两点间作一连线。沿此线在髂后上棘下方 6cm 处作一标记，即进针点。以一 10cm 长的 21G 绝缘穿刺针沿矢状面进针，一般深度 5 ~7cm 时可诱发出运动反应。穿刺针准确到位后，缓慢注射 20～30mL 局麻药。刺激胫神经时引出足跖屈，刺激腓总神经时引出背屈，两者任一运动反应均提示定位合适。由于邻近阻滞部位，腘绳肌腱运动反应也可以作为定位准确的标记。

（三）并发症

由于骶神经为自主神经系统的副交感部分，故而，除非过量的局麻药扩散至邻近的腰交感神经纤维，否则经骶阻滞时不会阻滞交感神经，也不会出现交感神经阻滞可能带来的低血压，但会出现肠道、膀胱和括约肌丧失副交感神经支配。局麻药误注入蛛网膜下隙或血管内的风险较低。硬膜囊一般止于 S_2 下缘，但也有用 6～7cm 长的穿刺针向尾端穿刺误入蛛网膜下隙的临床报告，提示硬脊膜囊终止位置存在个体差异，可能低于“传统”位置。最后，特别重要的是要注意识别结肠、直肠和膀胱等盆腔脏器。进针过深进入结肠或直肠且未被察觉，会导致粪便污染骶管。

八、坐骨神经阻滞

坐骨神经来自于 L_4～S_3 脊神经，为下肢四条周围神经中最粗大的一条，其与股后皮神经一起穿出骨盆时宽度达 2cm。坐骨神经由胫神经和腓总神经组成，包裹在同一结缔组织鞘内，前者位于前内侧，后者位于后外侧。从梨状肌下方穿出坐骨孔后，坐骨神经位于股骨大转子和坐骨结节之间。坐骨神经在臀大肌下缘变得表浅，并沿大腿后侧下行至腘窝。除隐神经所支配的内侧小片窄长皮区以外，坐骨神经提供大腿后部、膝关节以下的整个腿部及足部皮肤的神经支配。

（一）临床应用

由于坐骨神经的感觉支配较广，坐骨神经阻滞复合隐神经或股神经阻滞，可用于膝以下不需止血带的各类手术，也可联合其他周围神经阻滞用于大腿和膝关节手术。由于这种麻醉方式避免了椎管内阻滞引起的交感神经阻断，因此对于诸如严重主动脉瓣狭窄等任何血流动力学波动都可产生严重不良后果的患者可能是有益的。

（二）方法

1. 经典 Labat 法（后路法）　实施坐骨神经阻滞经典 Labat 法时，患者取侧卧位，阻滞侧腿部向前屈膝，脚跟置于对侧微曲的膝关节上（改良的 Sims 体位）。首先在髂后上棘和股骨大转子间作一连线，此线中点作一垂直线向尾端延伸 5cm，此垂直线与大转子和骶裂孔间连线的交点即为进针点，一般为垂直线向下 3～5cm 处。使用 10～12cm 长的 22G 穿刺针穿刺，直至引出运动反应、找到异感或抵到骨质。刺激胫神经可引起跖屈和足内翻，刺激腓总神经可引起背屈和外翻。若碰到骨质，则重新向内侧进针；若回抽见血可能刺到臀上动脉，则重新向外侧进针。穿刺针准确到位后，注入局麻药 20～30mL。

2. 臀下法　患者置于改良的 Sims 侧卧位，即拟阻滞侧下肢向前屈膝，脚跟置于对侧（非手术侧）微曲的膝关节上方。此法根据大转子和坐骨结节的关系定位。触诊找到大转子和坐骨结节最突出部位，并在两点间作一连线。在此连线中点作一垂直线并向尾端延伸 4～6cm，坐骨神经即位于此垂直线附近。进针点可在两连线的交点到沿垂直线往尾端延伸 6cm 处之间。以 10～12cm 长的 21G 穿刺针垂直刺入皮肤，直到在踝关节或足部引出胫神经或腓总神经运动反应或找到异感，缓慢注射 20～30mL 局麻药。若未引出运动反应，进针方向可在向内或向外 1～2cm 范围内调整。在大腿后方触到或看到肌沟也许对定位有所帮助。若触到骨质，应退回穿刺针重新向内侧进针。

3. 超声引导　曲阵探头置于臀裂远端，由外向内进行扫描。在大转子内侧和坐骨结节高回声边缘的外侧可见扁平的高回声结构，即为坐骨神经。采用平面外法朝着坐骨神经进针。

4. 前路法　当患者由于疼痛无法摆放经典后路法所需体位时，可采用前路法。患者仰卧，沿髂前上棘到耻骨结节的腹股沟韧带画一连线并分为三等分，再在大转子粗隆作一平行于腹股沟韧带的直线。在腹股沟韧带连线中内三分之一处作垂直线与后一连线相交，相交处即为穿刺点。以长 10.5～12cm 的 22G 针垂直刺入并稍向外进针，触碰到骨质为股骨小转子。滑过股骨转向内侧继续进针大约 5cm，可找到异感或神经刺激反应。仔细回抽后缓慢注射局麻药 20～25mL。

5. 其他方法　也可在侧卧位或截石位下行坐骨神经阻滞，但是很少在临床应用。

（三）不良反应和并发症

坐骨神经阻滞很少出现严重并发症，但理论上仍存在肌肉损伤和刺伤一些血管结构的可能，必须充分关注。坐骨神经阻滞主要是躯体神经阻滞，但由于坐骨神经携有部分交感神经纤维，神经阻滞后也会导致少量血管扩张，但通常不足以引起明显低血压。但在某些情况下，如肢体再植和交感性疼痛，这种交感阻滞也许是有益的。阻滞后1～3天内出现残留感觉迟钝并不少见，但常在数月内消退。值得注意的是，全髋或全膝关节置换等矫形手术本身即可并发坐骨神经一或两个分支的麻痹，因此，对于术中神经损伤风险较高或术前已存在神经功能异常的患者，为使患者获得最佳的神经预后，需慎重考虑应用该阻滞方法。

九、腘窝阻滞

大腿后方肌肉有股二头肌、半膜肌、半腱肌和大收肌后部。当这些肌肉从坐骨结节的起点向下肢远端延伸时，可分成内侧（半膜肌和半腱肌）和外侧（股二头肌）肌群，二者构成了腘窝上界，而腘窝下界为腓肠肌的两头。在腘窝上部，坐骨神经位于腘窝血管的后外侧。腘静脉位于神经内侧，腘动脉位置最前，位于股骨的腘面。临近腘窝上界时，坐骨神经分为两支。腓神经走向外侧，而更大的胫神经分支穿过腘窝几乎直线下行。随后胫神经和腘血管进入腓肠肌两头会聚处的深面。

（一）临床应用

腘窝阻滞主要用于足部和踝关节手术。对于需使用小腿止血带的手术，腘窝阻滞比踝关节阻滞更合适。也可在腘窝平面对坐骨神经的两大分支行后路或侧路阻滞。对于腿部内侧手术、使用止血带或驱血带时，需复合隐神经阻滞。

（二）方法

1. 后路法——周围神经刺激器或异感法　传统的腘窝阻滞方法要求患者俯卧，但也可采取侧卧（阻滞侧在上）或仰卧位（屈髋屈膝）。

屈曲膝关节确定腘窝的三角形边界，底边为膝后的皮肤皱褶，两边为内侧的半膜肌和外侧的股二头肌。于腘窝顶对三角形底边作角平分线。在皮肤皱褶上方5～10cm、角平分线外侧0.5～1cm处为穿刺点。一般在皮肤皱褶上方5cm处进针，但若试图在坐骨神经发出分支之前阻滞坐骨神经，则建议在皮肤皱褶上方7～10cm处进针。以45°角进针直至引出运动反应或找到异感。使用神经刺激技术时，若出现足内翻反应则提示充分的足部阻滞。注射大约30mL局麻药即可充分阻滞。

腘窝阻滞的成功率一般为90%～95%。目前尚无针对异感法和神经刺激法两种方法的效果和并发症的对比研究。由于坐骨神经较为粗大，阻滞不全时一般认为是由于局麻药扩散不良、胫神经和腓神经分别被两个独立的筋膜包裹或阻滞局限在坐骨神经的某一支所致。若找出胫神经和腓神经分别对其实施阻滞能缩短起效时间和提高成功率。

2. 超声引导　应用超声有助于确定坐骨神经分为胫神经和腓总神经的分叉点，此处行单点阻滞即可，成功率要比两点阻滞高。

3. 外侧入路法　在腘窝用外侧入路法行坐骨神经阻滞是可行的。尽管操作时间有所延长，但起效时间和阻滞效果与后路法相似。外侧入路法患者可采取仰卧位，无须再次摆放体位。患者腿部伸直，足面长轴与台面呈90°角。在髌骨上缘作一垂直于股二头肌外缘和股外侧肌之间的肌间沟的直线，垂线与肌间沟相交点即为进针点。用10cm长穿刺针与水平面30°角向后进针。由于腓总神经位于胫神经外侧，外侧入路进针通常先遇到腓总神经。与经典的后路法一样，可找到胫神经反应。若引出的是腓总神经刺激反应（如足外翻），则需加大向后进针角度重新进针。

（三）不良反应和并发症

由于腘窝内存在血管结构，有可能出现血管内注射。尽管对于曾行全膝置换或血管旁路移植手术（股－腘）的患者来说，行腘窝阻滞时尚未出现穿刺相关移植血管损伤或关节感染的报道，但很显然，操作时应特别小心。

十、踝关节神经阻滞

坐骨神经的五条终末分支中，胫后、腓肠、腓浅和腓深等四支可在踝关节被阻滞，提供足部麻醉。坐骨神经在腘窝顶部或其上方分为腓总神经和胫神经。前者绕过腓骨小头外侧下行，分出腓浅和腓深神经。

胫神经在小腿分为胫后和腓肠神经。胫后神经在跟腱内缘的胫后动脉附近移行到浅层，而腓肠神经则移行到跟腱外侧。

（一）临床应用

踝关节阻滞简单易行，可为无须在踝关节以上使用止血带的足部手术提供充分麻醉。

（二）方法

1. 胫后神经　胫后神经阻滞可采取俯卧或仰卧位。触到胫后动脉后，以 3cm 长的 25G 穿刺针在内踝水平动脉后外侧进针。进针后常可有异感，但异感并非阻滞成功所必须。若出现异感，注射局麻药 3～5mL。否则，穿刺针抵达胫骨后方后开始缓慢退针，边退边注射局麻药 7～10mL。胫后神经阻滞可产生足跟、足趾掌面、足底的麻醉，也可阻滞此区域的某些运动分支。超声（引导法）显示胫后神经能缩短起效时间。

2. 腓肠神经　腓肠神经位于外踝和跟腱之间的浅表处。用 3cm 长的 25G 穿刺针在跟腱外侧朝向外踝方向进针，皮下注射局麻药 5～10mL，可使足外侧和足底远端外侧产生麻醉。

3. 腓深、腓浅和隐神经　腓深、腓浅和隐神经可在同一进针点实施阻滞。横跨足背作内外踝连线，嘱患者背屈大足趾可显露踇长伸肌腱。在踇长与趾长伸肌腱之间可触及胫前动脉搏动。在踝间连线上两条肌腱之间的动脉搏动正外侧为进针点，局部麻醉后以 3cm 长的 25G 穿刺针垂直刺入皮肤，深达伸肌韧带后注入 3～5mL 局麻药以阻滞腓深神经，可使第一、二趾间皮肤及其趾短伸肌产生麻醉。

在同一进针点向外侧进针，于皮下注射局麻药 3～5mL 可阻滞腓浅神经，使除第一趾间裂以外的足背产生麻醉。用同样方法向内侧进针可阻滞隐神经。隐神经是股神经的终末分支，支配足内侧缘条状区域。

（三）不良反应和并发症

某些阻滞方法需多点注射，会引起患者不适。也有出现长时间感觉异常的情况，但可自行恢复。踝关节阻滞区域出现水肿或硬结可使触摸解剖标志变得困难。有血管内注射的可能，但若回抽无血一般不会出现。由于局麻药用量小，降低了局麻药毒性反应的风险。

（王志学）

第六节　置管连续阻滞技术

连续神经阻滞的优点包括延长麻醉时间、降低局麻药中毒的风险（因追加剂量小）、提供术后镇痛和交感神经阻滞等。导管置入方法包括针外套管法和针内置入法。随着刺激针、导管和便携式泵的发展及其工艺的改进，使患者出院后仍可继续输注局麻药，增加了连续周围神经阻滞的成功率和普及率。尽管有关导管位置的准确性和导管维护等方面的问题仍然存在，但应用可刺激导管和放射影像定位也许能进一步提高阻滞效果。总之，连续周围神经阻滞的镇痛效果优于常规阿片类用药。尽管时常发生一些导管打折、移位、漏液和细菌繁殖等这样的技术问题，但在绝大多数病例中并未见不良临床结果。严重神经不良事件和感染较为罕见。

从 20 世纪 40 年代或更早，已有连续臂丛麻醉方法的描述，并在穿刺针和导管的置入及固定等方面时有创新性的改进。此方法特别适用于上肢或手指再植、全肩或全肘关节置换手术及反射性交感性营养不良的患者，有利于持续的镇痛和交感神经阻断。

连续下肢神经阻滞虽已应用数十年，但直到现在，仍未像连续上肢神经阻滞和椎管内麻醉般得到广泛应用。随着连续下肢神经阻滞的可靠性和成功率的提高，以及考虑到椎管内麻醉后发生血肿的风险，临床医师已重新开始思考其应用。目前已有连续腰大肌间隙、坐骨神经、股骨神经和腘窝阻滞的应用报告。与常规全身用镇痛药或椎管内镇痛方法相比，连续下肢神经阻滞可在大关节置换术后为患者提供效果更好、不良反应更少的镇痛，并改善围术期预后、缩短住院时间。

（王志学）

第七节 局麻药的选择

外周神经阻滞中局麻药的选择虽然要考虑多方面的因素，但一定程度上主要取决于手术时间的长短。像布比卡因或罗哌卡因这样的长效局麻药的阻滞时间常可长达 24 小时，尽管可为住院患者提供很好的术后镇痛，但对于门诊患者却可能是不利的，因为可能会带来被阻滞肢体的神经或组织损伤的风险。因此，门诊患者更适合选用短效或中效局麻药，例如利多卡因或甲哌卡因。无论选用何种药物，均应计算每位患者所允许的药物总量，并将药物用量控制在安全范围内。

高浓度局麻药不适用于周围神经阻滞，因此不推荐使用 0. 75% 布比卡因或罗哌卡因、2% 利多卡因、2% 甲哌卡因、3% 氯普鲁卡因。但是，浓度过低如 0. 25% 布比卡因或罗哌卡因、0. 5% 甲哌卡因或利多卡因等，可能不能提供完善的运动阻滞。

在局麻药中加入肾上腺素这样的血管收缩药，通常可加快局麻药起效、减缓药物吸收和延长作用时间。常推荐的肾上腺素浓度为 1 ∶ 200 000。因为市面上生产的含肾上腺素的局麻药的 pH 值低于新鲜配制者，pH 降低可使电离药物分子的比例增加，而这些电离分子不易透过神经膜，进而导致局麻药起效延迟，所以最好在要实施阻滞时才将肾上腺素加入局麻药中。因为肾上腺素可导致组织缺血，手指或阴茎阻滞时不能在局麻药中添加肾上腺素。为增强周围神经阻滞效果、延长作用时间，可在局麻药中加入可乐定、阿片类药物和氯胺酮等。

（王志学）

第八节 并发症

神经损伤是公认的周围神经阻滞的并发症。一份超过 25 万例区域麻醉的分析结果显示，周围神经阻滞后出现神经相关并发症的发生率低于椎管内阻滞，但进针或注药时易伴发疼痛。区域麻醉后发生神经功能障碍的危险因素包括神经缺血、穿刺或置管损伤、感染以及局麻药选择不当。但是患者体位不当造成的压迫、石膏或绷带过紧以及手术创伤均可导致术后神经损伤，这些常被误认为是区域麻醉引起的。此外，患者的体质或原先即存在神经功能障碍等也是术后神经损伤的原因。

尽管穿刺针规格、类型（即斜面长短）以及斜面形状都可能影响周围神经阻滞后神经损伤的程度，但这些尚存争议，且无人体研究对这些情况给予证实。理论上，应用神经刺激器或超声引导来定位神经结构能获得较高的成功率，且不增加神经并发症的风险，但实际上这一概念尚未真正确立。此外，长时间暴露于局麻药、应用大剂量或高浓度局麻药也可能导致永久性神经损害。实验模型显示，添加肾上腺素可增加局麻药的神经毒性、减少神经血流，但仍不清楚该发现是否与临床相关。区域麻醉期间出现穿刺损伤、局麻药毒性及神经缺血等因素引起的神经损伤，可使原先存在或手术损伤引起的神经相关并发症预后更差。

出血几乎可见于任一周围神经阻滞技术，从局部瘀斑和压痛至大的血肿或出血均可发生。那些正在接受低分子肝素、华法林、抗血小板药或抗血栓形成药物治疗的患者出血风险最高。对于接受抗凝治疗的患者来说，周围神经阻滞后发生血肿的风险明显低于椎管内麻醉。对于存在凝血障碍的患者，进针应特别小心，特别是腰丛阻滞时因其位置较深、血肿增大不易被发现；或是肌间沟阻滞时血肿可压迫气道。

外源性因素如使用受污染的药品或器械等和内源性因素均能导致感染这一并发症。进针部位存在感染是周围神经阻滞的绝对禁忌证，而在邻近蜂窝织炎部位，或对菌血症、脓毒血症等全身感染患者行周围神经阻滞时应特别谨慎。尽管持续周围神经阻滞时留置管上的细菌生长并不少见，但蜂窝织炎、脓肿或菌血症却是罕见的。

神经并发症的预防应从术前访视开始，仔细查看病史，认真评估所选用麻醉方法的利弊。必须记录术前神经功能异常情况，以便术后对新出现的或加重的神经功能障碍进行早期诊断。术后出现感觉或运动障碍时，必须与局麻药残余作用相鉴别。CT 和 MRI 等影像学检查有助于鉴别感染和血肿。尽管多数神经并发症可在数天或数周内完全恢复，但对于神经损伤明显者仍有必要请神经科会诊，以确定神经损伤的程度并协商进一步的处理。某些神经生理方面的检查如神经传导试验、诱发电位以及肌电图等对于确定诊断和评估预后是有帮助的。

几个大型研究证实，周围神经阻滞中严重的全身毒性反应（如伴或不伴心搏骤停的惊厥发作）的发生率大约在 1 ∶ 1 000，这主要取决于阻滞类型。因此，区域麻醉的操作者必须能对局麻药全身毒性反应迅速做出判断和处理。局麻药全身毒性反应可在血管内注射后即刻发生，也可由于局麻药被快速或过多吸收而延迟发生。除了在注药期间反复回抽外，加入肾上腺素也能帮助操作者发现可能的血管内注射。穿刺针后连接静脉延长管可使得注药期间穿刺针位置固定不动。一般情况下，助手每注射 5mL 局麻药应回抽一次。近来研究发现，局麻药超量后立即输注脂肪乳剂，能提高毒性反应引起的心搏骤停的复苏成功率。

（王志学）

第九节　小结

所有外科手术均可在全身麻醉下进行，但麻醉医师若掌握了外周神经阻滞技术并在临床上灵活选择应用，可使麻醉处理更加灵活合理，对患者术中、术后都是有益的。同时，对麻醉医师而言，掌握区域麻醉知识对于急、慢性疼痛的诊断和治疗也是十分重要的。

（王志学）

第五章

椎管内神经阻滞

第一节 蛛网膜下隙神经阻滞

蛛网膜下隙神经阻滞系把局部麻醉药注入蛛网膜下隙，使脊神经根、背根神经节及脊髓表面部分产生不同程度的阻滞，常简称为蛛网膜下隙神经阻滞。蛛网膜下隙神经阻滞至今有近百年历史，大量的临床实践证明，只要病例选择得当，用药合理，操作准确，蛛网膜下隙神经阻滞不失为一简单易行、行之有效的麻醉方法，对于下肢及下腹部手术尤为可取。

一、适应证和禁忌证

一种麻醉方法的适应证和禁忌证都存在相对性，蛛网膜下隙神经阻滞也不例外。在选用时，除参考其固有的适应证与禁忌证外，还应根据麻醉医师自己的技术水平、患者的全身情况及手术要求等条件来决定。

（一）适应证

1. 下腹部手术　如阑尾切除术、疝修补术。

2. 肛门及会阴部手术　如痔切除术、肛瘘切除术、直肠息肉摘除术、前庭大腺囊肿摘除术、阴茎及睾丸切除术等。

3. 盆腔手术　包括一些妇产科及泌尿外科手术，如子宫及附件切除术、膀胱手术、下尿道手术及开放性前列腺切除术等。

4. 下肢手术　包括下肢骨、血管、截肢及皮肤移植手术，止痛效果可比硬膜外神经阻滞更完全，且可避免止血带不适。

（二）禁忌证

（1）精神病、严重神经官能症以及小儿等不能合作的患者。

（2）严重低血容量的患者：此类患者在蛛网膜下隙神经阻滞发生作用后，可能发生血压骤降甚至心搏骤停，故术前访视患者时，应切实重视失血、脱水及营养不良等有关情况，特别应衡量血容量状态，并仔细检查，以防意外。

（3）止血功能异常的患者：止血功能异常者包括血小板数量与质量异常以及凝血功能异常等，穿刺部位易出血，可导致血肿形成及蛛网膜下隙出血，重者可致截瘫。

（4）穿刺部位有感染的患者：穿刺部位有炎症或感染者，蛛网膜下隙神经阻滞有可能将致病菌带入蛛网膜下隙引起急性脑脊膜炎的危险。

（5）中枢神经系统疾病，特别是脊髓或脊神经根病变者，麻醉后有可能后遗长期麻痹，疑有颅内高压患者也应列为禁忌。

（6）脊椎外伤或有严重腰背痛病史以及不明原因脊神经压迫症状者，禁用蛛网膜下隙神经阻滞。脊椎畸形者，解剖结构异常，也应慎用蛛网膜下隙神经阻滞。

（7）全身感染的患者慎用蛛网膜下隙神经阻滞。

二、蛛网膜下隙神经阻滞穿刺技术

（一）穿刺前准备

1. 急救准备　在穿刺前备好急救设备和物品（麻醉机和氧气、气管插管用品等），以及药物（如麻黄碱和阿托品等）。

2. 麻醉前用药　用量不宜过大，应让患者保持清醒状态，以利于进行阻滞平面的调节。可于麻醉前1h肌内注射苯巴比妥钠0.1g（成人量），阿托品或东莨菪碱可不用或少用。除非患者术前疼痛难忍，麻醉前不必使用吗啡或哌替啶等镇痛药。氯丙嗪或氟哌利多等药不宜应用，以免导致患者意识模糊和血压剧降。

3. 无菌　蛛网膜下隙穿刺必须执行严格的无菌原则。所有的物品在使用前必须进行检查。

4. 穿刺点选择　为避免损伤脊髓，成人穿刺点应选择不高于$L_{2\sim3}$，小儿应选择在$L_{4\sim5}$。

5. 麻醉用具　穿刺针主要有两类：一类是尖端呈斜口状，可切断硬膜进入蛛网膜下隙，如Quincke针；另一类尖端呈笔尖式，可推开硬膜进入蛛网膜下隙，如Sprotte针和Whitacre针。应选择尽可能细的穿刺针，24～25G较为理想，可减少穿刺后头痛的发生率。笔尖式细穿刺针已在临床上广泛应用，使腰麻后头痛的发生率大大降低。

（二）穿刺体位

蛛网膜下隙穿刺体位，一般可取侧卧位或坐位，以前者最常用（图5－1）。

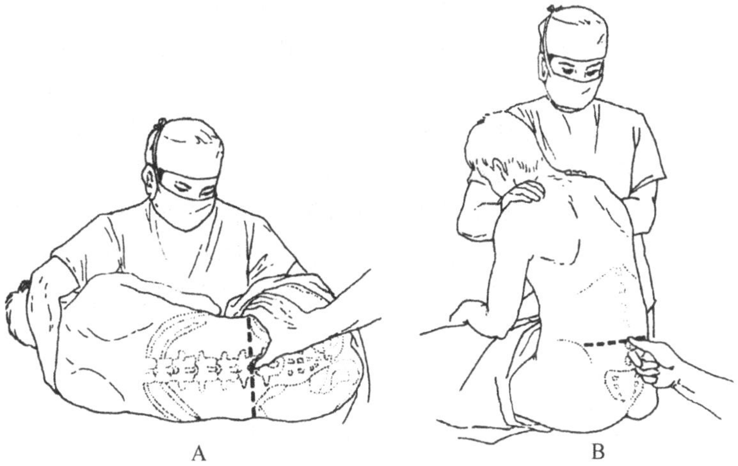

图5－1　蛛网膜下隙神经阻滞穿刺体位

A. 侧卧位；B. 坐位

1. 侧卧位　侧卧位时应注意脊柱的轴线是否水平。女性的髋部常比双肩宽，侧卧位时脊柱水平常倾向于头低位。男性相反。因此应该通过调节手术床使脊柱保持水平。取左侧或右侧卧位，两手抱膝，大腿贴近腹壁。头尽量向胸部屈曲，使腰背部向舌弓成弧形，以使棘突间隙张开，便于穿刺。背部与床面垂直，平齐手术台边沿。采用重比重液时，手术侧置于下方；采用轻比重液时，手术侧置于上方。

2. 坐位　臀部与手术台边沿相齐，两足踏于凳上，两手置膝，头下垂，使腰背部向后弓出。这种体位需有助手协助，以扶持患者保持体位不变。如果患者于坐位下出现头晕或血压变化等症状，应立即改为平卧，经处理后改用侧卧位穿刺。鞍区麻醉一般需要取坐位。

（三）穿刺部位和消毒范围

成人蛛网膜下隙常选用腰$_{2\sim3}$或腰$_{3\sim4}$棘突间隙，此处的蛛网膜下隙较宽，脊髓于此也已形成终丝，故无伤及脊髓之虞。确定穿刺点的方法是：取两侧髂嵴的最高点作连线，与脊柱相交处，即为第4腰椎或腰$_{3\sim4}$棘突间隙。如果该间隙较窄，可上移或下移一个间隙作穿刺点。穿刺前须严格消毒皮肤，消毒范围应上至肩胛下角，下至尾椎，两侧至腋后线。消毒后穿刺点处需铺孔巾或无菌单。

（四）穿刺方法

穿刺点可用1%～2%利多卡因作皮内、皮下和棘间韧带逐层浸润。常用的蛛网膜下隙穿刺术有以下两种。

1. 直入法　用左手拇、示两指固定穿刺点皮肤。将穿刺针在棘突间隙中点，与患者背部垂直，针尖稍向头侧作缓慢刺入，并仔细体会针尖处的阻力变化。当针穿过黄韧带时，有阻力突然消失“落空”感觉，继续推进常有第二个“落空”感觉，提示已穿破硬膜与蛛网膜而进入蛛网膜下隙。如果进针较快，常将黄韧带和硬膜一并刺穿，则往往只有一次“落空”感觉。这种“落空感”在老年患者常不明显。

2. 旁入法　于棘突间隙中点旁开1.5cm处作局部浸润。穿刺针与皮肤约呈75°对准棘突间孔刺入，经黄韧带及硬脊膜而达蛛网膜下隙。本法可避开棘上及棘间韧带，特别适用于韧带钙化的老年患者或脊椎畸形或棘突间隙不清楚的肥胖患者。

针尖进入蛛网膜下隙后，拔出针芯即有脑脊液流出，如未见流出可旋转针干180°或用注射器缓慢抽吸。经上述处理仍无脑脊液流出者，应重新穿刺。穿刺时如遇骨质，应改变进针方向，避免损伤骨质。经3～5次穿刺而仍未能成功者，应改换间隙另行穿刺。

三、常用药物

（一）局部麻醉药

蛛网膜下隙神经阻滞较常用的局部麻醉药有普鲁卡因、丁卡因、布比卡因和罗哌卡因。其作用时间取决于脂溶性及蛋白结合力。短时间的手术可选择普鲁卡因，而长时间的手术（膝或髋关节置换术及下肢血管手术）可用布比卡因、丁卡因及罗哌卡因。普鲁卡因成人用量为100～150mg，常用浓度为5%，麻醉起效时间为1～5分钟，维持时间仅45～90分钟。布比卡因常用剂量为8～12mg，最多不超过20mg，一般用0.5%～0.75%浓度，起效时间需5～10分钟，可维持2～2.5小时。丁卡因常用剂量为10～15mg，常用浓度为0.33%，起效缓慢，需5～20分钟，麻醉平面有时不易控制，维持时间2～3小时，丁卡因容易被弱碱中和沉淀，使麻醉作用减弱，须注意。罗哌卡因常用剂量为5～10mg，常用浓度为0.375%～0.5%，多采用盐酸罗哌卡因，甲磺酸罗哌卡因用于蛛网膜下隙神经阻滞的安全性尚有待进一步证实，故而不推荐使用。

（二）血管收缩药

血管收缩药可减少局部麻醉药血管吸收，使更多的局部麻醉药物浸润至神经中，从而使麻醉时间延长。常用的血管收缩药有麻黄碱、肾上腺素及去氧肾上腺素（新福林）。常用麻黄碱（1∶1 000）200～500μg（0.2～0.5mL）或新福林（1∶100）2～5mg（0.2～0.5mL）加入局部麻醉药中。但目前认为，血管收缩药能否延长局部麻醉药的作用时间与局部麻醉药的种类有关。丁卡因可使脊髓及硬膜外血管扩张、血流增加，将血管收缩药加入至丁卡因中，可使已经扩张的血管收缩，因而能延长作用时间；而布比卡因和罗哌卡因使脊髓及硬膜外血管收缩，药液中加入血管收缩药并不能延长其作用时间。麻黄碱、新福林作用于脊髓背根神经元α受体，也有一定的镇痛作用，与其延长麻醉作用时间也有关。因为剂量小，不会引起脊髓缺血，故血管收缩药被常规推荐加入局部麻醉药中。

（三）药物的配制

除了血管收缩药外，尚可加入一些溶剂，以配成重比重液、等比重液或轻比重液以利药物的弥散和分布。重比重液其比重大于脑脊液，容易下沉，向尾侧扩散，常通过加5%葡萄糖溶液实现，重比重液是临床上常用的蛛网膜下隙神经阻滞液。轻比重液其比重小于脑脊液，但由于轻比重液可能导致阻滞平面过高，目前已很少采用。5%普鲁卡因重比重液配制方法为：普鲁卡因150mg溶解于5%葡萄糖液2.7mL，再加0.1%肾上腺素0.3mL。丁卡因重比重液常用1%丁卡因、10%葡萄糖液及3%麻黄碱各1mL配制而成。布比卡因重比重液取0.5%布比卡因2mL或0.75%布比卡因2mL，加10%葡萄糖0.8mL及0.1%肾上腺素0.2mL配制而成。

四、影响阻滞平面的因素

阻滞平面是指皮肤感觉消失的界限。麻醉药注入蛛网膜下隙后，须在短时间内主动调节和控制麻醉平面达到手术所需的范围，且又要避免平面过高。这不仅关系到麻醉成败，且与患者安危有密切关系，是蛛网膜下隙神经阻滞操作技术中最重要的环节。

许多因素影响蛛网膜下隙神经阻滞平面（表 5－1），其中最重要的因素是局部麻醉药的剂量及比重、椎管的形状以及注药时患者的体位。患者体位和局部麻醉药的比重是调节麻醉平面的两个主要因素，局部麻醉药注入脑脊液中后，重比重液向低处移动，轻比重液向高处移动，等比重液即停留在注药点附近。所以坐位注药时，轻比重液易向头侧扩散，使阻滞平面过高；而侧卧位手术时（如全髋置换术），选用轻比重液可为非下垂侧提供良好的麻醉。但是体位的影响主要在 5～10 分钟内起作用，超过此时限，药物已与脊神经充分结合，体位调节的作用就会消失。脊椎的四个生理弯曲在仰卧位时，腰$_{2\sim3}$最高，胸$_6$ 最低（图 5－2），如果经腰$_{2\sim3}$间隙穿刺注药，患者转为仰卧后，药物将沿着脊柱的坡度向胸段移动，使麻醉平面偏高；如果在腰$_{3\sim4}$或腰$_{4\sim5}$间隙穿刺，患者仰卧后，大部药液向骶段方向移动，骶部及下肢麻醉较好，麻醉平面偏低。因此腹部手术时，穿刺点宜选用腰$_{2\sim3}$间隙；下肢或会阴肛门手术时，穿刺点不宜超过腰$_{3\sim4}$间隙。一般而言，注药的速度愈快，麻醉范围愈广；相反，注药速度愈慢，药物愈集中，麻醉范围愈小（尤其是低比重液）。一般以每 5s 注入 1mL 药物为适宜。穿刺针斜口方向（Whiteacare 针）对麻醉药的扩散和平面的调节有一定影响，斜口方向向头侧，麻醉平面易升高；反之，麻醉平面不易过多上升。局部麻醉药的剂量对阻滞平面影响不大，Lambert（1989）观察仰卧位时应用不同剂量的局部麻醉药，由于重比重液的下沉作用，均能达到相同的阻滞平面，但低剂量的阻滞强度和作用时间都低于高剂量组。

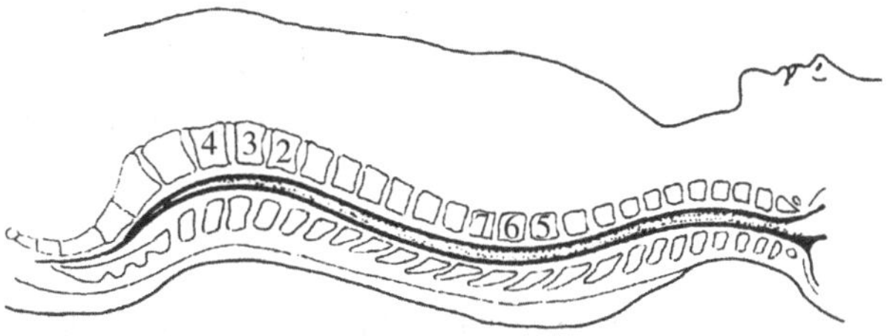

图 5－2　脊柱的生理弯曲与药物移动的关系

表 5－1　影响蛛网膜下隙神经阻滞平面的因素

一、患者情况	抽液加药注射
年龄	三、脑脊液因素
身高	脑脊液组成
体重	循环
性别	容量
腹内压	压力
脊柱的解剖结构	密度
体位	四、局部麻醉药因素
二、穿刺技术	局部麻醉药比重
穿刺点	局部麻醉药体积
针头方向	局部麻醉药浓度
斜面方向	局部麻醉药注入量
注射速度	辅助用的血管收缩药

具体实际操作中，有人建议以腰$_1$ 阻滞平面为界：阻滞平面在腰$_1$ 以上，应选择重比重液，因这些

患者转为水平仰卧位时，由于重力作用局部麻醉药下沉到较低的胸段（胸$_6$），可达满意的阻滞效果；而需阻滞腰$_1$以下平面，可选用等比重液，因局部麻醉药停留在注药部位，使阻滞平面不致过高。在确定阻滞平面时，除了阻滞支配手术部位的皮区神经外，尚需阻滞支配手术的内脏器官的神经，如全子宫切除术，阻滞手术部位皮区的神经达胸$_{12}$即可，但阻滞支配子宫的神经需达胸$_{11}$、胸$_{10}$，而且术中常发生牵拉反射，要阻滞该反射，阻滞平面需达胸$_6$，所以术中阻滞平面达胸$_6$，方能减轻患者的不适反应。

五、麻醉中的管理

蛛网膜下隙神经阻滞后，可能引起一系列生理扰乱，其程度与阻滞平面有密切关系。平面愈高，扰乱愈明显。因此，需切实注意平面的调节，密切观察病情变化，并及时处理。

（一）血压下降和心率缓慢

蛛网膜下隙神经阻滞平面超过胸$_4$后，常出现血压下降，多数于注药后15～30分钟发生，同时伴心率缓慢，严重者可因脑供血不足而出现恶心呕吐、面色苍白、躁动不安等症状。这类血压下降主要是由于交感神经节前神经纤维被阻滞，使小动脉扩张，周围阻力下降，加之血液淤积于周围血管系，静脉回心血量减少，心排血量下降而造成。心率缓慢是由于交感神经部分被阻滞，迷走神经呈相对亢进所致。血压下降的程度，主要取决于阻滞平面的高低，但与患者心血管功能代偿状态以及是否伴有高血压、血容量不足或酸中毒等情况有密切关系。处理上应首先考虑补充血容量，如果无效可给予适量血管活性药物（苯肾上腺素、去甲肾上腺素或麻黄碱等），直到血压回升为止。对心率缓慢者可考虑静脉注射阿托品0.25～0.3mg以降低迷走神经张力。

（二）呼吸抑制

因胸段脊神经阻滞引起肋间肌麻痹，可出现呼吸抑制，表现为胸式呼吸微弱，腹式呼吸增强，严重时患者潮气量减少，咳嗽无力，不能发声，甚至发绀，应迅速有效吸氧。如果发生全蛛网膜下隙神经阻滞而引起呼吸停止、血压骤降或心搏骤停，应立即施行气管内插管人工呼吸、维持循环等措施进行抢救。

（三）恶心呕吐

主要诱因包括：①血压骤降，脑供血骤减，兴奋呕吐中枢；②迷走神经功能亢进，胃肠蠕动增加；③手术牵引内脏。一旦出现恶心呕吐，应检查是否有麻醉平面过高及血压下降，并采取相应措施；或暂停手术以减少迷走刺激；或施行内脏神经阻滞，一般多能收到良好效果。若仍不能制止呕吐，可考虑使用异丙嗪或氟哌利多等药物镇吐。

六、连续蛛网膜下隙神经阻滞

连续蛛网膜下隙神经阻滞现已少有。美国食品品监督管理局（FDA）于1992年停止了连续硬膜外导管在蛛网膜下隙神经阻滞中的临床应用。

（张　健）

第二节　硬膜外间隙神经阻滞

将局部麻醉药注入硬脊膜外间隙，阻滞脊神经根，使其支配的区域产生暂时性麻痹，称为硬膜外间隙神经阻滞，简称为硬膜外神经阻滞。

硬膜外神经阻滞有单次法和连续法两种。单次法系穿刺后将预定的局部麻醉药全部陆续注入硬膜外间隙以产生麻醉作用。此法缺乏可控性，易发生严重并发症，故已罕用。连续法是在单次法基础上发展而来，通过穿刺针，在硬膜外间隙留置一导管，根据病情、手术范围和时间，分次给药，使麻醉时间得以延长，并发症明显减少。连续硬膜外神经阻滞已成为临床上常用的麻醉方法之一。

根据脊神经阻滞部位不同，可将硬膜外神经阻滞分为高位、中位、低位及骶管阻滞。

一、适应证及禁忌证

（一）适应证

1. 外科手术　因硬膜外穿刺上至颈段、下至腰段，通过给药可阻滞这些脊神经所支配的相应区域，所以理论上讲，硬膜外神经阻滞可用于除头部以外的任何手术。但从安全角度考虑，硬膜外神经阻滞主要用于腹部及其以下部位的手术，包括泌尿、妇产及下肢手术。颈部、上肢及胸部虽可应用，但管理困难。此外，凡适用于蛛网膜下隙神经阻滞的手术，同样可采用硬膜外神经阻滞麻醉。

2. 镇痛　包括产科镇痛、术后镇痛及一些慢性疼痛的镇痛常用硬膜外阻滞。硬膜外神经阻滞是分娩镇痛最有效的方法，通过腰部硬膜外神经阻滞，可阻滞支配子宫的交感神经，从而减轻宫缩疼痛；通过调节局部麻醉药浓度或加入阿片类药物，可调控阻滞强度（尤其是运动神经）；而且不影响产程的进行；即便要行剖宫产或行产钳辅助分娩，也可通过调节局部麻醉药的剂量和容量来达到所需的阻滞平面；对于有妊娠高血压的患者，硬膜外神经阻滞尚可帮助调控血压。硬膜外联合应用局部麻醉药和阿片药，可产生最好的镇痛作用及最少的并发症，是术后镇痛的常用方法。硬膜外给予破坏神经药物，可有效缓解癌症疼痛。硬膜外应用局部麻醉药及激素，可治疗慢性背痛，但其长远的效果尚不确切。

（二）禁忌证

蛛网膜下隙神经阻滞的禁忌证适用于硬膜外腔神经阻滞。

二、穿刺技术

（一）穿刺前准备

硬膜外神经阻滞的局部麻醉药用量较大，为预防中毒反应，麻醉前可给予巴比妥类或苯二氮䓬类药物；对阻滞平面高、范围大或迷走神经兴奋型患者，可同时加用阿托品，以防心率减慢，术前有剧烈疼痛者可适量使用镇痛药。

硬膜外穿刺用具包括：连续硬膜外穿刺针（一般为 Tuohey 针）及硬膜外导管各一根，15G 粗注射针头一枚（供穿刺皮肤用）、内径小的玻璃接管一个以观察硬膜外负压、5mL 和 20mL 注射器各一副、50mL 的药杯两只以盛局部麻醉药和无菌注射用水、无菌单两块、纱布钳一把、纱布及棉球数个，以上物品用包扎布包好，进行高压蒸气灭菌。目前，硬膜外穿刺包多为一次性使用。此外，为了防治全蛛网膜下隙神经阻滞，须备好气管插管设备，给氧设备及其他急救用品。

（二）穿刺体位及穿刺部位

穿刺体位有侧卧位及坐位两种，临床上主要采用侧卧位，具体要求与蛛网膜阻滞法相同。穿刺点应根据手术部位选定，一般取支配手术范围中央的相应棘突间隙。通常上肢穿刺点在胸$_{3\sim4}$棘突间隙，上腹部手术在胸$_{8\sim10}$棘突间隙，中腹部手术在胸$_{9\sim11}$棘突间隙，下腹部手术在胸$_{12}$至腰$_{2}$棘突间隙，下肢手术在腰$_{3\sim4}$棘突间隙，会阴部手术在腰$_{4\sim5}$间隙，也可用骶管麻醉。确定棘突间隙，一般参考体表解剖标志。如颈部明显突出的棘突为颈$_{7}$棘突；两侧肩胛冈联线交于胸$_{3}$棘突；两侧肩胛下角联线交于胸$_{7}$棘突；两侧髂嵴最高点联线交于腰$_{4}$棘突或腰$_{3\sim4}$棘突间隙。

（三）穿刺方法及置管

硬膜外间隙穿刺术有直入法和旁入法两种。颈椎、胸椎上段及腰椎的棘突相互平行，多主张用直入法；胸椎的中下段棘突呈叠瓦状，间隙狭窄，穿刺困难时可用旁入法。老年人棘上韧带钙化、脊柱弯曲受限制者，一般宜用旁入法。直入法、旁入法的穿刺手法同蛛网膜下隙神经阻滞的穿刺手法，针尖所经的组织层次也与蛛网膜下隙神经阻滞时相同，如穿透黄韧带有阻力骤失感，即提示已进入硬膜外间隙。

穿刺针穿透黄韧带后，根据阻力的突然消失、推注无菌注射用水或盐水无阻力、负压的出现以及无脑脊液流出等现象，即可判断穿刺针已进入硬膜外间隙。临床上一般穿刺到黄韧带时，阻力增大有韧感，此时可将针芯取下，用一内含约 2mL 无菌注射用水或盐水和一个小气泡（约 0.25mL）的 3～5mL

玻璃注射器与穿刺针衔接，当推动注射器芯时即感到有弹回的阻力感（图5-3）且小气泡受压缩小，此后边进针边推动注射器芯试探阻力，一旦突破黄韧带则阻力消失，犹如“落空感”，同时注液毫无阻力，表示针尖已进入硬膜外间隙。临床上也可用负压法来判断硬膜外间隙，即抵达黄韧带后，拔出针芯，于针尾置一滴液体（悬滴法）或于针尾置一盛有液体的玻璃接管（玻管法），当针尖穿透黄韧带而进入硬膜外间隙时，悬滴（或管内液体）被吸入，这种负压现象于颈胸段穿刺时比腰段更为明显。除上述两项指标外，临床上还有多种辅助试验方法用以确定硬膜外间隙，包括抽吸试验（硬膜外间隙抽吸无脑脊液）、正压气囊试验（正压气囊进入硬膜外间隙而塌陷）及置管试验（在硬膜外间隙置管无阻力）。试验用药也可初步判断是否在硬膜外间隙。

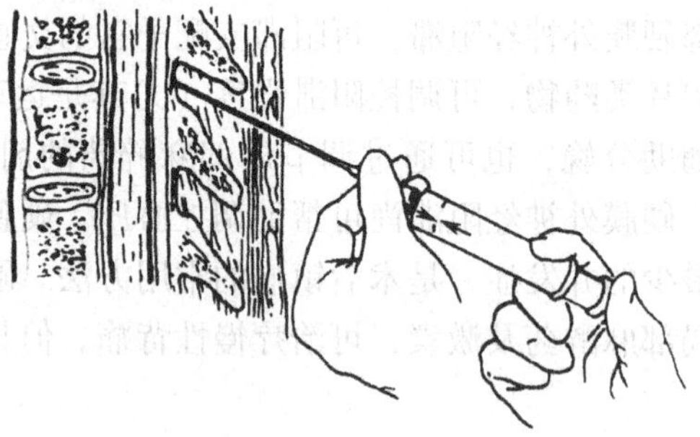

图5-3　用注射器试探阻力

确定针尖已进入硬膜外间隙后，即可经针蒂插入硬膜外导管。插管前应先测量皮肤至硬膜外间隙的距离，然后即行置管，导管再进入硬膜外腔4~6cm，然后边拔针边固定导管，直至将针退出皮肤，在拔针过程中不要随意改变针尖的斜口方向，并切忌后退导管以防斜口割断导管。针拔出后，调整导管在硬膜外的长度，使保留在硬膜外的导管长度在2~3cm；如需要术后镇痛或产科镇痛时，该硬膜外导管长度可为4~6cm。然后在导管尾端接上注射器，注入少许生理盐水，如无阻力，并回吸无血或脑脊液，即可固定导管。置管过程中如患者出现肢体异感或弹跳，提示导管已偏于一侧而刺激脊神经根，为避免脊神经损害，应将穿刺针与导管一并拔出，重新穿刺置管。如需将导管退出重插时，须将导管与穿刺针一并拔出。如导管内有全血流出，经冲洗无效后，应考虑另换间隙穿刺。

（四）硬膜外腔用药

用于硬膜外神经阻滞的局部麻醉药应该具备弥散性强、穿透性强、毒性小，且起效时间短、维持时间长等特点。目前常用的局部麻醉药有利多卡因、丁卡因、布比卡因和罗哌卡因等。利多卡因起效快，5~10分钟即可发挥作用，在组织内浸透扩散能力强，所以阻滞完善，效果好，常用1%~2%浓度，作用持续时间为1.5小时，成年人一次最大用量为400mg。丁卡因常用浓度为0.25%~0.33%，10~15分钟起效，维持时间达3~4小时，一次最大用量为60mg。布比卡因常用浓度为0.5%~0.75%，4~10分钟起效，可维持4~6小时，但肌肉松弛效果只有0.75%溶液才满意。

罗哌卡因是第一个纯镜像体长效酰胺类局部麻醉药。等浓度的罗哌卡因和布比卡因用于硬膜外神经阻滞所产生的感觉神经阻滞近似，而对运动神经的阻滞前者则不仅起效慢、强度差且有效时间也短。所以在外科手术时为了增强对运动神经的阻滞作用，可将其浓度提高到1%，总剂量可用至150~200mg，10~20分钟起效，持续时间为4~6小时。鉴于罗哌卡因的这种明显的感觉-运动阻滞分离特点，临床上常用罗哌卡因硬膜外神经阻滞做术后镇痛及无痛分娩。常用浓度为0.2%，总剂量可用至12~28mg/h。

氯普鲁卡因属于酯类局部麻醉药，是一种相对较安全的局部麻醉药，应用于硬膜外腔阻滞常用浓度为2%~3%。其最大剂量在不加入肾上腺素时为11mg/kg，总剂量不超过800mg；加入肾上腺素时为14mg/kg，总剂量不超过1 000mg。

左旋布比卡因属于酰胺类局部麻醉药，作用时间长。应用于硬膜外的浓度为0.5%~0.75%，最大剂量为150mg。

局部麻醉药中可加用肾上腺素，以减慢其吸收，延长作用时间。肾上腺素的浓度，应以达到局部轻度血管收缩而无明显全身反应为原则。一般浓度为 1 ∶ （200 000～400 000），如 20mL 药液中可加 0. 1% 肾上腺素 0. 1mL，高血压患者应酌减。

决定硬膜外神经阻滞范围的最主要因素是药物的容量，而决定阻滞强度及作用持续时间的主要因素则是药物的浓度。根据穿刺部位和手术要求的不同，应对局部麻醉药的浓度作不同的选择。以布比卡因为例，用于颈胸部手术，以 0. 25% 为宜，浓度过高可引起膈肌麻痹；用于腹部手术，为达到腹肌松弛要求，常需用 0. 75% 浓度。此外，浓度的选择与患者全身情况有关，健壮患者所需的浓度宜偏高，虚弱或年老患者，浓度要偏低。

为了取长补短，临床上常将长效和短效局部麻醉配成混合液，以达到起效快而维持时间长的目的，常用的配伍是 1% 利多卡因和 0. 15% 丁卡因混合液，可加肾上腺素 1 ∶ 200 000。

穿刺置管成功后，即应注入试验剂量如利多卡因 40～60mg，或布比卡因或罗哌卡因 8～10mg，目的在于排除误入蛛网膜下隙的可能；此外，从试验剂量所出现的阻滞范围及血压波动幅度，可了解患者对药物的耐受性以指导继续用药的剂量。观察 5～10 分钟后，如无蛛网膜下隙神经阻滞征象，可每隔 5 分钟注入 3～5mL 局部麻醉药，直至阻滞范围满足手术要求为止；此时的用药总和即首次总量，也称初量，一般成年患者需 15～20mL。最后一次注药后 10～15 分钟，可追求初量的 20%～25%，以达到感觉阻滞平面不增加而阻滞效果加强的效果。之后每 40～60 分钟给予 5～10mL 或追加首次用量的 1/3～1/2，直至手术结束。

三、硬膜外神经阻滞的管理

（一）影响阻滞平面的因素

1. 药物容量和注射速度　容量愈大，阻滞范围愈广，反之，则阻滞范围窄。临床实践证明，快速注药对扩大阻滞范围的作用有限。

2. 导管的位置和方向　导管向头侧时，药物易向头侧扩散；向尾侧时，则可多向尾侧扩散 1～2 个节段，但仍以向头侧扩散为主。如果导管偏于一侧，可出现单侧麻醉，偶尔导管进入椎间孔，则只能阻滞数个脊神经根。

3. 患者的情况　婴幼儿、老年人硬膜外间隙小，用药量需减少。妊娠后期，由于下腔静脉受压，硬膜外间隙相对变小，药物容易扩散，用药量也需减少。某些病理因素，如脱水、血容量不足等，可加速药物扩散，用药应格外慎重。

（二）术中管理

硬膜外间隙注入局部麻醉药 5～10 分钟内，在穿刺部位的上下各 2、3 节段的皮肤支配区可出现感觉迟钝；20 分钟内阻滞范围可扩大到所预期的范围，麻醉也趋完全。针刺皮肤测痛可得知阻滞的范围和效果。除感觉神经被阻滞外，交感神经、运动神经也被阻滞，由此可引起一系列生理扰乱。同蛛网膜下隙神经阻滞一样，最常见的是血压下降、呼吸抑制和恶心呕吐。因此术中应注意麻醉平面，密切观察病情变化，及时进行处理。

四、骶管神经阻滞

骶管神经阻滞是经骶裂孔穿刺，注局部麻醉药于骶管腔以阻滞骶脊神经，是硬膜外神经阻滞的一种方法，适用于直肠、肛门会阴部手术，也可用于婴幼儿及学龄前儿童的腹部手术。

骶裂孔和骶角是骶管穿刺点的重要解剖标志，其定位方法是：先摸清尾骨尖，沿中线向头端方向摸至约 4cm 处（成人），可触及一个有弹性的凹陷，即为骶裂孔，在孔的两旁可触到蚕豆大的骨质隆起，是为骶角。两骶角联线的中点，即为穿刺点（图 5－4）。髂后上棘联线在第二骶椎平面，是硬脊膜囊的终止部位，骶管穿刺针如果越过此联线，即有误入蛛网膜下隙而发生全蛛网膜下隙神经阻滞的危险。

骶管穿刺术：可取侧卧位或俯卧位。侧卧位时，腰背应尽量向后弓曲，双膝屈向腹部。俯卧位时，髋部需垫厚枕以抬高骨盆，暴露骶部。于骶裂孔中心作皮内小丘，将穿刺针垂直刺进皮肤，当刺到骶尾韧带时有弹韧感觉，稍作进针有阻力消失感觉。此时将针干向尾侧方向倾倒，与皮肤呈 30°～45°，顺势推进约 2cm，即可到达骶管腔。接上注射器，抽吸无脑脊液，注射带小气泡的生理盐水无阻力，也无皮肤隆起，证实针尖确在骶管腔内，即可注入试验剂量。观察无蛛网膜下隙神经阻滞现象后，可分次注入其余液。

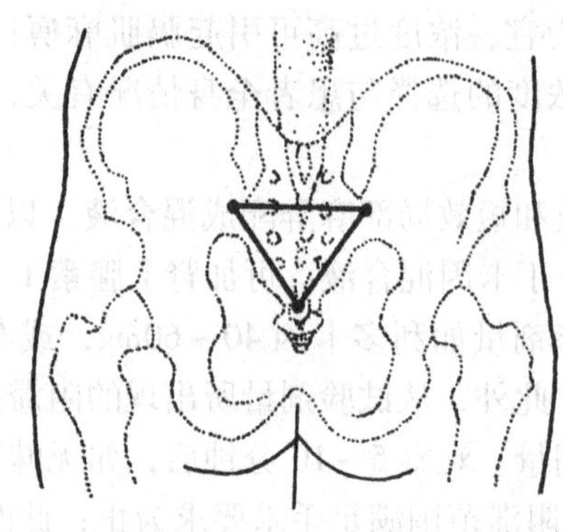

图 5-4　骶裂孔与髂后上棘的关系及硬膜囊终点的部位

骶管穿刺成功的关键，在于掌握好穿刺针的方向。如果针与皮肤角度过小，即针体过度放平，针尖可在骶管的后壁受阻；若角度过大，针尖常可触及骶管前壁。穿刺如遇骨质，不宜用暴力，应退针少许，调整针体倾斜度后再进针，以免引起剧痛和损伤骶管静脉丛。

骶管有丰富的静脉丛，除容易穿刺损伤出血外，对局部麻醉药的吸收也快，故较易引起轻重不等的毒性反应。此外，当抽吸有较多回血时，应放弃骶管阻滞，改用腰部硬膜外神经阻滞。约有 20% 正常人的骶管呈解剖学异常，骶裂孔畸形或闭锁者占 10%，如发现有异常，不应选用骶管阻滞。鉴于传统的骶管阻滞法，针的方向不好准确把握，难免阻滞失败。近年来对国人的骶骨进行解剖学研究，发现自骶$_4$ 至骶$_2$ 均可裂开，故可采用较容易的穿刺方法，与腰部硬膜外神经阻滞法相同，在骶$_2$ 平面以下先摸清骶裂孔，穿刺针自中线垂直进针，易进入骶裂孔。改进的穿刺方法失败率减少，并发症发生率也降低。

（张　健）

第三节　腰-硬联合神经阻滞

联合蛛网膜下隙与硬膜外腔麻醉（combined spinal and epidural anesthesia，CSEA），也简称为腰-硬联合神经阻滞或腰硬联合麻醉，是将蛛网膜下隙阻滞与硬膜外腔阻滞联合使用的麻醉技术。CSEA 既具有蛛网膜下隙神经阻滞起效快、效果确切、局部麻醉药用量小的优点，又有硬膜外腔阻滞可连续性、便于控制平面和可用作术后镇痛的优点。主要用于下腹部及下肢手术的麻醉与镇痛，尤其是产科麻醉与镇痛。

一、适应证与禁忌证

（一）适应证

CSEA 适用于分娩镇痛、剖宫产手术以及其他下腹部与下肢手术。

（二）禁忌证

凡有蛛网膜下隙神经阻滞或（和）硬膜外腔阻滞禁忌证的患者均不适合选用 CSEA。

二、常用的 CSEA 技术

CSEA 技术主要有两种：两点穿刺法与单点穿刺法：两点穿刺技术（double - segment technique

DST）是在腰段不同间隙分别实施硬膜外穿刺置管和蛛网膜下隙阻滞，是由 Curelaru 于 1979 年首先报道，目前已很少使用。单点穿刺技术（single - segment technique，SST）于 1982 年用于临床，该技术使用硬膜外穿刺针置入硬膜外腔，然后从硬膜外穿刺针头端侧孔（也称为背眼，back eye）或直接从硬膜外穿刺针内腔插入细的脊髓麻醉针穿破硬膜后进入蛛网膜下隙实施脊髓麻醉。SST 是目前实施 CSEA 的通用方法。

目前国内外市场供应有一次性 CSEA 包，其中有 17G 硬膜外穿刺针，有的针距其头端约 1cm 处有一侧孔，蛛网膜下隙穿刺针可经侧孔通过。蛛网膜下隙穿刺针一般为 25 ~ 26G，以尖端为笔尖式为宜，如 Sprotte 针或 Whitacre 针。蛛网膜下隙穿刺针完全置入硬膜外穿刺针后突出硬膜外穿刺针尖端一般约 1.1 ~ 1.2cm。

穿刺间隙可为 $L_{2\sim3}$ 或 $L_{3\sim4}$。常规先行硬膜外腔穿刺，当硬膜外穿刺针到达硬膜外腔后，再经硬膜外穿刺针置入 25 ~ 26G 的蛛网膜下隙穿刺针，后者穿破硬膜时多有轻微的突破感，此时拔出蛛网膜下隙穿刺针针芯后有脑脊液缓慢流出。经蛛网膜下隙穿刺针注入局部麻醉药至蛛网膜下隙后，拔出蛛网膜下隙穿刺针，然后经硬膜外穿刺针置入硬膜外导管，留置导管 3 ~ 4cm，退出硬膜外穿刺针，妥善固定导管。

三、CSEA 的用药方案

CSEA 的用药方案可因分娩镇痛或手术要求而有所不同。CSEA 用于分娩镇痛，以下介绍 CSEA 用于成人下腹部和下肢手术的用药方案。

（一）脊髓麻醉的用药

可选用 0.5% ~ 0.75% 布比卡因，宜控制在 10mg 以内，可加入芬太尼 25μg。

（二）硬膜外阻滞的用药

当脊髓麻醉 15 分钟以后，如果平面低于 T_8 或未达到手术要求的阻滞水平，或单纯脊髓麻醉不能满足较长时间手术的要求或考虑硬膜外镇痛时，则需要经硬膜外导管给药。

（1）试验剂量：脊髓麻醉后 15 分钟，平面低于 T_8 或未达到手术要求的阻滞水平，可经硬膜外导管给予 2% 利多卡因 1.5mL，观察 5 分钟。

1）如果平面上升仅为约两个脊椎平面，提示硬膜外导管位置合适。

2）如果导管在蛛网膜下隙，则阻滞平面升高明显，但该试验剂量一般不会引起膈肌麻痹。

（2）确认硬膜外导管在硬膜外腔后可每 5 分钟给予 2% 利多卡因 3mL，直至阻滞达到理想平面。一般每次升高 1 ~ 2 个脊椎平面。

（3）90 ~ 120 分钟后可考虑经硬膜外导管追加局部麻醉药，如 2% 利多卡因或 0.5% ~ 0.75% 布比卡因5 ~ 8mL。

四、注意事项

（1）如果脊髓麻醉平面能满足整个手术要求，则术中硬膜外腔不需要给药，或仅作为术后镇痛。

（2）硬膜外导管可能会经脊髓麻醉穿刺孔误入蛛网膜下隙，此时可能有脑脊液经导管流出。上述试验剂量可初步判断导管是否在蛛网膜下隙，因此启用硬膜外阻滞或镇痛时必须给予试验剂量，并且每次经硬膜外导管给药时均须回抽确认有无脑脊液。

（3）CSEA 时脊髓麻醉用药量以及硬膜外阻滞用药量均较小，但是阻滞平面往往较单纯脊髓麻醉或硬膜外阻滞的范围广。主要原因可能包括：①硬膜外腔穿刺后硬膜外腔的负压消失，使脊膜囊容积缩小，促使脑脊液内局部麻醉药易于向头侧扩散；②注入硬膜外腔的局部麻醉药挤压硬脊膜，使腰骶部蛛网膜下隙的局部麻醉药随脑脊液向头侧扩散；③注入硬膜外腔的局部麻醉药经硬脊膜破损孔渗入蛛网膜下隙（称为渗漏效应）；④体位改变等。研究提示，前两个因素可能是 CSEA 时平面容易扩散的主要原因。

（4）硬膜外腔置管困难，导致脊髓麻醉后恢复仰卧位体位延迟，结果出现单侧脊髓麻醉或脊髓麻醉平面过高或过低。一般要求蛛网膜下隙注药后3~4分钟内应完成硬膜外腔置管。

（5）CSEA时可出现单纯脊髓麻醉或硬膜外阻滞可能出现的并发症，同样需引起高度重视。

（张　健）

第四节　全身麻醉复合硬膜外神经阻滞

硬膜外神经阻滞与全身麻醉两种方法的联合使用，首先，保留了各自的优点，克服了彼此的不足。其次，充分利用两种方法联合使用时的循环和呼吸效应，有利于围术期患者生理功能的调控。此外，由于硬膜外神经阻滞的效应，可以在较浅的全身麻醉状态下仍然保持有较好的麻醉效果。

一、适应证

凡是能够在单纯硬膜外神经阻滞下完成的手术，如腹部手术、下肢手术和盆腔手术，均为其适应证。一些不能单独在硬膜外神经阻滞下完成的手术，如胸腔内手术等，则可以在全身麻醉的基础上，配合术中、术后的硬膜外麻醉和硬膜外镇痛，不仅能够满足手术的需要，而且取得了良好的效果。

二、禁忌证

绝对禁忌证同硬膜外神经阻滞。相对禁忌证则包括各种短小手术，不必采用复杂的硬膜外神经阻滞复合全身麻醉。

三、实施原则

（1）硬膜外神经阻滞和全身麻醉联合使用时应符合全身麻醉的基本要素。

（2）硬膜外穿刺点的选择和硬膜外神经阻滞平面的调节，应尽量满足外科手术镇痛的基本要求。

（3）应注意硬膜外神经阻滞和全身麻醉之间的配合，既要充分发挥硬膜外神经阻滞的作用，同时又要避免硬膜外局部麻醉药过量，造成阻滞平面广泛，引起严重的循环紊乱。

（4）硬膜外神经阻滞和全身麻醉的配合及药物的使用必须做到个体化，并在术中随时调整。

四、主要优缺点

（一）主要优点

（1）由于全身麻醉和硬膜外神经阻滞的协同作用，因而全身麻醉药和硬膜外局部麻醉药的用量均明显减少。

（2）具有较完善的局部镇痛和肌松作用，减轻手术对患者的刺激，减少了麻醉知晓的发生，有效地抑制了手术所致的应激反应。

（3）患者苏醒迅速和完全，苏醒时无疼痛，因而比较舒适。避免单纯全身麻醉时经常出现的高血压和烦躁、躁动。

（4）硬膜外神经阻滞促使肠管收缩，有利于手术野的显露。

（5）良好的硬膜外镇痛，有利于术后早期活动，减少术后并发症。

（6）在血管外科手术时，有利于维持术中血流动力学稳定。

（7）有利于术后呼吸功能的维护。

（8）术中维持心肌氧供需平衡，对冠心病患者有利。

（二）主要缺点

（1）操作比较费时，有增加创伤和发生硬膜外神经阻滞并发症的可能。

（2）诱导期间虽然高血压的发生率减低，但如果全身麻醉诱导前硬膜外局部麻醉药用量掌握不当，则全身麻醉诱导期间低血压的发生机会增加。

（3）麻醉期间液体用量增加，有造成水钠潴留的可能。

（4）如硬膜外神经阻滞和全身麻醉的配合不当，或术中过度追求“浅全身麻醉”，则患者有发生术中知晓的可能。

（张　健）

第六章

控制性低血压

第一节　控制性低血压对器官功能的影响

一、脑

脑组织代谢率高，血流量在安静时为750mL/min左右，占心排出量的15%，但其重量仅占全身重量的2%左右，脑组织的耗氧量占全身耗氧量的15%～20%。同时，脑细胞对缺氧的敏感性较高，因此，控制性低血压的最大顾虑是脑供血不足和脑缺氧造成的危害。

（1）脑血管有自动调节功能，对局部体液因素敏感，而对神经调节无显著效应，当血压变化时，只要动脉血氧或二氧化碳分压、氧离子浓度和温度等恒定，即使平均动脉压波动在8～20kPa（60～150mmHg），脑血灌流量仍可无明显改变，当平均动脉压压低于8kPa（60mmHg）时，脑血管的这种自动调节能力才减弱或消失。

（2）正常人脑血流量较为恒定，是通过脑血管的自动调节机制来完成，根据公式脑血流量＝脑灌注压/脑血管阻力＝（平均动脉压－颅内压）/血管阻力，当脑灌注压为9.3～12kPa（70～90mmHg），此时脑血管的自动调节功能良好，如颅内压升高引起脑灌注压下降时，通过血管扩张，血管压力下降使公式的比值不变，从而保证脑血流量相对稳定。

（3）如果颅内压不断升高，使脑灌注压低于5.3kPa（40mmHg）时，脑血管自动调节功能失效，脑血流量急剧下降，当颅内压升高至接近平均动脉压时，颅内血流几乎停止。因此，颅内高压患者如果事前未采取降低颅内压的措施，不宜行控制性低血压。

（4）动脉血二氧化碳（$PaCO_2$）也是对脑血流重要的影响因素，吸入5%～7%二氧化碳时，脑血流量几乎可增加一倍。相反，当$PaCO_2$每降低0.133kPa，将相应地降低脑血流1mL/（min·100g）。因此，在施行控制性低血压时，应尽量保持$PaCO_2$接近正常。

（5）在临床麻醉过程时，一方面，麻醉药（尤其巴比妥类药）可降低脑代谢率，另一方面控制性低血压时提高吸入氧浓度，使血浆内氧溶解量增加以及脑组织对氧的摄取效能增加，这些代偿机制均能使麻醉患者耐受6.66kPa（50mmHg）平均动脉压而仍安全，尚未发现有脑功能持久性损害及精神异常，常温控制性低血压的患者，平均动脉压最低安全界限为6.66～7.33kPa（50～55mmHg），主要是因为这也是脑血流自动调节的最低限度。

二、心脏

控制性低血压对心脏的影响主要与冠脉血流的改变有关。

（1）动脉压下降时，心排血量减少，使冠脉血流量相应减少，但冠脉有自动调节能力，在灌注压下降时，心肌可按代谢需要改变血管阻力。

（2）周围动脉扩张，血压下降，可减轻心脏负荷，减少心肌氧耗量。

（3）控制性低血压时，只要平均动脉压不低于临界值（6.7kPa），并保证有效的肺通气，仍能保持心肌氧供需平衡和心肌功能良好，当收缩压低于8kPa，可出现心肌缺血现象。

（4）降压期间，应避免低碳酸血症，以防冠脉血流进一步降低。降压期间，会出现反射性心动过速，使心脏舒张时间缩短，冠脉血流进一步降低，这对缺血性心脏病患者极为不利，使心脏缺血进一步恶化。

三、肾脏

肾血流有相当程度的自动调节性，平均动脉压在10.66～24kPa（80～180mmHg）范围内，肾血流量维持恒定。当平均动脉压压低于9.33kPa（70mmHg）时，肾小球滤过率急剧下降，泌尿功能可能暂停，但尚无肾损害。此后，血压虽仍维持低水平，肾小球滤过率则可逐渐改善，表明肾脏有一定的代偿能力，平均动脉压在6.66kPa（50mmHg），以上时，肾实质血流可满足肾代谢需要。

（1）降压过程中，只要保持供氧充分和肾血管充分扩张，一般不致引起肾小球和肾小管上皮细胞永久性损害。

（2）肾功能正常患者降压后，尿内可有尿蛋白，管型和红细胞，但程度均不严重，恢复亦快，但若降压期间血压控制不当，术后亦可并发少尿或无尿，甚至因此死亡。

四、肝脏

正常肝血液灌流量的约25%来自肝动脉，约75%来自门静脉，门静脉的正常血氧含量介于动脉和混合静脉血之间。

（1）肝脏血管无自动调节能力，控制性低血压时，一旦收缩压低于10kPa，即可出现肝动脉血减少，肝脏有缺氧的危险，此时肝脏代偿性的增大门静脉血氧的摄取，保证正常的氧量。

（2）收缩压不低于8kPa（60mmHg）时，肝功能没有明显改变。因此，目前认为对肝功能基本正常的肝病患者，只要降压控制得当，不致引起显著的肝缺血、缺氧和肝细胞损害。

五、肺

降压过程中因肺血管扩张，肺动脉压降低，引起肺内的血流重新分布，可出现肺泡通气与血流之间的比例失调。一般低压时，肺血量减少使生理无效腔增大，无效腔量与潮气量比值（VD/VT）可以从0.3增至0.6～0.8，通气/血流比值（V/Q）平衡破坏，特别在头高位时更明显，用扩血管药降压时，还可以阻止缺氧性肺血管收缩，更使V/Q比值不相适应，所以控制性低血压时，应予以气管插管控制呼吸，充分供氧为宜。

六、内脏循环

胃肠道血管的自身调节能力较肾及脑更差，血液循环的调控较困难。严重低血压时易产生内脏低灌流状态。

七、眼

当动脉血压降低则眼内压亦降低。低血压时的血液变化可发生某些并发症，如视力模糊，偶有发生失明。所以，控制性低血压时应注意眼的正确体位，血流量及眼的局部压力。

八、皮肤和肌肉

控制性低血压时皮肤和肌肉的血液流量减少，组织内氧分压降低，但不会导致皮肤、肌肉缺血坏死。测量流向皮肤和肌肉的血流量的重要性显然远不及内脏器官的重要。

九、微循环

既往认为，控制性低血压不影响组织氧合，最近研究表明，硝普钠主要扩张毛细血管前小动脉，降压后由55%的血液经毛细血管、动静脉直接通道分流，致使毛细血管内的红细胞流量降低，容易引起组织缺氧，而硝酸甘油主要扩张小静脉，无上述情况。动物实验和临床观察发现，用硝普钠降压时存在组织氧合失调，营养性毛细血管血液灌注不足。

（张永强）

第二节　控制性低血压的实施

一、一般要求

（一）术前准备

术前用药有效控制患者的焦虑，对施行控制性低血压有极大的帮助。脑血流的自主调节机制在疾病、麻醉、脑创伤等状态下会受到损害。对此类施行控制性低血压的患者，了解其术前血压对决定控制性低血压的底线是有帮助的。

（二）麻醉处理

维持稳定的麻醉状态对顺利实施控制性低血压至关重要。麻醉应达到适当深度，才能抑制肾素－血管紧张素系统，才可能在这个基础上实施控制性低血压。

（三）降压操作

建立可靠的静脉通路及基本监测，摆好患者体位（头高脚低斜坡位；尽量使手术部位高于心脏水平），然后用降压药物使血压逐渐下降。要注意低血压产生快慢与所用降压药物有关，不要不顾降压药物起效快慢的不同，急于增加降压药物用量。

二、椎管内麻醉

硬膜外神经麻醉阻滞了交感神经节前纤维，使阻滞范围内的血管扩张外周血管阻力下降，回心血量减少，致使血压下降。但其血压控制不如药物降压容易，蛛网膜下隙阻滞可产生低血压，低血压期需要补充足够的血容量，必要时可静脉注射小剂量麻黄碱（5～10mg）。硬外麻醉技术最宜用于下腹和盆腔手术中减低失血量。

三、药理学技术

（一）利用吸入麻醉药物降压

氟烷、异氟烷及七氟醚，麻醉到一定深度，都能引起血压下降，其中以氟烷最为明显，它抑制心肌收缩力，并扩张外周血管，患者在全身麻醉后，可以开始逐步增加吸入麻醉药浓度，待到达所需低压水平，吸入麻醉药的浓度就暂时加以保持，至血压有下降趋势，麻醉药浓度可以适当降低。若血压又复上升，吸入麻醉药浓度也应随之增高，多用于其他降压方法的补充，适应于需降压程度不高，且维持低血压时间短的手术。

（二）降压药的应用

1. 硝普钠　硝普钠因起效快，疗效相对稳定，半衰期短，是使用最广的控制性低血压药，通过干扰巯基活性或影响细胞内钙活性，主要扩张阻力血管。使用硝普钠时，心排血量几乎没有影响。

静脉滴注0.01%溶液，开始按每分钟0.5～0.8μg/kg速度点滴，经2～3分钟血压缓慢下降，降压速度直接与滴注速度成比例，一般于4～6分钟就使血压降至预期水平。停止点滴后一般在1～10分钟血压即回升。

2. 硝酸甘油　能直接扩张小静脉，因降低前负荷而降低心肌氧耗量，并能增加冠状动脉灌注，降低心室容量，使缺血区能得到较多的血供，但它能增加颅内压。

静脉滴注0.01%溶液，开始速度每分钟1μg/kg，一般调节至每分钟3～6μg/kg就能使血压降至预期水平。停药后4～22分钟（平均9分钟）血压回升。短时间降压，可一次静脉注射64～96μg，1～3分钟出现降压作用，持续5～10分钟，需要时可重复注射。

3. 三磷腺苷　具有麻痹血管平滑肌的作用，使血压下降，同时肺动脉也有下降，躯体及肺血管阻力，相应降低，而心搏量则增加，可能使心肌收缩力加强之故，通常作用迅速可靠，不发生快速耐药性，适用于短时间降压的手术，单次静脉注射0.36～2.9mg/kg，可使收缩压及舒张压平均下降3.64kPa（27.3mmHg）和3.33kPa（25mmHg），维持2～4分钟，个体差异大，缓慢注射可不发生降压效果。

4. 其他降压药

（1）乌拉地尔：通过阻断外周α－受体和中枢5－HT受体而降压，具有扩血管效应而无交感活性，也不影响颅内压、颅内顺应性及脑血流，50～100mg静脉注射即可中度降压，增大剂量不再使血压剧降，停药后也无反跳现象。

（2）前列腺素E：是一种激素，可通过抑制交感神经末梢释放去甲肾上腺素，并直接作用于血管平滑肌，引起血管扩张，导致周围血管阻力和血压降低，一般连续静滴，滴速0.1μg/（kg·min），血压即可明显下降，停药后血压约需30分钟以上才能恢复，前列腺素E兴奋交感神经，可引起心率增快。

（3）钙通道阻滞药：钙通道阻滞药具有扩张周围血管，冠状血管及脑血管作用导致低血压而不引起心动过速，控制性低血压多应用维拉帕米静脉注射5～10mg或尼卡地平10～25μg/（kg·h）滴注，由于剂量过大易引起传导阻滞，故多应用短时需降压的患者。

（4）拉贝洛尔：为α_1及β_1受体阻滞药，心排出量及外周阻力均降低，对心率影响小，静脉注射5分钟作用达高峰，半衰期长达4小时。对颅内高压患者不增加其颅内压是本品的优点。

四、控制性低血压的管理

（一）监测

（1）血压：通常采用动脉穿刺置管直接测压法，连续监测血压，随时了解平均动脉压、收缩压和舒张压的变化，患者情况良好，降压时间短者，可采用臂袖间接测压法。

（2）心电图：可测知心率、心律及心肌缺血等改变。

（3）血气分析：用以了解氧合情况及酸碱是否失衡，能反映低压状态下组织的代谢改变。

（4）尿量：反映肾脏血流灌注情况，也可反映生命器官血液灌流是否良好。

（5）皮肤温度及皮色：若皮肤仍温而未出现发绀或极度苍白，这样的患者对低压反应良好；反之，应注意是否有异常，尤其有发绀症状，应立即升压。

（6）脉搏氧监测（SpO_2）。

（7）体温监测，因扩张皮肤血管，体热丧失更快，必须常规使用。

（8）中心静脉压监测：考虑出血多控制降压时间较长，必须放置中心静脉压，以监测心脏前负荷血容量。

（9）呼气末二氧化碳的图形具监测意义，可以帮助判断是否出现心输出量突然急剧下降或呼吸管道连接中断等情况（突然下降或消失）。呼吸末二氧化碳图监测还有助于避免发生过度通气，控制性低血压期间，低二氧化碳血症使脑血流进一步减少，可导致脑缺血。

（10）有条件时可进行其他监测包括听觉诱发电位、脑电图和胃肠道pH或二氧化碳分压、组织pH值。这些监测有助于了解低血压期间机体功能状态的变化。

（二）呼吸管理

降压麻醉时，肺泡无效腔量增加，肺血管有收缩，若呼吸处理不当，易致血内二氧化碳分压上升而氧分压下降。若患者呼吸因全身麻醉而有抑制，须加辅助，必要时作控制呼吸，但不宜有过度换气。

（三）输液

降压患者多有末梢血管扩张，循环血量可能减少。细胞外液有移动，用作补偿。故对这类患者应适量补充平衡液，较为适宜。输液量的多少视血压而定，血压过降时，可适当加快输液，至血压保持在一定水平为止，严防在控制性低血压时发生低血容量。

（四）降压程度

（1）控制性低血压并非生理状态，降压幅度是有限度的，控制性低血压不能单纯以血压下降的数值或手术不出血为降压的目标，降压的程度应参考心电图，心率，脉压和中心静脉压等指标作全面衡量。

（2）正常体温患者，平均动脉压安全低限为50～55mmHg，在此范围内脑血流自身调节能力仍保持正常，一旦平均动脉压低于此限度，脑血流将与血压平行下降。慢性高血压患者保持脑血管自身调节所需的脑灌注压水平更高。

（3）在临床应用中，短时间降压后平均动脉压保持在50～60mmHg可能是安全的。血管硬化，高血压等患者则应酌情分别对待，一般应以血压降低不超过原水平的30%，可基本保证安全。

（4）在满足手术要求的前提下尽可能维持较高的血压水平，并注意防止降压速度过快，以使机体有一个调节适应过程，降压过程中若发现心电图有缺血性改变，即应放弃控制性低血压，以保证安全。

（五）调节体位

由于降压药使血管舒缩代偿功能受到抑制，血液受重力影响可随体位变动，如头高位时回心血量减少，可致血压进一步下降，在控制性低血压时，可使手术处于最高点，以减少渗血。

（六）恢复期

（1）手术主要步骤结束后，即应逐渐停止降压，待血压回升至原水平，并彻底止血后再缝合切口，以免术后继发出血。

（2）使用作用时效短的血管扩张药，停药后调整患者体位，麻醉深度和补充血容量，血压较易回升，而用神经节阻滞药者，由于药效长，停药后血压较难回升。

（3）即使血压已回升，体位性低血压仍很显著。术后搬动患者时要严防剧烈的体位改变，术后采取头高斜体位有可能导致脑缺血性肢瘫。

（4）术后应加强呼吸及循环系统的监测，并做到及时补足术中的失血量；用鼻导管或面罩吸氧，护理患者直至清醒，通气良好，肤色红润，反应灵活。

（张永强）

第三节　适应证和禁忌证

一、适应证

（1）复杂大手术、术中出血可能较多、止血困难的手术例如神经外科手术、大型骨手术如全髋关节成形术或复杂的背部手术、动脉瘤切除手术、巨大肿瘤的手术、头颈手术等。

（2）大血管手术时，降低血管张力，以避免剥离或钳夹血管时，损伤血管，如动脉导管、结扎或切断术，主动脉瘤或主动脉缩窄切除术等。

（3）整形手术为了防止移植皮片下渗血，也可在压迫包扎前应用。

（4）嗜铬细胞瘤手术切除前应用，有利于扩充血容量及防止高血压危害。

（5）显微外科手术、要求术野清晰的手术例如中耳手术、不同类型的整形外科手术。

（6）宗教信仰而拒绝输血的患者。

（7）大量输血有困难或有输血禁忌证的患者。

（8）麻醉期间血压、颅内压和眼内压过度升高，可能导致严重不良后果者。

二、禁忌证

（一）绝对禁忌证

（1）麻醉者对控制性低血压的生理和药理缺乏全面了解。

（2）患急性心血管疾病者（除外用于降低心负荷为目的者）。

（3）严重贫血酸碱平衡失调或低血容量休克者。

（4）有严重肝或肾功能障碍者。

（5）患脑动脉或冠状动脉粥样硬化症者。

（二）相对禁忌证

（1）年龄过大。

（2）颅内压增高开颅前。

（3）严重高血压。

（4）缺血性周围血管疾病。

（5）血管病变者，外周血管性跛行、器官灌注不良，有静脉炎或血栓史。

（张永强）

第四节　控制性低血压并发症

控制性低血压，常因未能严格掌握适应证，血压过于降低，以及低血压时间过长等，造成病态及死亡，可能发生的并发症如下：

一、反应性出血

手术结束前，血压未回升，致止血不充分，或血压回升急骤，导致伤口再出血。因此，手术结束前必须回升血压，充分止血，以避免术后继发出血。

二、无尿或少尿

降压麻醉时，血压过降，尤其肾功能已有损害时，更易发生。

三、血栓形成

脑血管、冠状血管、视网膜血管及周围血管，都有发生的可能。

四、脑并发症

重症损害，如昏迷、惊厥，乃至瘫痪、死亡，主要是脑灌注严重不足的结果。

五、心脏并发症

休克、心肌梗死及心搏骤停，心电图上出现了 ST 或 T 波改变，这些都与血压过降及降压过速有关。

六、其他

如清醒延迟，酸中毒及顽固性低血压。

健康年轻病者进行控制性低血压，少有并发症发生，老年人和有潜在器官功能不全者进行控制性低血压的危险性较大，所以麻醉医生一定要小心评估每个患者，基于合理原因才作出行控制性低血压的决定。

（张永强）

第七章

麻醉期间降温

第一节 麻醉期间降温生理基础

在全身麻醉下或并用某些药物（如吩噻嗪类）阻滞自主神经系统，或用物理降温方法将患者的体温有控制地降至预期度数，以提高组织对缺氧和阻断血流的耐受能力称低温麻醉。

根据临床的不同要求，降温可分为五类：①一般低温（32～34℃）；②浅低温（29～31℃）；③中度低温（25～28℃）；④深低温（21～24℃）；⑤超深低温（20℃以下）。

降温方法基本有三类：①体表降温法；②体腔降温法；③血流降温法。低温有如下特点：①降低耗氧量，代谢率随体温下降而下降；②心脏做功减少；③减少麻药用量；④抑制酶的活性和细菌的活力；⑤有抗凝作用，但不延长出血时间。

（付伟新）

第二节 降温对器官功能影响

一、对基础代谢的影响

（1）低温可显著降低代谢率，其降低程度符合 Van't Hoff 定律，即温度每降低 10℃，代谢率下降约 1/2（表 7－1）。

表 7－1 温度与代谢率

体温（℃）	代谢率（%）
36.8	100
31.8	75～80
30.0	60～70
26.8	50
20.0	25
16.8	20
15.0	15

（2）低温下全身氧耗减少的程度和体内器官氧消耗减少的程度并不一致，如体温在 26℃时，全身氧摄取量不到常温下的 40%，但心脏却为 50%，而脑的摄氧量 31℃以上时很少改变，31℃时才开始急剧下降，而骨骼及皮肤摄取量更多。

（3）在常温下，肾脏的耗氧量占全身总耗氧量的比值大，32℃时肾脏耗氧量减少的速度快，与其他脏器耗氧量相仿。

二、对中枢神经系统的影响

（1）低温对中枢神经的影响，关键是对大脑的影响。低温有脑保护作用，改善大脑对缺血缺氧的耐受性，防止由此而造成的损伤，脑组织代谢研究也证实低温下高能磷酸键、pH、乳酸量可保持相当时间，目前认为这种保护作用只限几小时，至于低温下允许大脑完全缺血的确切时间尚无定论。

（2）低温有脑保护作用主要在于降低脑氧代谢率和脑葡萄糖代谢率，每降低1℃，脑氧代谢率和脑葡萄糖代谢率降低7%～10%，既已证明低温脑保护的机制与能量保存，抵消酸中毒解曲线的移动，缺血细胞 K^+ 外流减少等关系很少，关键还是代谢需氧量和葡萄糖需求量减少，麻醉和低温的降低对脑氧代谢率的影响并不完全一样，麻醉抑制大脑功能，脑氧代谢率降低，当脑电波平直时不再降低，而低温除抑制功能以外，还与抑制保持结构完整的代谢率有关。

（3）低温时脑血流量与脑代谢率的降低相平行，脑动静脉血氧差在低温时改变不大，提示血氧与释氧保持了大脑代谢要求的水平，体温下降1℃，脑血流量减少约7%，30℃时脑血流量减少一半，25℃时，仅为正常的25%，但全身血流量每降1℃，仅减少5%，这说明脑血流阻力的增大。

三、对呼吸系统的影响

（1）低温对自主呼吸的影响呈双相，先是兴奋以后逐渐抑制，呼吸浅慢与降温呈线性关系，24℃左右自主呼吸停止。

（2）由于机体仍需排除 CO_2，而通气功能受麻醉及辅助用药的抑制，所以低温时支持呼吸仍很重要，低温时气管舒张所以解剖和生理无效腔增大，但肺泡无效腔无改变。肺内 O_2 和 CO_2 交换不受影响。

（3）低温时，代谢降低，中枢神经又受低温直接影响，通气就降低，但 O_2 耗量和 CO_2 产生量呈平行性下降，所以商不变。即使深低温时，呼吸中枢的缺氧性驱动反应仍保持不变。

（4）血温下降可使氧合血红蛋白离解曲线左移，使氧释放到组织的量减少，血液酸血症又可使氧合血红蛋白离解曲线右移，使氧释放到组织的量增加，两者产生代谢平衡，从而可使动静脉血氧差仍保持正常。

四、对循环系统的影响

（1）低温引起的交感反应因麻醉和复合用药而削弱，但心排出量、心率和平均动脉压仍随降温幅度成比例性降低，但每搏量变化不多，外周阻力仍升高，心排出量的减少按心率减慢为主，28℃时是常温时的50%，20℃时约20%。而心率的减慢是由于降温后与全身总氧耗量的下降呈平行关系，心肌收缩速度随温度而降低，但心肌收缩力并不抑制，所以往往误解低温抑制心肌收缩。

（2）低温时心血管虚脱不是心肌收缩问题，事实是心律失常所致。28℃以下则心律失常发生率增多，QT 间期延长，ST 抬高和 S 波之后出现陡，峭波型，即所谓 Osborn 波，T 波或驼峰样征，当初以为是电流损伤，现已公认是室颤的预兆。

（3）低温引起的心律失常还有结性心律，室性期前收缩，房室阻滞和室颤，这也是意外情况下低温致死的主要原因，低温引起室颤的机制与心肌缺氧，生物电紊乱，自律神经失衡有关，心肌的氧供不能满足氧需即便常温下也可室颤，而冠脉血运减少，低温时继发冠脉收缩和血黏度增加大都是室颤（心肌缺氧）的诱因。

五、对肾功能的影响

（1）Vogt 等确认缺血期的进行性乳酸蓄积及 ATP 迅速降低（仅为对照组的20%）是导致肾细胞死亡的主要原因，低温可延长肾血流完全阻断的时限，在18～20℃下阻断肾血流90分钟，肾脏可不出现结构和功能改变，有报在21℃下完全阻断60分钟，可见轻度的结构和功能改变。

（2）低温34～26℃时，肾小管的酶活性直接受抑制，同时肾小管的再吸收能力也减弱，因此，尿量并不见减少，有时反而增加，26℃以下时，尿量则明显减少。20℃以下时，尿形成停止。低温26℃以上时，尿钠和氯的排泄增加，但26℃以下随尿量减少，其排泄量也下降，低温下钾的排出逐渐受抑制，27℃时钾的排出量约为正常的63%，且尿pH偏碱，复温后上述肾功能的变化均能迅速恢复。

（3）在常温下阻断降主动脉，肾功能可降至正常的10%，在低温下阻断肾血流，肾血流量及肾小球滤过率仅减少1/3。阻断2小时后的肾损害极轻；提示低温对肾缺血有保护作用。

六、对肝功能的影响

（1）临床在常温完全阻断肝循环20分钟，肝功能无明显影响，而35～40分钟时出现损害；但仍能完全恢复正常。

（2）在低温32～28℃下，肝循环完全阻断的时间可延长60分钟，但应注意，低温下门脉血流量及胆汁分泌减少，肝细胞内溶酶体、线粒体和微粒体活动受到抑制。

（3）肝脏的解毒能力下降，对葡萄糖、乳酸和枸橼酸等的代谢也降低。因此，在低温麻醉下应严防麻醉药逾量，并避免大量输注葡萄糖等溶液。

七、对酸碱和电解质的影响

（1）体表降温过程中，如果体表与内脏之间温差过大或麻醉过浅，可致寒战并氧耗剧增，CO_2产生增多，CO_2溶解度增多，HCO_3^-离子减少，导致$PaCO_2$升高，pH下降，即继发不同程度的代谢性酸血症。另一方面，寒战可致呼吸增深加快而出现暂时性呼吸性碱血症，但这仅能部分代偿代谢性酸血症，pH仍趋于下降，随着体温下降可出现呼吸抑制，若不及时纠正，可致明显的通气不足而加重酸血症。

（2）低温下血清钠、氯、镁的变化不大，而血清钾的离子则较明显，有人认为体表降温期间钾离子转移至细胞内，可造成细胞内钾潴留。同时血清钾偏低，这种状态尤以施行过度通气者为明显，往往可持续到循环恢复以后较长的一段时间，且一般不会自动纠正，故应在循环恢复以后至于术后近期，认真做好合理的补钾治疗。

八、对内分泌系统的影响

在麻醉或神经阻滞状态下，低温使脑，肾上腺皮质及髓质，甲状腺及胰腺等内分泌腺的功能都抑制。动物实验证明在28～25℃时，肾上腺皮质激素可减至正常的22.5%以下，26℃时肾上腺素和去甲肾上腺素的分泌减少近90%，因胰岛素分泌减少，血糖增多，复温后各内分泌腺功能都能迅速恢复，甚至出现功能亢进现象，只有抗利尿激素（ADH）在低温或复温后持续增加。

九、对血液系统的影响

随着温度的下降，血容量及血液成分均有改变，液体从血管中转移至组织间隙，使血容量减少，血液浓缩，血浆蛋白浓度增高，但总含量并无改变，嗜酸性粒细胞数减少，血液浓缩后血流速度减慢，并淤滞在末梢血管床中，特别在肝静脉系统中更为明显。纤维蛋白原及血小板均减少，在轻度及中度低温时凝血功能是减低的，但在20℃时，仍可引起血管内凝血。

（付伟新）

第三节　降温方法

一、麻醉处理

麻醉中应用低温时要做到三点：

（一）避免御寒反应

降温时若不能控制全身的防御反应，则引起寒战、代谢升高，体温难以下降，故降温必须在气管插管全身麻醉下进行。

（二）肌肉完全松弛

麻醉用药同一般全身麻醉。麻醉诱导多用静脉麻醉，气管内插管，术中维持常用静吸复合麻醉，必须保持足够的麻醉深度，并用肌松药，防止御寒反应及周围血管收缩以利降温，体温下降后，静脉麻醉药的降解过程比常温时缓慢，当体温降至32℃以下时，即应酌减麻醉药用量。

（三）末梢血管扩张良好

因此降温必须在全身麻醉状态下进行，要求一定麻醉深度，麻醉管理上应保持 $PaCO_2$ 在正常范围，以减少肺血管阻力及保持适当的脑血流量。

二、监测

（一）体温监测

在降温过程中，身体各部位温度下降是不均匀的，应同时监测几个部位的温度，常用的监测位置是代表中心温度的鼻咽、食管及直肠。鼻咽温度可反映脑的温度，食管段温度与心脏和大血管温度接近，故可称为中心温度，直肠温度可代表腹部脏器的温度。

（二）循环监测

降温早期若麻醉温度不够，机体有防御反应，血压升高，随着温度下降，心率减慢，血压也下降，在寒冷反应时，血管收缩，对血压监测有一定影响，需用动脉内置管直接测压，降温时有可能发生心律不齐，甚至心室纤颤，应给予心电图监测。

（三）其他监测

为了解降温期间机体有无缺氧，二氧化碳蓄积和血液酸碱值，血气监测很重要，其他还应监测尿量、电解质、血液黏稠度、血浆渗透压等。

三、降温与复温的方法

（一）体表降温与复温的方法

1. 冰水浴或冰屑法　全身麻醉深度相当于Ⅲ期1～2级，即可把患者直接浸泡在事先垫在患者身体下的橡皮布塑料薄膜0～4℃（儿童2～4℃）的冰水中或冰屑中降温。

（1）由于出水后机体需要经过血液流通才能使体表与体内组织间温度调整一致，体内温度在离开冰水后还要下降2～6℃，所以需要提前撤去冰水。一般在冰水中浸泡时间为10～20分钟，如降温不够时，可再用冰袋辅助降温至所需的温度。

（2）在手术主要步骤完成后即可开始复温，如用电热毯、变温水褥、热水袋或红外线等方法复温，复温装置的温度应控制在40～45℃，一般体温升至32℃即可停止复温，其后注意保温，等待体温自然升高，否则容易导致反应性高热。

（3）降温过程中，注意保护耳郭、会阴、指趾等末梢部位，避免冻伤。续降的温度和患者胖瘦、冰水浴时间和室温有关。若患者体瘦、冰水浴降温时间短，室温高，则撤去冰水后体温续降较少。患者肥胖，冰水浴时间长，室温低，体温续降就较多。

2. 冰袋、冰帽降温法　即在全身麻醉或自主神经阻断后，将冰袋放置血运丰富、血管浅在部位如颈部、腹股沟、腋下和腘窝等处，在头部戴上装有冰屑的橡皮帽或将头置于冰水槽中，使头部降温较身体其他部位更快、更低，以便更好地保护脑组织，停止降温后，体温续降幅度小，一般仅1~2℃，该法降温一般不能使体温降至30℃以下，也很少出现御寒反应，因此可以边降温边手术，常用于小儿降温。

（二）体腔降温法

体腔内血管极为丰富，其表面面积很大，也是良好的热交换场所，在胸腔和腹腔手术时，用0~4℃无菌生理盐水，倾注入胸腔或腹腔，通过体腔内血管进行冷热交换，当水温升高至10℃时应更换，直至达到预计温度。由于体腔温度降低时，体表皮肤不受寒冷刺激，所以很少出现御寒反应。在降温时冰水于胸腔直接接触心脏，容易产生心律失常，因此较少单独使用，仅作降温不够时的辅助措施。

（三）血流降温与复温法

即利用人工心肺机及变温器。在体外循环中进行降温和复温，一般血温和水温之差不宜超过10℃。降温速度0.5~1.0℃/min，体温降至预定温度后停止降温，并维持在该水平，待主要手术步骤完成，提高变温器水温，注意事项：

（1）加温血液不宜过快，如水温超过血温10℃，溶解在血液中的气体可能释出形成气栓。最高水温不宜超过42℃，以免红细胞破坏，一般体温升至36℃即停止复温，其后体温还下降1~2℃。

（2）本法特点为降温速度快，数分钟内可降至30℃，10~20分钟即可降至20℃以下，并可随时间调节体温的升降可控性能好。

（3）对血流丰富的重要脏器如心、脑、肝、肾的温度下降快，起保护作用，但皮下，肌肉温度下降缓慢，体内温差大，易导致代谢性酸中毒，复温时心脑温度可先回升，周围组织温度恢复较慢，又可减少代谢性酸中毒。

（四）深低温体外循环降温法

常用体表-体外循环联合降温，即先用体表降温至30℃，再开胸插管，用体外循环及变温器继续降温至22℃以下，停机阻断循环时将血液引流至贮血器，同时用4~10℃心脏停搏液持续灌注冠状动脉，在停跳前静脉注射硫喷妥钠10~30mg/kg，甲泼尼龙2.0g，呋塞米40mg及甘露醇25g可以减少中枢神经系统的并发症，在主要手术步骤完成后，再插入导管将贮存的血液输回体内，并开始用体外循环及变温器复温。

（付伟新）

第四节　低温的适应证

一、心血管手术

低温在心血管手术中应用最为广泛，耗氧量降低可延长循环暂停时间来进行心脏或大血管的修补手术，不损害脑及其他脏器的功能，某些心脏大血管疾病需要在“安全”的循环全停条件下进行，需要以下不同的低温深度配合。

（1）简单的直视心脏手术如继发性房间隔缺损，肺动脉瓣狭窄等，一般仅需要循环全停8~10分钟，可选用食管温度31~29℃的低温麻醉。

（2）需要循环全停35~40分钟，较复杂的心内直视手术，可选用食管温度28~26℃的较深低温麻醉。

（3）需要循环全停60~70分钟，甚至90分钟的复杂心内手术，可选用食管温度26~25℃加深的低温麻醉。

目前，体外循环手术时大都结合低温，由于氧耗的减少可以减少灌流量，减少血液的破坏增加安全性，有助于完成单纯体外循环不能解决的问题。

二、脑外科手术

（1）由于低温能降低脑的代谢及耗氧量，减轻脑水肿，降低颅内压，有利颅内手术施行。如对某些脑血管疾病，脑内血管畸形以及颈内动脉狭窄等手术，需要在暂时阻断局部血管下进行，为防止因而引起的脑局部组织缺血性损害，可选用鼻咽温度 30～28℃的低温麻醉，取其减少脑细胞 ATP 消耗和降低乳酸积蓄等作用，使脑内的能量得以较好的保存。

（2）30℃以上的低温可使脑血管处于收缩状态，故不宜采用。

（3）在手术全程中不宜施行过度通气，否则因 $PaCO_2$ 过低引起脑血管收缩，对预防脑组织损害反而不利。

三、低温治疗

对心搏骤停后脑复苏，重度创伤，脓毒性休克及某些中毒性，代谢性疾病，如甲状腺功能亢进性危象，病毒性脑病，恶性高热等疾病，可选用 33～32℃低温作为一种特殊的治疗措施。实践证实，利用低温减少氧耗降低代谢，减轻心脏做功，防止脑水肿，产生血液抗凝，抑制酶活性及细菌活动等有益的作用，可加快脑细胞恢复，改善心功能，减少细菌毒素危害和防止肝肾衰竭，特别在心脑复苏的治疗中，以低温结合脱水为主的综合疗法已被公认为缺氧性脑组织修复的最有效措施。大量实验研究证明了低温对脑缺血的保护作用，比较认可的机制如下：

（1）降低脑代谢率。

（2）抑制兴奋性氨基酸递质的释放。

（3）增加神经元内泛素的合成。

（4）抑制自由基的产生。

（5）抑制具有细胞毒性作用的一氧化氮、白三烯、去甲肾上腺素的生成和释放；保护血－脑屏障，减轻脑水肿，改善缺血后低灌注及防止再灌注损伤。

（付伟新）

第五节　低温的并发症

一、酸中毒

低温时组织灌注不足氧供减少，可有代谢性酸中毒，应纠正酸中毒随着体温下降，自主呼吸逐渐减慢变浅，可致呼吸性酸中毒。但忌过度通气，以免组织摄氧进一步减少。

二、心律失常

在降温过程中，可出现各种心律失常，其中最严重的是心室纤颤，特别是未开胸之前发生最危险。体温在 28℃以下发生机会明显增多。成人发生室颤的临界温度 26～28℃，儿童体温可降至更低不发生室颤。

三、复温性休克

体温升至 28℃以上后，若复温速度过快，则可能发生血压下降，心率增快，心排血量下降等休克体征，这可能是由于复温过快，机体由代谢低下迅速转为亢进，氧耗量因而剧增，而各器官功能尚未恢复正常，因此导致代谢障碍。

四、胃肠出血

长时间低温或深低温患者，术后 1 周可发生胃的应激性溃而出血，或因低温期间血流滞缓，形成小肠动脉栓塞致内脏出血。

五、脑血管痉挛和脑损害

温降至 30℃以下时，易发生脑血管痉挛继而发生脑损害，术后可能出现癫痫发作、意识障碍、肌强直、瘫痪、智力减退和精神变态等。

六、局部组织的冻伤和烫伤

低温麻醉时，肢体末梢易造成冻伤，用热水袋复温时，其水温超过 50 ~ 60℃，即可造成烫伤。

七、御寒反应

防止御寒反应的主要措施是适当加深麻醉。

（付伟新）

第八章

产科麻醉

第一节　妊娠及分娩期生理改变

妊娠围生期母体解剖学和生理学的实质性改变继发于：①激素活性的变化；②胎儿－胎盘系统导致的母体新陈代谢需求的增加和生化的改变；③子宫增大导致的机械性压迫。产妇的这些生理改变对麻醉生理、药理和麻醉管理技术产生了重要影响。对于并发其他疾病的产妇，这些生理改变的影响更大。

一、心血管系统的改变

心血管系统的改变贯穿整个孕期，包括：①血容量增加和血液系统改变；②心排血量的增加；③血管阻力下降；④仰卧位低血压。

（一）血容量和血液系统

由于肾素－血管紧张素－醛固酮系统亢进所导致的水钠潴留，母体血容量从怀孕的前3个月就开始增加。导致这些变化的原因可能是孕囊分泌的共同体酮不断增加。与非孕期相比，足月产妇血浆蛋白的浓度降低，其中清蛋白减少25%，总蛋白减少10%。因此在整个孕期中，产妇的血浆胶体渗透压从27mmHg逐渐下降到22mmHg。足月产妇的血浆容量比孕前增加了约50%，红细胞容积仅增加约25%。这种增加的不平均导致妊娠期生理性贫血。即使在足月期，血红蛋白（Hb）通常应保持在11g/dl以上，妊娠期间血红蛋白小于11g/dl都应警惕贫血。由于孕期心排血量增加，孕妇生理性贫血并不导致机体氧供减少。足月时增加1 000～1 500mL的额外血容量有助于弥补阴道分娩时的预计失血量（300～500mL）和标准术式剖宫产中的预计失血量（800～1 000mL）。分娩后，子宫收缩导致血液回输多达500mL，也可以弥补分娩中的血液流失。孕妇白细胞增多是一种常见现象，通常与感染无关。白细胞增多是指白细胞（WBC）计数大于10 000/mm^3。在怀孕期间，WBC计数正常范围可以升高到13 000/mm^3。通常而言，足月时中性粒细胞增加，而在分娩时中性粒细胞增加更多，通常达到34 000/mm^3。这些变化通常在分娩后4～5天恢复正常。

孕期血液系统处于高凝状态，尤其是凝血因子Ⅰ（纤维蛋白原）和凝血因子Ⅶ显著增加，其他凝血因子轻度增加。因子Ⅺ、因子Ⅻ和抗凝血酶Ⅲ则降低，因子Ⅱ和因子Ⅴ通常保持不变。这些变化导致正常孕妇的凝血酶原时间（PT）和部分凝血活酶时间（PTT）下降约20%。由于血液稀释，血小板计数可保持正常或略有下降（10%）。然而8%的健康产妇血小板计数低于150 000/mm^3。妊娠期血小板减少症的产妇，如果没有并发其他血液系统疾病，那么其血小板计数通常不会降低至70 000/mm^3以下。但这种妊娠期血小板减少症与产科异常出血无关。妊娠期血小板减少症的发生与血液稀释和血小板寿命缩短有关，是一种排除性诊断。必须排除其他更为重要的诊断，例如特发性血小板减少性紫癜和HELLP综合征（溶血，肝酶升高，血小板降低）等。

血栓弹力图（TEG）是一项反映整体凝血功能的检查，可以提供有关凝血变量的信息，包括血小板功能和凝血因子的作用。在妊娠末期，TEG分析可以反映血液的高凝状态，包括血凝块形成的启动时间（R）缩短、达到特定血凝块强度时间（K）缩短、血凝块生成速率（α）增加，以及血凝块强度（MA）增加。虽然TEG分析中各参数变化出现的时间和程度不同，但大多数变化从孕早期就已开始。

（二）心排血量

与孕前相比，孕妇心排血量在孕早期的后段大约增加35%，在孕中期的后段则继续增加40%～50%，然后在孕晚期维持不变。此时心排血量的增加是由于每搏量（25%～30%）和心率（15%～25%）的增加所致。在分娩时心排血量进一步增加，并随每次宫缩而波动。与分娩前相比，心排血量在第一产程增加10%～25%，在第二产程增加约40%。分娩结束时心排血量增至最大值，与产前相比，此时的心排血量增加了80%～100%。这种心排血量的骤增继发于分娩后子宫收缩的血液自体回输、胎盘绒毛间隙剥离导致的循环容积下降，以及主动脉-腔静脉压迫解除后下肢静脉压的下降。对于并发心脏病产妇而言，心排血量的剧烈波动是其分娩后的一项独立危险因素，特别是对于那些并发心脏瓣膜狭窄和肺动脉高压的产妇。大约产后24h，产妇的心排血量开始下降；产后2周，产妇的心排血量开始向孕前水平显著下降；产后12～24周，产妇的心排血量恢复至孕前水平。

（三）外周血管阻力

尽管妊娠期间的心排血量和血浆容积增加，但是其外周血管阻力降低还是可以导致体循环血压下降。孕妇的收缩压、舒张压和平均动脉压受其体位和分娩次数的影响，但是这些血压参数都可能随着妊娠的进展而降低5%～20%，直到妊娠20周后才朝着孕前水平逐渐升高。动脉收缩压下降的幅度大于舒张压。尽管孕妇血浆容积增加，但是由于同时伴随着静脉储存容积的增加，所以中心静脉压和肺毛细血管楔压保持不变。

（四）主动脉-腔静脉压迫

妊娠子宫对主动脉-腔静脉的压迫导致孕妇仰卧位时血压下降。约15%的足月产妇出现仰卧位低血压（定义为平均动脉压下降幅度大于15mmHg且心率升高幅度大于20次/分），临床表现为出汗、恶心、呕吐和神志改变。这一系列的临床征象被称为仰卧位低血压综合征。足月产妇在仰卧位时下腔静脉几乎被完全压扁，进而导致下腔静脉回流受阻，以及硬膜外静脉、奇静脉和椎静脉回流代偿性增加。另外，15%～20%的孕妇出现主动脉-腔静脉受压。下腔静脉在仰卧位时受压不仅导致每搏输出量和心排血量降低10%～20%，还可以加重下肢静脉血淤积，进而增加足踝水肿、下肢静脉曲张甚至静脉血栓形成的风险。

大多数孕妇可以代偿仰卧位时主动脉受压所导致的低血压。其中一个代偿机制是反射性地增加交感神经活性，进而提高外周血管阻力，在心排血量降低的情况下维持动脉血压的稳定。由此可见，对于进行椎管内麻醉和全身麻醉的产妇，麻醉降低了交感神经张力，损害了机体的血压代偿反应，从而增加了仰卧位时低血压的风险。妊娠子宫对腹主动脉的压迫导致了孕妇下肢动脉血压的降低，但是上肢血压测量值并不随之降低。因此，即使孕妇在仰卧位时没有低血压症状，其子宫和胎盘的血流也可能出现降低。即使健康产妇，长时间的母体低血压也可以显著减少子宫血流，导致胎儿进行性酸中毒。

因此，进行椎管内阻滞下分娩镇痛或剖宫产的孕妇应避免仰卧体位。左侧卧位可以减轻产妇腹主动脉和下腔静脉的压迫，减小血压的降低幅度，从而维持子宫和胎儿血流的稳定。左侧卧位的摆放方法可以通过旋转手术台保持患者左侧倾斜，或者在患者右侧臀部下垫一个高10～15cm的毯子或楔形垫实现。

下腔静脉受压部位下方的静脉压力升高，从而导致下半身的静脉血代偿性地通过椎旁静脉丛回流至奇静脉。静脉血再通过奇静脉回流至上腔静脉，从而绕过下腔静脉梗阻部位以维持回心血量。孕期硬膜外静脉的扩张增加了硬膜外导管置入位置的不确定性，可能导致大量局麻药物被意外注入血管。大量局麻药物进入血液，作用于心血管系统和神经系统，可能导致严重的后果，甚至可能出现全面的血流动力学抑制、癫痫发作甚至死亡。因此，在椎管内阻滞开始时先使用非中毒性的小试验剂量局麻药可以降低硬膜外导管意外置入血管所致的风险。硬膜外镇痛一节对这项技术进行了描述。

一个正常孕妇心血管系统的变化也是十分显著的。心脏听诊可以闻及第一心音（S_1）增强以及三尖瓣、二尖瓣先后关闭产生第一心音的分裂音。在孕晚期通常可闻及第三心音（S_3）。由于血容量增加和血液湍流，在少数妊娠者甚至可闻及第四心音（S_4）。但 S_3 和 S_4 都没有明显的临床意义。另外，在胸骨左缘常可闻及特征性的2/6级收缩期喷射样杂音，这是由于心脏容量增加造成三尖瓣环扩张后轻度反流所致。如果孕妇出现胸痛、晕厥、大量心脏杂音和明显呼吸急促或严重心律失常的临床表现，就应该进行相应的诊断和治疗。

二、呼吸系统变化

妊娠期呼吸系统的显著变化包括：①上呼吸道的变化；②肺容量及每分通气量的变化；③氧耗及代谢速率的变化。

（一）上呼吸道

妊娠期孕妇毛细血管充盈，口咽、喉以及气管组织脆性增加，黏膜表层水肿，不仅增加了上呼吸道操作时出血的风险，也增加了通气困难和气管插管困难的风险。所以，对上呼吸道进行任何操作，如吸痰、气管插管、喉镜暴露等，都要求动作尽可能轻柔以预防上呼吸道损伤出血（应该避免经鼻操作）。另外，由于孕妇上呼吸道水肿，在拔除气管导管后麻醉苏醒的早期阶段存在气道梗阻的危险。

因此，为了减少孕妇呼吸道水肿导致的气管插管困难，应该尽量减少喉镜暴露的次数并且使用较小型号的气管导管（内径6～6.5mm）。对于并发先兆子痫和上呼吸道感染的孕妇，以及阴道分娩时主动用力导致静脉压升高的产妇，其呼吸道水肿的程度可能更加严重。另外，由于孕妇体重增加，特别是矮胖体型的孕妇，其脖子较短和乳房组织较多，可能导致喉镜暴露困难。因此，所有孕妇在进行气管插管之前都应该保持良好的插管体位，并且准备好所有合适的插管工具。

（二）每分通气量和氧供

胎盘和胎儿的不断生长导致氧耗和二氧化碳生成量增加，孕妇的每分通气量在孕早期就比怀孕之前增加45%～50%。由于潮气量增加和呼吸频率的轻微增快，导致每分通气量增加。母体在孕早期因每分通气量增加，使 $PaCO_2$ 从40mmHg下降至30mmHg左右。由于肾代偿性地增加碳酸氢根离子的分泌（足月时的碳酸氢根通常为20～21mEq/L），动脉血pH维持轻度偏碱（通常为7.42～7.44）。由于过度通气和肺泡内 CO_2 降低，妊娠早期母体吸入空气时动脉氧分压大于100mmHg。随着妊娠的继续，母体 PaO_2 逐渐恢复正常或轻度下降，最可能的解释是尽管孕妇通气时潮气量正常，但是存在小气道的闭锁和肺内的分流，孕妇从仰卧位改为侧卧位时，动脉氧分压可以得到明显改善。母体血红蛋白氧离曲线右移，P_{50}（50%的血红蛋白被氧合时的血氧分压）从27mmHg上升至大约30mmHg。母体较高的 P_{50} 而胎儿较低的P50意味着胎儿血氧结合力更强，便于胎儿通过胎盘摄取氧气。

足月产妇氧耗增加20%，分娩第一产程的氧耗较产前上升40%，第二产程则上升75%。在分娩时由于疼痛导致产妇出现严重的过度通气，$PaCO_2$ 下降，有时降低至20mmHg以下。

（三）肺容量

孕妇不断增大的子宫将横膈推向胸腔，足月时功能残气量（FRC）下降20%。FRC下降是由于其呼气储备量（ERV）和残余肺容积（RV）均降低。然而，闭合容量（CC）维持不变，导致FRC/CC比值下降，进而导致肺容量减少时小气道快速闭合，特别是当孕妇仰卧位时，许多小气道的FRC甚至小于CC，导致肺不张的发生率升高。妊娠期间肺活量无变化。因此，每分通气量增加和FRC下降导致孕妇肺泡中吸入麻醉药的浓度上升得更快。

由于氧储备降低（继发于FRC下降）和氧耗增加（由于新陈代谢率上升），孕妇在全身麻醉（简称全麻）诱导期比非妊娠妇女更容易出现氧饱和度下降和低氧血症。为了减少这些生理变化导致的风险，对孕妇进行全身麻醉诱导前必须严格地给氧去氮。在全身麻醉诱导前面罩吸入100% O_2 3min，或者在快诱导插管前进行4次深大呼吸超过30s以上的纯氧吸入，可预防气管插管时低氧血症的发生。孕妇呼吸道水肿加重了通气和气管插管的困难程度，并进一步增加了妊娠期间全身麻醉并发症的发生风险。

三、消化系统变化

妊娠中期后，孕妇全身麻醉诱导时胃内容物反流误吸以及发生吸入性肺炎的风险增加。妊娠子宫将胃及幽门向头侧推移，导致横膈下食管向胸腔移位，降低了食管下段括约肌的张力。妊娠期间雌激素和孕激素水平升高，进一步降低了食管下段括约肌的张力。胎盘分泌的胃泌素可以使胃壁分泌的氢根离子增加，从而导致孕妇胃内 pH 降低。上述消化系统的改变及增大的子宫对胃的挤压进一步增加了孕妇出现胃酸反流误吸的风险。孕妇反流性食管炎比较常见（胃灼热症状），并随着妊娠的继续而不断加重。另外，分娩发动时导致的胃排空延迟、疼痛、焦虑、使用阿片类药物以及饱胃都可能增加产妇反流误吸的风险。然而有研究显示，在分娩发动之前，产妇的胃排空时间并无延长。单独使用局麻药物进行硬膜外镇痛不延长胃排空时间，相比之下在硬膜外腔注射芬太尼可以延长胃排空时间。

所有产妇都应被视为饱胃患者，在麻醉诱导期间存在较高的胃内容物误吸风险。因此，超过孕中期的孕妇进行全身麻醉时必须采取规范的措施，包括使用非颗粒型抑酸药、实施快速序贯诱导技术、环状软骨压迫和气管插管等以降低误吸风险。麻醉诱导前使用抑酸药可以降低误吸性肺炎的发生率和严重程度。对于处于分娩活跃期、需要全身麻醉的产妇，甲氧氯普胺联合非颗粒型抑酸药（例如枸橼酸钠 30mL）的使用可以有效地减少胃内液体量。甲氧氯普胺可以在使用 15min 之后明显减少胃容量，但阿片类药物可以减弱甲氧氯普胺的这种作用。H_2 受体拮抗剂可以在注射大约 1h 后升高孕妇胃液的 pH。最近一项 Cochrane 回顾分析显示，与单独使用非特异性抑酸药和不使用药物治疗相比，联合使用非颗粒型抑酸药和 H_2 受体拮抗剂对降低胃酸浓度更有效。近期美国麻醉医师协会（ASA）的产科指南指出，对于进行剖宫产或产后输卵管结扎等产科手术的患者，术前应该考虑及时使用非颗粒型抑酸药、H_2 受体拮抗剂和（或）甲氧氯普胺以预防误吸的发生。

四、肝胆系统变化

孕妇肝血流没有明显的变化。其肝功能指标，包括天门冬氨酸谷草转氨酶（AST）、谷丙转氨酶（ALT）和胆汁酸都处于正常水平的上限。孕妇血浆蛋白和白蛋白浓度降低，导致高蛋白结合率的药物在血浆中游离浓度上升。从孕 10 周到产后 6 周，患者的血浆胆碱酯酶活性下降 25% ~30%。胆碱酯酶活性下降可能并不明显延长琥珀胆碱或美维松的临床肌松效应，但在拔除气管导管之前仍应判断孕妇的肌松恢复状况。由于胎盘的分泌作用，孕妇体内碱性磷酸酶的血浆浓度大于正常值的两倍。妊娠期胆囊的位置发生变化并且排空不全，从而导致孕妇患胆囊疾病的风险增加。孕妇的胆囊切除率为 1/5 000 至 1/1 600。

五、泌尿系统变化

妊娠第 3 个月孕妇肾血流和肾小球滤过率就上升了 50% ~60%，并且一直持续到产后 3 个月。由于妊娠期肌酐、尿素氮和尿酸清除率上升，正常孕妇血浆尿素氮和肌酐的实验室正常值上限下降了大约 50%。由于孕妇的肾小管重吸收能力下降，其尿蛋白和尿糖水平通常增高。孕妇 24h 尿蛋白定量正常值的上限为 300mg，而尿糖定量正常值的上限则为 10g。

六、神经系统变化

通常认为孕妇对局麻药和吸入麻醉药的敏感性增高，其吸入麻醉药的最低肺泡有效浓度（MAC）降低。动物实验研究显示，怀孕动物的 MAC 下降 40%，而人类孕早期 MAC 下降 28%。吸入麻醉药物的 MAC 和制动效应在脊髓水平。一项脑电图的研究显示，妊娠妇女和非妊娠妇女的大脑对七氟烷的麻醉反应无明显差别。孕妇 MAC 下降的机制依然不明，可能有多种因素参与，推测孕激素在其中发挥了一定的作用。

孕妇对局麻药更加敏感。与非妊娠妇女相比，孕妇只需较小剂量的椎管内局麻药就可以获得相同的椎管内麻醉效果。足月产妇硬膜外静脉充盈，导致硬膜外腔容量和蛛网膜下隙脑脊液容量减少。虽然孕妇整个孕期脑脊液的压力并不上升，但分娩时由于子宫收缩和挤压，导致其脉冲式地升高。尽管椎管内容积减少有利于局麻药的扩散，但是从孕早期开始，孕妇椎管内阻滞的局麻药需要量就开始下降，而这个时候主动脉－腔静脉的压迫或其他机械和压力的改变还没有出现。因此，孕妇麻醉敏感性上升和局麻药需求量下降可能是由生化因素导致的。

（葛　健）

第二节　子宫和胎盘生理

母体和胎儿的血液循环在胎盘交汇。胎盘由母体和胎儿组织共同组成，是两系统生理交换的平台。胎盘包括绒毛膜和基蜕膜两部分，中间被绒毛间隙所分隔。母体血液通过子宫动脉进入胎盘，通过螺旋动脉到达绒毛间隙。胎儿血液通过两条脐动脉进入胎盘，最终形成脐毛细血管到达绒毛间隙。经过胎盘的交换，富含营养物质且已将废物排出的血液通过一条脐静脉再返回至胎儿体内。

一、子宫血流

了解孕妇子宫胎盘血流状况对制订适当的临床方案是十分重要的。妊娠期间子宫的血流量逐渐增加，从孕前的大约100mL/min逐渐增多至足月期的700mL/min（约占心排血量的10%）。大约80%的子宫血流灌注至胎盘绒毛间隙，其余的血流则灌注子宫肌层。子宫血流的自我调节能力很低，血管床基本上都处于完全扩张状态。子宫和胎盘血流量由母体的心排血量控制，与子宫灌注压呈正相关，与子宫血管阻力呈负相关。子宫灌注压在母体发生低血压时降低，其原因包括：血容量减少、主动脉－腔静脉受压、全身麻醉或椎管内麻醉导致的交感神经阻滞和外周循环阻力降低等。子宫静脉压升高也降低子宫灌注压，常见于仰卧位腔静脉受压、子宫收缩时间过长或过频，以及分娩中腹肌用力时间过长（Valsalva动作）等。另外，分娩疼痛时过度通气导致重度低碳酸血症（$PaCO_2 < 20mmHg$），可能减少子宫的血流，导致胎儿低氧血症和酸中毒。

只要避免椎管内麻醉时的低血压，椎管内麻醉本身并不影响子宫的血流。无论是椎管内麻醉还是全身麻醉，都应该及时纠正母体的低血压。

内源性儿茶酚胺和外源性缩血管药物都有不同程度的增加子宫动脉阻力和减少子宫血流的作用。对妊娠母羊的研究显示，α受体激动剂甲氧明和间羟胺可以增加子宫动脉阻力从而减少子宫血流，但是麻黄碱在升高母体动脉血压的同时不减少子宫的血流。因此，麻黄碱通常被认为是治疗产妇椎管内麻醉低血压的首选药物。但是越来越多的临床实验却显示了完全相反的结果，即去氧肾上腺素（α受体激动剂）用于预防和治疗孕妇椎管内麻醉低血压或仰卧位低血压时，不仅升压效果比麻黄碱好，并且可以减少胎儿酸中毒的发生。

二、胎盘交换

（一）氧气转运

母体和胎儿氧气交换的影响因素较多，包括母体－胎儿的胎盘血流比值，母体－胎儿循环的氧分压梯度，胎盘的扩散交换能力，以及母体－胎儿各自的血红蛋白浓度、氧亲和力和血液酸碱度（Bohr效应）。胎儿的氧离曲线左移（高氧亲和力）和母体氧离曲线右移（低氧亲和力）有利于氧气从母体转运至胎儿。即使孕妇吸入100%的纯氧，胎儿的血氧分压（通常为40mmHg）也不会超过60mmHg。因为大量氧气到达胎盘－胎儿系统之前就被解离了。动物实验显示，在母体氧供下降至正常值的50%之前，胎儿的氧需都可以通过加强氧的解离来得以满足。CO_2可以十分容易地穿透胎盘，其转运仅受限于胎盘血流而不受扩散能力的影响。

（二）药物转运

大多数药物和其他分子量小于1 000的物质主要通过单纯扩散途径进行母体－胎儿交换。药物扩散的速度和峰值取决于多种因素，包括母体－胎儿浓度梯度、母体蛋白结合率，以及药物分子量、脂溶性和解离程度等。母体血药浓度是决定最终有多少药物进入胎儿体内的主要因素。非去极化肌松药的高分子量和低脂溶性特性决定了其通过胎盘的能力有限。琥珀胆碱分子量较小但解离程度较高，因此，一般临床剂量的琥珀胆碱难以通过胎盘屏障。因此，全身麻醉下行剖宫产手术一般不会导致胎儿或新生儿肌肉松弛。由于肝素和格隆溴铵电离程度高，极少通过胎盘。相比较而言，苯二氮䓬类药物、局麻药物和阿片类药物分子量较小，因此易于通过胎盘屏障。

胎儿血液比母体血液偏酸，较低的 pH 导致弱碱性药物（例如局麻药物和阿片类药物）以非离子形态通过胎盘进入胎儿血液后变为离子状态。由于这些离子化的药物通过胎盘返回母体的阻力更大，从而不断蓄积在胎儿体内，甚至高于母体血药浓度，这一过程被称为“离子障”。胎儿窘迫时胎儿血 pH 更低，更容易导致高浓度弱碱性药物的蓄积。高浓度的局麻药物降低新生儿的肌张力。在孕妇椎管内麻醉中，局麻药误注入血管内时，极高浓度的局麻药物可以对胎儿产生各种各样的影响，包括心动过缓、室性心律失常、酸中毒和严重的心脏抑制等。特殊的麻醉和镇痛药物的胎盘转运和胎儿摄取将在后面分娩镇痛和剖宫产麻醉方法的内容中进行详细叙述。

三、胎儿血液循环及生理

妊娠期间胎儿血容量不断增加，胎儿－胎盘血液循环中大约有 2/3 的血液在胎盘中运行。孕中期和孕晚期的胎儿血容量和体重比约为 120～160mL/kg。因此，正常的足月胎儿血容量大约有 0.5L。尽管胎儿的肝功能还没有成熟，但已可以不依赖母体循环系统合成凝血因子。胎儿血浆中凝血因子的浓度随着孕周增加而不断上升，并且不通过胎盘屏障。然而，胎儿组织损伤后，血液凝结能力仍低于成人。胎儿独特的血液循环结构有助于降低脐静脉中高浓度药物带来的风险。因为胎儿大约 75% 的血液首先通过脐静脉进入肝进行代谢，从而明显降低了进入大脑和心脏血液中的药物浓度。胎儿和新生儿的肝酶系统代谢活性低于成人，但是依然可以代谢大多数药物。另外，药物通过胎儿的静脉导管进入下腔静脉后被来自下肢和盆腔脏器的不含药物的血液所稀释。这些胎儿独特的解剖特点使胎儿血浆药物浓度明显低于母体。

（葛　健）

第三节　产程

分娩起始于反复的子宫收缩和随之造成的宫颈扩张。实际上，分娩的准备工作在分娩活跃期之前几小时或几天就开始了，即通过炎性细胞的浸润和局部细胞因子的释放而介导炎症反应，从而促进宫颈软化。目前尚不明确调控自然分娩启动所需要的信号通路。规律而有序的宫缩导致宫颈进行性扩张直至消失。如果产妇到了预产期却没有启动自然分娩，则可以通过各种药物或方法作用于胎儿和母体来触发分娩。

分娩是一个连续的过程，常将其分为第一产程、第二产程和第三产程。第一产程包括宫颈的变化，从厚实、闭合的宫颈扩张至完全开放到大约 10cm，容纳胎儿娩出。这一阶段可以进一步分为潜伏期和活跃期。第二产程是宫口全开到胎儿娩出。第三产程为胎盘娩出期。第一产程的过程特点最早见于 Emanuel Friedman 的研究，其中将宫颈扩张－时间曲线描述成 S 形关系。这种 S 形的曲线关系已经被许多研究所质疑，因为几乎没有证据表明宫颈在宫口开全（大约 10cm）之前存在一个减速期。然而，第一产程被分为宫颈慢速扩张的潜伏期和宫颈快速扩张的活跃期的观点已经受住了时间和现代技术的考验。

异常分娩包括分娩潜伏期异常缓慢、活跃期停滞以及胎头下降停滞（第二产程失败）。异常分娩又称为难产，常见原因是异常子宫收缩、头盆不称或胎位不正。产科医师经常通过蒙特维多亚单位来衡量子宫收缩能力。蒙特维多亚单位是指 10min 内宫缩的强度（mmHg，通过宫腔内导管测压）与宫缩次数的乘积。难产的诊断主要根据产程分娩指标偏离人群正常值，然而产妇个体间正常分娩的产程指标也存在显著的差异。通常而言，经产妇分娩的速度更快。产程的差异受到人群因素和基因因素的影响。已经有研究证实大体重产妇、高龄产妇和巨大胎儿与分娩迟缓有关。流行病学研究证实了遗传因素对产程的影响。特别是有研究显示 β_2 肾上腺素受体和催产素受体结构的多样性导致了不同产妇的产程差异。部分产妇对内源性或外源性催产素的反应异常低下，从而导致子宫收缩异常；部分产妇对 β_2 肾上腺素受体激动剂或内源性儿茶酚胺的反应异常增高，从而抑制了宫缩。

许多观察性研究指出硬膜外镇痛与产程延长有关，可是这种相关性在前瞻性随机研究中却未被证实。目前尚不清楚硬膜外镇痛是否与产程延长有关，当然还有许多互相关联的因素会导致这种相关性存在。可以明确的是，患者的疼痛越剧烈，对镇痛的需求就越迫切，就会越早地提出镇痛要求。一项大样本量的前瞻性研究将产妇随机分为早期镇痛组和晚期镇痛组，结果均显示椎管内镇痛既不延长第一产程的时间，也不增加剖宫产的发生率，即使在分娩早期进行硬膜外镇痛，也不会导致剖宫产率增加。有人将早期的观察性研究和近期的随机对照研究进行了对比，推测在椎管内镇痛中使用了不同的低浓度局麻药物是导致这些研究得出不同结论的原因。但事实并非如此。早期的一项研究显示，椎管内使用 0.25% 布比卡因与 0.1% 布比卡因相比较，并不增加剖宫产概率。其生理机制是子宫平滑肌并不受运动神经支配，因此不受局麻药的影响。目前尚不清楚感觉传导阻滞或局麻药活性降低子宫收缩能力的生理机制。与之相反，几个前瞻性研究显示椎管内麻醉可以导致第二产程一定程度的延长（大约 15min）。这是因为胎儿的分娩过程需要母体腹部和盆腔肌肉的参与，而运动神经传导和感觉神经反馈能力的下降会影响分娩用力时的肌肉配合。如果在第二产程中阻滞的效果太强而减弱了肌肉的协调收缩，则需要适当减少椎管内局麻药物的用量。完善的分娩镇痛可以使产妇舒适地忍受较长的第二产程，此过程中有效的宫缩可将胎儿推向更低的位置，以便于产妇在阴道分娩时用力。

（葛　健）

第四节　分娩监测和胎儿监测

分娩中的胎儿监测是为了尽可能准确评价胎儿状态和及时发现胎儿窘迫，以便于采取相应的治疗措施来避免胎儿永久性损伤的发生。电子胎儿监测（EFM）是一种包括胎心率（FHR）和宫缩的联合监测。胎心监测自从 20 世纪 60 年代发明以来迅速而广泛地被应用，2002 年在全美有 85% 的产妇在分娩中进行了胎心监测。临床医务工作者对胎心变化曲线的解读经常有各种各样的意见。一项 Meta 分析显示，电子胎儿监测比间断胎心听诊更能减少胎儿的风险［相对危险度（RR）0.5］，但是不能降低围生期胎儿死亡率和脑瘫的风险。使用电子胎儿监测增加了剖宫产和助产术的采用率。

胎心监测仪大多通过体表超声多普勒探头来监测胎儿的心率（宫外监测），但有时也可以通过子宫内的一个胎儿头皮电极来获取连续而精确的胎心数据（宫内监测）。宫内监测通过头皮极采集的胎儿心电图 R 波的波峰或波谷电压来测量胎心率。需要注意的是，这种电极只能在宫颈张开及破膜之后放置。胎儿窘迫激活中枢或外周化学感受器和压力感受器，产生各种中枢神经系统代谢的变化，影响胎儿大脑和心率。胎心率变化的方式和特点为评估胎儿状态提供了依据。2009 年美国妇产科学会（ACOG）对胎心监测相关名词的定义、图形的解读和临床处理进行了重新修正。正确地理解宫缩和胎心监测指标及临床意义，对于麻醉医师、产科医师、产科护士和助产士能否在紧急情况下进行良好的沟通是十分重要的。

一、宫缩监测

宫缩可通过宫外监测，也可通过宫腔内压力传感监测。宫外监测只能测量宫缩的频率，宫内监测可以定量测量子宫腔内的压力。最新 ACOG 指南建议将 30min 时间窗内每 10min 宫缩计数的平均值作为定量指标。将正常的子宫收缩定义为 30min 的时间窗内每 10min 子宫收缩平均小于或等于 5 次。子宫收缩过频被定义为 30min 的时间窗内每 10min 宫缩平均超过 5 次。子宫收缩过频多见于自然分娩或引产，可以分为有胎心减速的宫缩过频和无胎心减速的宫缩过频。术语“子宫过度刺激”和“子宫过度收缩”不再继续使用。可根据分娩时具体的临床状况来对宫缩过频进行不同的治疗，但是这些治疗方案都需要使用短效子宫松弛药物，包括静脉注射或舌下含服的硝酸甘油和选择性的 β_2 受体激动剂特布他林。

二、胎心率曲线

FHR 曲线可以非特异性地反映胎儿酸中毒。除了胎儿酸中毒之外，有众多因素对 FHR 曲线产生干扰，因此应结合当时的临床状况和母体及胎儿的其他并发症综合判断。一种类型的晚期胎心减速是由于宫缩时子宫胎盘功能不全导致胎儿大脑相对缺氧，兴奋交感神经，升高胎儿血压，进而激活压力感受器，反射性地减慢胎儿的心率。另一种类型的晚期减速是由于胎儿缺氧时心肌抑制所致。早期胎心减速往往与子宫收缩有关，可能是胎头受压导致迷走神经兴奋的结果。然而有人认为这种早期胎心减速是一种良性的变化，往往预示着出现与宫缩相关的晚期胎心减速，并且可能会演变为更典型的晚期胎心减速。多变的胎心减速与脐带受压有关。正弦 FHR 曲线与胎盘早剥有关，预示病情的恶化。一般而言，胎心减速而 FHR 变异消失则预示着胎儿酸中毒。重度胎心减速（FHR＜70bpm 并持续 60s 以上）与胎儿酸血症有关，预示胎儿极度危险，如果合并 FHR 变异消失，则预示病情更加危急。以下章节将叙述不同种类 FHR 曲线的类型及特点。

三、胎心率曲线的分类

最新推荐使用 FHR 三级分类系统对胎儿进行评估。这个系统可以对胎儿在某个特定时刻的状态进行评价，必须明确胎儿的状态可以随着时间在三级分类之间来回转变。

Ⅰ类 FHR 曲线是正常曲线，反映了观察期间胎儿正常的酸碱状态，因此不需要特殊的临床处理。Ⅰ类 FHR 曲线的特征包括：①FHR 基线为每分钟 110～160 次；②中度 FHR 基线变异；③无晚期或可变胎心减速；④有或无早期减速；⑤有或无胎心加速。

Ⅱ类 FHR 曲线不是确定的曲线，包括所有不能被列为Ⅰ类或Ⅲ类 FHR 曲线的图形。几种常见的Ⅱ类 FHR 曲线包括：①胎心过速；②刺激胎儿后没有诱发出胎心加速；③延长胎心减速时间超过 2min，但不超过 10min；④反复出现的晚期减速合并中度的基线变异。Ⅱ类 FHR 曲线并不能预测胎儿的酸碱异常，因此需要结合所有临床表现来进行反复监测和评估。在某些情况下，可以进行额外的测试来了解胎儿的情况，或者采取宫内复苏技术来改善胎儿的状态。

Ⅲ类 FHR 曲线是一种异常胎心曲线，反映了在监测期间胎儿异常的酸碱状态。Ⅲ类 FHR 曲线的特征包括：①正弦曲线图形；②FHR 变异消失并反复性可变减速；③FHR 变异消失并反复性晚期减速；④胎心过缓。Ⅲ类 FHR 曲线需要即刻评估孕妇病情，并且努力改善胎儿的状况。干预措施包括：改变产妇体位，进行宫内复苏；抑制产程进展；治疗产妇低血压；吸氧；治疗心动过速。如果 FHR 曲线没有改善，则应该立即采取有效措施娩出胎儿。

（葛　健）

第五节　分娩镇痛

对于每一个家庭而言，新生命的诞生都是一件大事，常有各种各样的传统和风俗。部分风俗有一定的科学意义，但是大多数只因是传统而流传下来而已。本节介绍了一些非药物分娩镇痛的传统技术，包括针灸、按摩和催眠。直到 18 世纪中期，药物分娩镇痛才在西方医学界推广开来，其中最著名的案例就是英国维多利亚女王分娩利奥波德王子时选择使用吸入氯仿镇痛。

对于大多数妇女而言，分娩是一个十分痛苦的过程。分娩疼痛持续的时间和不断进展的过程具有极大的差异性和不可预知性。部分孕妇在第二产程开始前才感受到剧烈疼痛，而其他产妇从第一次宫缩开始就诉说疼痛难忍。几乎所有产妇都感觉到分娩时的疼痛，并且不愿意再次经历。不同的产妇对分娩疼痛的感受存在差异，其根本原因不明，但可能与基因有关。一项研究指出，亚洲产妇分娩时报告的疼痛等级大于其他人种的产妇。这种结果可能与 β_2 肾上腺素受体的基因单核苷酸多态性有关。其他因素可能包括骨盆的大小和形状、胎位以及宫缩的程度。

一、非药物分娩镇痛技术

许多产妇愿意在整个或部分分娩阶段进行非药物分娩镇痛。针灸可以有效地缓解剖宫产术后疼痛，但是对自然分娩的疼痛没有效果。最近的一项 meta 分析中将分娩中的产妇分为针灸组和假针灸组（针刺穴位旁的浅表皮肤），结果指出针灸组产妇的疼痛缓解率较低但有统计学意义（4% ~6%），作用时间仅仅持续 30min。遗憾的是，大多数研究并没有设计出合理的盲法对照，增加了结果偏差的可能。

有研究显示按摩可以减少产妇第一产程的疼痛和焦虑。一篇 Cochrane 系统评价对 7 个按摩分娩镇痛的随机研究进行了回顾，其中 6 个研究具有低或无偏差风险。第一产程中使用按摩可以使产妇的疼痛评分降低 0.98/10（CI 0.47 ~1.17）。按摩组和非按摩组之间镇痛药物的使用无差别，第二和第三产程的疼痛程度也没有明显区别。一项纳入 60 例产妇的研究认为，按摩可以减轻分娩中的焦虑情绪。

催眠被认为是一项集促进产妇放松和分娩镇痛为一体的技术。将催眠和标准的产科护理进行对比，没有证据支持催眠能降低产妇的分娩疼痛或提高产妇的镇痛满意度。

其他非药物镇痛技术包括 Lamaze 呼吸法、LeBoyer 分娩法、经皮电神经刺激、水浴分娩法、家人陪伴分娩、皮内注水法和生理反馈法。一项全美国范围的关于妇女妊娠经历的回顾性调查研究显示，尽管神经阻滞是最有效的分娩镇痛方法，但是水浴分娩和按摩都具有与阿片类药物相同或更好的镇痛效果。虽然许多研究认为非药物分娩镇痛方法似乎可以降低分娩时的疼痛感受，但是由于大多数相关研究都缺乏科学严谨的实验设计，因此无法有效地与药物分娩镇痛相比较。

二、药物分娩镇痛策略

所有产妇都可能需要进行椎管内镇痛或紧急剖宫产，因此在分娩前需要进行相关程序的术前评估。建议相关风险评估应该在所有产妇分娩之前完成，因为一旦出现分娩紧急状况而需要做出决策，很难有足够的时间来对椎管内镇痛和全身麻醉风险进行适当的安全评估和讨论。对于其他方面都健康的妇女，不需要常规的实验室检查结果。尽管产妇在分娩过程中随时可能行紧急剖宫产，但是由于分娩过程常持续数小时，因此需要适当进食饮水。为了平衡这两方面的风险，美国 ASA 建议进行椎管内镇痛的产妇在整个分娩过程中都可以适量饮水，甚至在进行椎管内镇痛之前都可以食用固体食物。

三、全身性用药

分娩镇痛最早的全身性用药是草药和种植的植物制品，这些植物提取物包括益母草和麦麸汁。但是这些植物对分娩疼痛的治疗效果并不明确，也没有相关的前瞻性临床研究。罂粟的提取物含有阿片类物质，能激活 μ 阿片受体从而产生确切的镇痛效果。许多其他有明显临床统计学意义的分娩镇痛药，不管是天然物质还是人工合成物，都是通过激活阿片受体来产生效果的。由于阿片类药物通常便宜且容易获得，所以是分娩镇痛中常使用的药物。阿片类药物可以在没有静脉通路时进行肌内注射。近年来，分娩镇痛中使用的长效阿片类药物包括吗啡、氢吗啡酮和哌替啶。哌替啶是全世界产科最常用的长效阿片类药物，但也是最可能有不良反应的药物。哌替啶的常规静脉注射剂量不超过 25mg，肌内注射剂量不超过 50mg。在母体半衰期为 2 ~3h，而在胎儿和新生儿体内半衰期长达 13 ~23h。反复注射哌替啶后，在胎儿体内容易产生并蓄积具有潜在神经毒性的代谢产物去甲哌替啶。在分娩中加大注射哌替啶的剂量会增加新生儿的风险，包括新生儿出生后 Apgar 评分降低和呼吸辅助时间延长。

吗啡极少运用于分娩镇痛。与哌替啶类似，其活性代谢产物吗啡 -6 - 葡萄糖苷酸在新生儿体内半衰期较长，容易导致产妇过度镇静。因此，产科医师常在分娩潜伏期对产妇使用吗啡和异丙嗪联合肌内注射，使其产生一种镇静 - 镇痛的休息状态，被称作吗啡睡眠。这种镇静 - 镇痛的状态在注射 10 ~20min 起效，可以持续 2.5 ~4h。

最近，产科临床已经开始使用短效阿片类药物芬太尼和超短效阿片类药物瑞芬太尼。芬太尼作用的持续时间较短，不产生活性代谢产物。静脉注射小剂量芬太尼（50 ~100μg/h）与没有注射芬太尼的产妇相比，两组新生儿的 Apgar 评分和呼吸运动并没有明显的差别。

对于存在椎管内麻醉禁忌证或不愿进行椎管内麻醉的产妇，产科麻醉医师已经开始使用瑞芬太尼替代椎管内麻醉来进行分娩镇痛。一般而言，短效阿片类药物和长效阿片类药物对疼痛的缓解程度没有明显差别。但瑞芬太尼是一个例外，它的效能比其他阿片类药物更强。另外，对于分娩活跃期的产妇，瑞芬太尼的一个突出优势就是安全。因为它作为短效阿片类药物，极容易被胎盘内的酯酶所代谢，胎儿-母体血药比值很低。瑞芬太尼的代谢完全依赖于组织与血浆酯酶，而这套系统在胎儿已完全成熟。因此，胎儿体内瑞芬太尼的代谢不需要依赖胎儿任何器官的成熟，在胎盘-胎儿单位中就可以有比母体血浆更快的代谢速度。在妊娠母羊的动物实验中，瑞芬太尼的母体-胎羊血药比值大约是 10，与临床试验的研究结果大体相同。瑞芬太尼的这些特性使其安全性大于依赖肝缓慢代谢的长效阿片类药物，所以可以考虑更多地运用于临近分娩的产妇。瑞芬太尼比长效阿片类药物的镇痛效能更强，但是这可能与使用的剂量大于哌替啶等药物有关。另有研究将瑞芬太尼、吗啡和芬太尼进行对比，结果显示与其他两组相比，瑞芬太尼组在第一个小时内可以有更好的镇痛效果，而在使用 3h 后三组阿片类药物的镇痛效果没有差别。一个随机对照试验进行了硬膜外镇痛和瑞芬太尼患者自控镇痛之间的对比，结果发现硬膜外镇痛组的疼痛评分更低。虽然瑞芬太尼组产妇的镇静程度更高，但是两组胎儿出生后各项指标无明显差异。分娩中使用瑞芬太尼的主要风险是产妇的呼吸抑制。因此需要严密的监测，确保整个用药期间产妇得到充足的氧合。

四、吸入性镇痛

最早的近代分娩镇痛方法是使用吸入麻醉药。在美国第一个进行分娩镇痛的产妇是范妮·朗费罗，她是诗人亨利·沃兹沃思·朗费罗的妻子。朗费罗像麻醉医师那样亲自为他的妻子进行分娩镇痛，而他的妻子因为决定接受这种镇痛方式而备受谴责。英国著名的查尔斯·达尔文在其妻子 8 次分娩的最后 2 次充当了麻醉医师的角色，对其进行了氯仿麻醉。6 年后，约翰·斯诺医师为英国维多利亚女王实施氯仿镇痛，帮助其娩出利奥波德王子。尽管宗教当局反对，在英国和美国的孕妇们开始拖着她们水肿的双脚进行投票，请求获得分娩镇痛的权利。然而，随着吸入麻醉药越来越多地运用于分娩，也出现了越来越多的不良反应。随着挥发性麻醉药吸入技术日益普遍地应用于手术助娩，新生儿抑制和母亲反流误吸时有报道。在 1932—1945 年进行分娩的 44 016 例产妇中，并发胃内容物反流误吸的产妇有 66 例（0.15%）。门德尔松所提出的孕妇预防性空腹的建议成为产科麻醉的基础。限制饮食以减少胃内容物、使用非颗粒型抑酸药以及改进麻醉诱导技术的措施提高了吸入麻醉药在妊娠妇女中使用的安全性，当今吸入麻醉药几乎只用于剖宫产麻醉而不是阴道分娩镇痛。值得注意的是，氧化亚氮仍然是国际上普遍采用的且受许多产妇欢迎的非创伤性分娩镇痛方法。

1881，俄罗斯的 Stanislav Klikovitch 记录了 N_2O 在分娩中的运用。Klikovitch 推荐根据宫缩间断吸入 N_2O 与 O_2 混合气体。目前在欧洲、斯堪的纳维亚和澳大利亚，经常用吸入 N_2O 进行分娩镇痛，但在美国则不普遍。N_2O 通常与 O_2 以 50 ∶ 50 或稍大的比例混合用于患者自我控制吸入镇痛。根据一项汇总了三项研究数据的 meta 分析，N_2O 有明显的镇痛效果，疼痛评分平均减少 14/100（95% CI -24 ~ -4）。在一项纳入 509 例产妇的研究中，与安慰剂组或不治疗组相比，N_2O 的疼痛评分平均下降 3.5/10（95% CI 3.3 ~ 3.8）。某些研究认为吸入 N_2O 可以产生中等程度的镇痛（6/10 ~ 8/10），而某些研究则认为 N_2O 并不导致疼痛评分的差异。奇怪的是，虽然 Carstoniu 和同事的研究得出 N_2O 镇痛的阴性结果，但是许多产妇在研究结束后依然希望继续进行 N_2O 吸入。在其他研究报道中，许多产妇因吸入 N_2O 获益，大多数表示愿意在后续分娩中继续吸入 N_2O 镇痛。除镇痛效果之外，N_2O 还产生镇静和肌松效应，让产妇获益。在不联合使用阿片类药物的情况下，使用 50% N_2O 混合 O_2 是安全的，不会导致产妇缺氧、无意识或气道反射丧失。此外，在 N_2O 使用期间也不会发生子宫收缩力下降或新生儿抑制。

五、椎管内镇痛

椎管内镇痛是最可靠和最有效的分娩镇痛方式。但是，椎管内镇痛也确实存在少量可预知的风险。

（一）椎管内镇痛的时机

椎管内分娩镇痛的最佳时机已被广泛研究。2011 年一项最新的 Cochrane 系统评价分析了 38 个临床研究共计 9 658 例产妇，结果认为硬膜外分娩镇痛效果优于对照组，疼痛评分降低 3.4/10（95% CI 1.3 ~5.4），对其他镇痛药物的需求也降低。但是在这些试验中，椎管内镇痛组的产科风险上升，包括实施阴道助产术（RR 1.4；95% CI 1.3 ~1.6）、运动阻滞（RR 32；95% CI 4 ~232）、尿潴留（RR 17；95% CI 5 ~60）、第二产程延长（平均差 13.7min，95% CI 6.7 ~20.7）和胎儿窘迫行紧急剖宫产（RR 1.4；95% CI 1.03 ~1.97）。然而，两组总的剖宫产率和新生儿 Apgar 评分无明显差别。因此得出结论：硬膜外分娩镇痛的效果较好，但是可能增加实施阴道助产术和第二产程延长的风险。究竟在产程的哪一个时期进行椎管内分娩镇痛会影响分娩的持续时间呢？我们在前面已讨论过，在一项没有随机分组的早期研究中由于使用了较大的局麻药剂量，得出的结论是在产程早期进行硬膜外镇痛与第一产程延长有关。在椎管内麻醉等复杂临床研究中对患者和医务人员采取双盲是十分困难的，而且不恰当的双盲和随机分组也会导致试验结果出现偏差。2011 年的一项 meta 分析研究在第一产程早期进行椎管内镇痛是否会导致第一产程延长。汇总了 6 个前瞻性和随机性良好的临床试验共计 15 399 例产妇，按椎管内镇痛的时机将其分为宫口不大于 3cm 组和分娩活跃期组。结果显示椎管内镇痛并不会导致剖宫产率增加和第一产程延长。因此，如果临产妇同意承担椎管内镇痛导致的第二产程延长和母体发热的风险，没有证据显示在第一产程中任何时间点进行椎管内镇痛会“过早”。最新的 ASA 指南指出，产妇对分娩镇痛的要求是十分合理的，分娩镇痛的时机不取决于宫口扩张的程度。

（二）硬膜外镇痛

最常见的是在 $L_{2\sim3}$ 至 $L_{4\sim5}$ 之间硬膜外穿刺置管进行硬膜外镇痛。不建议通过硬膜外穿刺针推入首次剂量，因为这样可能导致局麻药误注入血管内突发的局麻药中毒，包括抽搐、心律失常和循环衰竭。硬膜外镇痛应该先给予试验剂量的局麻药。如果试验剂量的局麻药误注入血管，将会出现感觉异常，最常见的有眩晕、耳鸣和口唇麻木感，但不至于造成损害。试验剂量的局麻药注入硬膜外腔不会导致明显的感觉阻滞，但是如果误注入蛛网膜下隙，则会导致下半身麻木和运动阻滞。因此，试验剂量可以检测硬膜外导管是否不小心置入血管或蛛网膜下隙。有的麻醉医师喜欢在试验剂量中添加少量肾上腺素，这样如果导管置入血管，可以出现心率轻度增快。然而，产妇的试验剂量中是否需要加入肾上腺素一直有争议，这种心率改变的敏感性和特异性很低，无法排除子宫收缩导致的干扰。一项前瞻性双盲研究将 59 例产妇随机分为四组，分别静脉注射 0mL、1mL、2mL 和 3mL 1.5% 的利多卡因混合 1 ∶ 200 000 的肾上腺素，所有药物都被生理盐水稀释到 3mL，通过以上方法模拟硬膜外试验剂量局麻药误注入血管，然后通过盲法观察该干预措施的敏感性和特异性。研究结果显示 2mL 和 3mL 组的产妇有 100% 的敏感性，但是 0mL 组产妇的特异性只有 79%（15 例中有 11 例阴性结果）。虽然 100% 。的敏感性有助于发现硬膜外导管置入血管，但是 21% 的假阳性率干扰了对硬膜外导管位置的判断。与大剂量高浓度的局麻药反复推注相比，低浓度的局麻药缓慢推注可以降低血管内注射的风险。

（三）蛛网膜下隙和硬膜外腔联合镇痛

蛛网膜下隙镇痛可以独立地完成分娩镇痛，但是更多情况下则是联合硬膜外腔置管，以便在蛛网膜下腺镇痛失效时通过硬膜外腔给药完成镇痛。然而，如果可以对产程进行正确的评估，可以单独使用蛛网膜下隙镇痛。例如，当经产妇在第二产程要求分娩镇痛时，麻醉医师该怎么做呢？阿片类药物联合小剂量的局麻药可以快速起效镇痛，并且在不需要镇痛时效果快速消退。对于蛛网膜下隙联合硬膜外腔镇痛的产妇，硬膜外导管置入后不需要推入首次剂量，因为蛛网膜下隙药物的镇痛效果一般会持续到硬膜外药物稳定起效。在这种蛛网膜下隙镇痛起效的情况下，可能难以准确地判定硬膜外导管的位置。然而，常规剂量的蛛网膜下隙联合硬膜外腔镇痛不会导致运动阻滞，并且上文所讨论的判断硬膜外导管是否置入血管的方法可能依然有效。

（四）椎管内镇痛药物

任何不含防腐剂的局麻药都可以应用于硬膜外腔。最常见的是布比卡因和罗哌卡因，因为它们产生感觉运动分离的效果优于利多卡因和2-氯普鲁卡因。硬膜外利多卡因和2-氯普鲁卡因通常用于外科手术而非分娩镇痛，术中不需要保留肌肉的运动功能。

在20世纪90年代，许多病例报告报道椎管内使用利多卡因和2-氯普鲁卡因导致暂时性神经功能障碍和持久性马尾神经综合征。必须注意的是，绝大多数病例使用的高比重液含有高浓度的局麻药。在细胞学研究中，高浓度的局麻药可以导致神经组织的坏死或凋亡，这可能是发生马尾神经综合征的原因，但是导致暂时性神经功能障碍的原因一直不明。有研究报道暂时性神经功能障碍和马尾神经综合征与椎管内使用布比卡因有关；然而，与布比卡因相比，使用利多卡因发生暂时性神经功能障碍的风险更大（RR 5.1；95% CI 2.5~10.2）。

硬膜外分娩镇痛开始于1909年，Stoeckel报道了141例骶管硬膜外麻醉。后来，腰椎硬膜外分娩镇痛取代了骶管分娩镇痛。不断有研究试图发现理想的分娩镇痛方式，既有良好的镇痛效果，无运动神经阻滞，对母体和胎儿也不产生不良影响。然而，目前尚无完美的镇痛方式报道。近几年，有人单独使用低浓度局麻药或合用阿片类药物等许多其他的麻醉辅助用药，以减少运动神经阻滞的同时增强感觉神经阻滞。所有局麻药都产生剂量依赖性的交感神经阻滞。高浓度的局麻药会导致母体低血压，造成胎儿缺氧。布比卡因（0.125%~0.625%）和罗哌卡因（0.2%~0.625%）最常用于产科硬膜外镇痛，它们可以减轻运动神经的阻滞。罗哌卡因和左旋布比卡因是人工合成的特定化学结构，可以减少意外血管内注射导致像布比卡因一样的心脏毒性。然而，目前分娩镇痛一般使用小剂量的局麻药，心脏毒性并不常见。

添加脂溶性的阿片类药物芬太尼1~3μg/mL或舒芬太尼0.1~0.5μg/mL，一方面可以减少局麻药物的剂量，另一方面可以在保留镇痛效果的同时减轻运动神经阻滞，增加产妇的满意程度。可是，硬膜外使用阿片类药物在加强镇痛的同时都伴随一些难以接受的不良反应。最麻烦的不良反应是瘙痒，从而限制了芬太尼的使用剂量。患者自控硬膜外镇痛允许患者经硬膜外导管自行控制给药，并限制给药的最大速度，以预防局麻药中毒。有研究指出，患者自控硬膜外镇痛可以用较少的局麻药获得相似的分娩镇痛效果。

有研究试图找到完美的硬膜外分娩镇痛辅助用药，从而可以在不影响镇痛效果的基础上减少所需的局麻药剂量。这些药物大多通过激活肾上腺素受体来起作用。肾上腺素是一种非选择性肾上腺素受体激动剂，激活α_1、α_2、β_1和β_2肾上腺素受体。肾上腺素激活硬膜外腔内的α_1肾上腺素受体可以导致血管收缩，从而延缓局麻药和阿片类药物的吸收。肾上腺素激活α肾上腺素受体可以产生额外的镇痛作用。硬膜外肾上腺素的常规稀释浓度是1：400 000到1：800 000，较大的剂量易产生全身影响，有导致子宫动脉收缩的顾虑。新斯的明可以减少突触内肾上腺素的降解，有类似低剂量肾上腺素的作用。蛛网膜下隙注入新斯的明有很高的恶心和呕吐的发生率，并且硬膜外注入新斯的明与肾上腺素相比无任何优势。可乐定相对选择性地激动α_2肾上腺素受体，可以混合在局麻药稀释液中以产生辅助镇痛效果。尽管可乐定有明确的分娩镇痛作用，但是美国FDA在相关声明中提醒不建议将其用于分娩期、产褥期或围生期的镇痛，因为其导致血流动力学不稳定的风险（例如低血压和心动过缓）在上述人群中是不能被接受的。此声明的监测指南中指出，可乐定用于分娩期、产褥期或围生期的镇痛，收益极少大于风险。右托美旋嘧啶是α_2肾上腺素受体的高选择性激动剂，目前在美国并没有被批准进行硬膜外镇痛。然而一项随机对照研究显示，右托美旋嘧啶联合布比卡因进行硬膜外镇痛有十分显著的效果。

（五）神经系统并发症

正如上文所述，硬膜外的镇痛药物可以导致罕见但严重的药毒性神经系统并发症。最早有研究报道，在蛛网膜下隙使用可卡因可以导致严重的硬膜穿破后头痛（PDPH），其原因一般认为是由于脑脊液漏引起的脑血管充血，生理性偏头痛和痛觉神经纤维牵扯可能也参与其发生。PDPH的发生率、严重程度和持续时间与穿刺针的型号和针尖的形状有关。如果使用型号为25～29G的硬脊膜穿刺针进行蛛网膜下隙－硬膜外联合麻醉，其PDPH的发生率不超过1%。通常使用17～18G的钝头针置入硬膜外导管，因此报道的PDPH发生率为30%～80%。由于PDPH的临床症状和生理机制与偏头痛相似，使用治疗偏头痛的药物来处理PDPH通常有效。咖啡因可能通过收缩血管的作用在短期内有效地治疗PDPH，但是头痛的持续时间可能与硬脊膜破口的愈合有关。一旦硬膜外穿刺针穿破了硬脊膜，则可能需要换一个椎间隙进行穿刺，或者直接置入蛛网膜下隙导管。千万不要通过蛛网膜下隙导管错误地注射硬膜外剂量的麻药。在不小心穿破硬脊膜之后置入蛛网膜下隙导管，不仅可以提供有效的镇痛，还可以避免多次硬膜外穿刺导致的硬脊膜再次穿破的风险。与再次硬膜外穿刺相比，硬脊膜穿破漏液后置入蛛网膜下隙导管的PDPH发生率可能不变或降低，但是分娩镇痛的起效时间更快。如果进行严格的无菌操作，蛛网膜下隙和硬膜外麻醉感染的发生十分罕见。

硬膜外腔有丰富的血管，因此硬膜外穿刺针容易刺破其中的静脉。然而，只要产妇的血小板和凝血因子正常，硬膜外血肿极为罕见，目前在产科的发生率不超过$4.6/10^5$。尽管罕见，但出现背部疼痛和持续的运动阻滞等硬膜外血肿的潜在信号时，应该进行全面彻底的评估。所有产妇在术后都应该进行监测直到硬膜外效果完全消失。因为穿刺的部位低于脊髓圆锥水平，所以分娩镇痛时蛛网膜下隙穿刺针和硬膜外腔穿刺针对中枢神经的直接损伤十分罕见。硬膜外镇痛直接的神经损伤发生率为$6/10^6$，而蛛网膜下隙镇痛则为$3/10^4$。腰痛是产妇常见的产后症状，无论是否进行了产后椎管内镇痛。然而，没有证据显示椎管内镇痛会导致产后腰痛增加。有部分研究认为产妇体温增加与硬膜外操作存在因果关系。这种关系其实是很难确定的，因为分娩进程中体温的升高更可能与产热细胞因子有关。硬膜外镇痛多在分娩发动之后实施，因此体温的增加也可能与分娩时代谢增加有关。

六、其他区域神经阻滞

多年来，使用局麻药神经阻滞已被用于分娩镇痛，大多是由产科医师来完成的。宫颈旁阻滞是将局麻药注射至子宫颈旁四点钟和十点钟方向的神经，要注意避免进入血管。宫颈旁阻滞可以有效地缓解宫颈扩张的疼痛，而对子宫体收缩的疼痛没有作用。但是宫颈旁阻滞确实可以减少在第二产程的疼痛。与安慰剂或肌内注射哌替啶相比，宫颈旁阻滞有更好的分娩镇痛效果。与患者自控芬太尼静脉镇痛相比，在疼痛的缓解程度上没有差异。宫颈旁阻滞可能发生局麻药注射到入盆的胎头内，造成灾难性的并发症。因此，在宫颈旁阻滞后必须进行密切的胎儿监测。宫颈旁阻滞较常见的并发症是短暂性胎儿心动过缓和产妇局麻药中毒。目前穿刺针引导技术可以确保注射的部位更为表浅，使用局麻药的浓度更低，宫颈旁阻滞技术的安全性得到改善。

会阴神经来源于骶神经丛，可以通过经阴道途径或经会阴途径进行局麻药阻滞，以缓解第二产程和会阴切开修补术的疼痛。会阴神经阻滞有助于减轻疼痛，但是效果不如芬太尼和布比卡因的蛛网膜下隙阻滞那样完善。会阴神经可以影响第二产程阴部肌肉的分娩用力。其他的并发症包括常见的阻滞失败、全身局麻药毒性、坐骨直肠血肿或阴道血肿和罕见的局麻药胎儿注射。

（吴远波）

第六节 助产术的麻醉

低剂量的硬膜外镇痛不能满足阴道产钳助产术和负压吸引助产术的需要。这种情况下可通过留置的硬膜外导管注入高浓度的药物达到“椎管内麻醉期”来提供完善的会阴区镇痛。一般而言，硬膜外补充给予5～10mL 1%～2%的利多卡因或2%～3%的2－氯普鲁卡因，可以达到负压吸引助产术或产钳助产术所需的镇痛效果。会阴神经阻滞也可以考虑使用于助产术。

（吴远波）

第七节 剖宫产的麻醉

美国的剖宫产率在1998—2008年上升了50%，从22%上升至33%。尽管20世纪上半叶以来母体死亡率已经大幅下降，但是据2000—2006年对150万产妇的回顾性研究，剖宫产的母体死亡率还是比阴道分娩高出10倍。有些产妇可能死于十分危急的病情，只能进行全身麻醉而不能选择神经阻滞。与神经阻滞相比，全身麻醉剖宫产的产妇增加了肺吸入反流胃内容物、气管插管失败和（或）通气不足的风险，尤其是在紧急情况下。然而近年来，这种风险的RR不断降低。美国1979—1990年的数据显示，与神经阻滞产妇相比，全身麻醉剖宫产产妇死亡率的RR上升了16.7；而1997—2002年全身麻醉剖宫产死亡率的RR仅为1.7。硬膜外或蛛网膜下隙麻醉剖宫产的优点是母体安全性较高和新生儿麻醉药物暴露程度降低，并且允许母亲分娩后立即看见自己的孩子，尽管剖宫产麻醉的策略有很多，但是接下来的讨论只进行大体的总结，如果想了解更多信息，可以参考其他文献资料。

无论选择何种分娩方式或麻醉计划，所有产妇都需要进行术前评估和讨论，以降低风险。需结合麻醉方案调整当前胎儿及产科处理计划。另外，应该始终准备好适当的仪器和药物，以确保紧急或意外情况时可以安全有效地实施全身麻醉。尽管难以确定在产妇全身麻醉诱导期间发生明显反流误吸的概率，但是回顾性研究显示，反流误吸导致的产妇死亡占5%～15%。正如上文所述，ASA指南中建议"在产科手术之前应该及时使用非颗粒型抑酸药、H_2受体拮抗剂和（或）甲氧氯普胺来预防反流误吸的发生"。剖宫产的麻醉选择是全身麻醉还是神经阻滞，影响因素多，包括母体并发症、是否留置硬膜外分娩镇痛的导管、手术策略和产妇的意愿。现在发达国家的剖宫产大多数使用椎管内麻醉。

（吴远波）

第八节 蛛网膜下隙麻醉

如果平诊剖宫产的产妇没有预先放置硬膜外导管，那么通常对其进行蛛网膜下隙麻醉。与硬膜外麻醉相比，蛛网膜下隙麻醉有许多优点：操作更简单、快速，手术等待时间更短，阻滞程度更深，性价比更高并且失败率更低（<1%）。蛛网膜下隙麻醉产妇出现显著低血压的概率大于硬膜外麻醉。左侧子宫卧位、适当输液和使用血管收缩药物可以减少血压降低的程度。尽管静脉输入晶体液和胶体液都可以预防剖宫产蛛网膜下隙麻醉导致的低血压，但是一项随机对照研究显示，预先给予胶体液扩容的效果优于晶体液。另有研究指出，在蛛网膜下隙穿刺操作前与操作中输入胶体液，两者预防低血压的效果相同。然而，由于人工合成胶体的安全性仍存在疑问，其在手术和ICU中急救复苏时的应用仍应有所顾虑。

过去认为麻黄碱是产妇椎管内麻醉后低血压的首选血管收缩药；然而与麻黄碱相比，去氧肾上腺素的推注或泵入不仅可以更有效地升高血压，而且不转移到胎儿体内，从而减少胎儿酸中毒的发生。最后，尽管存在低血压的顾虑，蛛网膜下隙麻醉还是可以安全地应用于先兆子痫患者。虽然各种局麻药都可用于蛛网膜下隙麻醉，但是最常用的是10～15mg的高比重布比卡因以达到足够的阻滞平面（T_4水平）。无论患者的身高和体重如何，都不影响局麻药的扩散，但对于某些极端身高的患者还是要调整局麻药剂量。芬太尼、舒芬太尼和肾上腺素可以添加到局麻药中以提高麻醉的效果。0.10～0.25mg的无防腐剂吗啡经常用于蛛网膜下隙以减少麻醉效果消失后的疼痛，镇痛效果可持续至术后18～24h。

一、硬膜外麻醉

如果剖宫产的产妇已经预先放置硬膜外导管进行分娩镇痛，那么可以直接为手术提供良好的麻醉。这种硬膜外置管技术可以精确地给予局麻药以控制合适的麻醉平面，并且可以根据不同情况随时增加麻醉药的剂量。如果产妇没有预先放置硬膜外导管，那么选择硬膜外麻醉的条件是剖宫产手术有一定的等待时间，或者由于母体并发某些疾病需要硬膜外麻醉平稳有效地起效。硬膜外麻醉达到满足手术条件的时间长于蛛网膜下隙麻醉，但是如果产妇已经进行了硬膜外分娩镇痛，可在很多紧急状况时迅速起效满足手术需要。在置入硬膜外导管后，即使快速起效的局麻药如3%的2－氯普鲁卡因达到T_4水平可能也需要10min，使用3%的2－氯普鲁卡因或2%的碱性利多卡因从之前分娩镇痛的T_{10}水平上升到剖宫产所需的T_4水平大约只需要5min。如果不需要那么快的起效速度，可以选用其他几种局麻药进行硬膜外麻醉，依据之前硬膜外给药的情况，局麻药的剂量通常为10～20mL。推注硬膜外局麻药应该分次进行，以确保导管的位置没有移至血管或蛛网膜下隙。局麻药中加入1∶200 000的肾上腺素、芬太尼50～100μg或舒芬太尼10～20μg，可以改善硬膜外的麻醉效果。在硬膜外推注可乐定50～100μg有益于并发慢性疼痛或严重高血压的产妇，但是必须权衡收益与导致低血压和心动过缓风险之间的关系。通常在硬膜外推注3～5mg吗啡来进行术后镇痛。

二、蛛网膜下隙与硬膜外腔联合麻醉

在某些情况下，联合蛛网膜下隙与硬膜外腔麻醉是剖宫产麻醉的最佳方式，因为它结合了蛛网膜下隙麻醉和硬膜外麻醉的优势。这项技术可以迅速起效，阻滞完善、可靠，而且可通过硬膜外导管控制阻滞平面和持续时间。这项技术可能的缺点包括：无法及时确定硬膜外导管的位置，硬膜外导管可能移位或者硬膜外麻醉失败。

三、全身麻醉

在某些紧急情况下（例如胎儿心动过缓、产妇出血或凝血功能障碍、产妇创伤或子宫破裂），全身麻醉下剖宫产由于其快速、可靠的特点而被麻醉医师所采用。此外与椎管内麻醉相比，全身麻醉的优点包括控制了产妇的气道，控制了通气和增加了血流动力学稳定性。

无论是全身麻醉还是椎管内麻醉，为了保障产妇的安全，都需要准备适当的麻醉设备、了解患者的基础疾病、评估气道情况和熟悉困难气道处理流程。有专家已经将ASA的困难气道处理流程稍微修改以用于剖宫产，对于突然发生的紧急情况，手术团队所有成员之间进行简明清晰的沟通是特别重要的，这样可以最大限度地提高患者的安全性和减少并发症的发生。对麻醉诱导时机、气道管理和手术切口的开放性讨论是必不可少的。如果气管插管失败，就必须保障患者可靠的面罩或喉罩通气才能进行手术操作。产妇有较高的喉罩通气成功率，但是由于它不能防止胃内容物的误吸，应该主要作为插管失败的补偿措施。在一项超过1 000例择期剖宫产的前瞻性研究中，使用喉罩的情况下无误吸或缺氧发生。困难气道导致的麻醉相关死亡病例多见于急诊患者，可发生于麻醉诱导期或麻醉恢复期。产妇病情紧急、麻醉监测不当、麻醉医师经验缺乏和患者的肥胖程度都可能增加产妇的风险。急诊剖宫产是一种并不常见但可预见的紧急情况，可以进行医疗团队的模拟训练。

（一）全身麻醉诱导（静脉用药）

在美国，硫喷妥钠4～6mg/kg静脉注射曾经是最常用的全身麻醉诱导方式，现在许多国家依然采取这种方式诱导。硫喷妥钠可导致显著的低血压，其脐动脉/脐静脉血流比为0.7。目前剖宫产最常用的全身麻醉诱导药物是丙泊酚，使患者的意识消失大约需要45s。常规静脉诱导剂量（2.5mg/kg）的丙泊酚不影响新生儿的Apgar评分。但反复或大剂量（9mg/kg）给药可以产生明显的新生儿抑制。丙泊酚对新生儿的影响较小，其确切的原因尚不清楚，可能的解释包括：①丙泊酚在母体组织中快速再分布；②新生儿肝的首过效应；③药物从胎儿静脉导管进入下腔静脉时被来自下肢和盆腔脏器的血液所稀释；④高水含量的胎儿大脑降低了药物的中枢效应。

依托咪酯起效迅速，可以快速地发生水解，作用时间相对较短。与硫喷妥钠和丙泊酚相比，依托咪酯对产妇血流动力学的影响较小，但产妇恶心、呕吐的发生率较高，会降低癫痫发作的阈值从而增加癫痫患者发作的风险。常规诱导剂量（0.3mg/kg）的依托咪酯导致新生儿皮质醇降低的作用不超过6h，并且没有发现明显的临床意义。

氯胺酮抑制N－甲基－D－天冬氨酸受体，具有镇痛、遗忘和催眠的作用，呼吸抑制作用较小。常规诱导剂量（1～1.5mg/kg）的氯胺酮刺激交感神经系统，并且抑制去甲肾上腺素的再摄取，有助于维持产妇的动脉血压、心率和心排血量。对于出血的产妇，氯胺酮是维持血流动力学平稳的理想诱导药物。常规诱导剂量的氯胺酮不会导致新生儿抑制。大剂量的氯胺酮可以增加子宫张力，减少子宫动脉灌注和增加产妇癫痫发作的风险。在某些情况下，可以静脉注射小剂量的氯胺酮（<0.25mg/kg）镇痛，联合使用苯二氮䓬类药物以减少幻觉。当氯胺酮重复给药进行镇痛或清醒镇静时，需要对产妇进行密切监测，因为清醒镇静保留了患者的意识是失去了对呼吸道的控制，增加了肺误吸的风险。

（二）肌松药

骨骼肌松弛剂不影响子宫平滑肌的张力，并且常规剂量的肌松药都很难转移到胎儿体内。1～1.5mg/kg 的琥珀胆碱静脉注射后起效迅速（30～45s），效果持续的时间较短。琥珀胆碱静脉注射后被血浆中的胆碱酯酶水解，由于其离子化高和脂溶性低，只有少量进入胎儿体内。注射较大剂量的琥珀胆碱（2～3mg/kg）才能在脐带血样中检测出来，而极大剂量的琥珀胆碱（10mg/kg）才可能导致新生儿神经肌肉阻滞。注射琥珀胆碱后应该对产妇进行长时间的肌松监测，因为一旦血浆中水解酶浓度降低或结构改变，或者术前曾注射过硫酸镁，均可以延长肌肉无力的时间。

罗库溴铵是一种可以替代琥珀胆碱的肌松药。静脉注射 0.9～1.2mg/kg 罗库溴铵使产妇在给药 60s 之内有足够的肌松条件进行气管插管。琥珀胆碱是美国之外常使用的肌松药，罗库溴铵替代琥珀胆碱有重要的临床意义，特别是特异性的肌松药拮抗剂 sugammadex 上市之后。即使静脉注射 0.9～12mg/kg 的罗库溴铵，产妇肌肉神经阻滞的效果也可以快速地被大剂量 sugammadex（12～16mg/kg）逆转，肌松的持续时间甚至短于琥珀胆碱。和琥珀胆碱一样，非去极化肌松药也不通过胎盘进入胎儿体内导致胎儿肌无力。然而，如果长时间大剂量地给予非去极化肌松药，也会产生明显的胎儿神经肌肉阻滞。尽管胆碱酯酶抑制剂可以应用于新生儿，但还是主要采用呼吸支持治疗直至肌松药完全消除。新生儿的肌松药清除速度明显慢于成人。

非去极化肌松药在使用了硫酸镁的部分产妇中作用明显增强，导致肌松恢复时间延长。因此，肌松药种类和剂量的选择需要考虑与硫酸镁的相互作用，以避免因肌松残余而导致产妇在术后复苏时发生肌无力的潜在风险。因此，应该在客观肌松观察技术的基础上，使用肌松监测仪来评估这些产妇的神经肌肉功能。

（三）全身麻醉的维持

麻醉诱导后多采用挥发性麻醉药吸入维持，可混合氧化亚氮。吸入麻醉有助于减少产妇的术中知晓。尽管妊娠妇女对伤害刺激无肢动反应的 MAC 值下降，但是脑电图证据显示吸入麻醉药中卤化成分对妊娠妇女和非妊娠妇女大脑的作用是相似的。挥发性麻醉药脂溶性高并且分子量低，易于进入胎儿体内。胎儿的药物浓度取决于母体血药浓度和胎儿娩出前麻醉持续的时间。在胎儿娩出后，可以辅助使用阿片类药物、丙泊酚和苯二氮䓬类药物，但是这些辅助药物应在剪断脐带之后再添加，以预防其进入胎儿体内而导致胎儿呼吸抑制。单独采用高浓度挥发性吸入麻醉时，麻醉药容易降低子宫张力，进而加重出血。

全身麻醉剖宫产具有麻醉快速、可靠的特点，在胎儿窘迫时经常被采用。产前的胎儿窘迫常可以明确地导致产后新生儿抑制。一项关于无并发其他疾病的剖宫产孕妇的 Cochrane 系统评价中，将产妇分为全身麻醉组和椎管内麻醉组，结果显示两组足月新生儿在娩出后 1min、5min 的 Apgar 评分出现 6 分及以下或 4 分及以下的概率相同，需要抢救复苏的概率也没有明显区别。该研究认为，没有任何一种麻醉方式是特别有益于新生儿的。

长时间大剂量地吸入挥发性麻醉药可以导致新生儿松弛、呼吸循环系统抑制及肌张力下降。如果挥发性麻醉药导致新生儿抑制，那么应该对其进行辅助呼吸以排出麻醉药。因此，在全身麻醉剖宫产期间必须有儿科医师在场，以便进行新生儿辅助呼吸支持。另外，如果预计胎儿娩出前全身麻醉的时间较长，则与所有围生期医师进行沟通是非常必要的。

（吴远波）

第九节　妊娠并发疾病的麻醉

一、妊娠期高血压

妊娠期高血压是最常见的孕产妇并发症之一，并且与母婴死亡率的关系越来越密切。全世界妊娠期高血压发病率为5%～10%，先兆子痫的发病率为3%。世界卫生组织（WHO）已经明确妊娠期高血压是导致孕产妇死亡的最主要因素，占孕产妇死亡率的16%。患者在怀孕之前可能已经患慢性高血压，并发或不并发先兆子痫。

尽管全世界对高血压的定义不同，但是美国使用的是2013年ACOG协会工作组制定的标准。

妊娠期高血压定义为无高血压病史的孕妇在妊娠20周之后新出现的高血压（收缩压>140mmHg或舒张压>90mmHg），不并发蛋白尿。

先兆子痫定义为孕妇在妊娠20周之后出现高血压（收缩压>140mmHg或舒张压>90mmHg）并发蛋白尿。先兆子痫患者的24小时尿蛋白大于300mg，或蛋白质/肌酐比值≥0.3。2013年后，大量蛋白尿（>5g/24h）和胎儿生长受限不再被纳入先兆子痫的诊断标准，而被认为是重症先兆子痫的症状。另外，不再使用中度先兆子痫的诊断，仅分为先兆子痫和重症先兆子痫。重症先兆子痫的症状包括：①孕妇卧床休息时在两个间隔至少4h的时间点测量血压，收缩压≥160mmHg或者舒张压≥110mmHg；②血小板减少；③肝功能受损，肝酶升高两倍；④右上腹疼痛；⑤进行性肾功能不全，血清肌酐>1.1mg/dl，或无肾脏疾病的情况下血清肌酐升高至正常值的两倍；⑥肺水肿；⑦新出现的脑功能或视觉紊乱。如果孕妇只有高血压和上述重症先兆子痫的症状而没有蛋白尿，那么只能诊断为先兆子痫。

HELLP综合征包括溶血症、肝酶升高和血小板减少症。目前认为HELLP综合征与先兆子痫相关。先兆子痫并发抽搐发作则被称为子痫。可能是因为高龄孕妇和肥胖孕妇增多，先兆子痫的发病率有所上升，但是由于越来越多的产前护理和预防性镁剂的使用，子痫的风险已经下降。先兆子痫的发病机制尚不清楚，其可能的机制包括胎盘循环失调或对父方抗原的免疫排斥，以及母方自身基因的原因或外界环境的因素。体质、基因和血流动力学因素已经被证明可以导致早期的先兆子痫。妊娠34周之前发现先兆子痫的患者与晚发的轻症患者相比，在妊娠20周就已出现了心排血量降低和血管阻力增加，虽然那时还没有先兆子痫的临床症状。先兆子痫的患者发生脑出血、肺水肿和凝血异常的风险增高。最近的指南中建议，收缩压大于160mmHg的孕产妇就需要进行治疗以预防颅内出血。初始的常规治疗包括使用拉贝洛尔和肼屈嗪。最近的指南还建议警惕呼吸道水肿导致困难插管的风险，以及使用镁剂导致术后子宫收缩乏力的风险。先兆子痫患者使用麦角新碱需要非常小心，因为它可以导致高血压危象。

先兆子痫的患者在进行硬膜外置管或拔管时需要检查血小板的数量。重症先兆子痫的患者在椎管内麻醉之前还需要进行凝血检查，包括凝血酶原时间（PT）、国际标准化比值（INR）和活化部分凝血活酶时间（APTT）。凝血异常是椎管内麻醉的禁忌证。尽管孕产妇发生椎管内血肿的风险比年纪大的妇女低，但是一项研究显示，椎管内麻醉之后出现血肿的患者68%存在凝血性疾病

二、凝血功能异常

10%的孕妇可因为多种病因而导致血小板减少。有的血小板减少发生于怀孕之前，有的则是怀孕直接导致的。正如前面所讨论的，妊娠20周之后出现的血小板减少可能是先兆子痫的一种表现。然而大多数血小板减少是良性的，即妊娠性血小板减少。正常妊娠可以导致血小板计数下降约10%。自身免疫性血小板减少症、抗磷脂综合征和肝脏疾病则较为少见。在某些严重疾病中静脉使用糖皮质激素或免疫球蛋白可增加血小板计数，但是需要数天的治疗才有一定效果。没有一个确切的血小板计数可以保障所有患者硬膜外麻醉的安全。大多数麻醉医师认为当血小板计数大于100 000/mm^3时，硬膜外置管是安全的，而当血小板计数小于50 000/mm^3时，硬膜外置管是危险的。争论大多集中于当血小板计数在50 000～100 000/mm^3时硬膜外置管是否安全。值得一提的是，此范围也是手术医师对患者是否需要进

行血小板输注的争论范围。

血管性血友病（von Willebrand disease，vWD）的妇女在分娩中和分娩后出血的风险增加。建议对血管性血友病因子（vWF）小于50IU/dl的妇女进行预防性治疗。由于不同种类及不同亚型的血管性血友病对治疗的反应不同，因此将血液学检查作为指导绝大多数合理治疗的参考是非常必要的。Ⅰ型vWD孕妇的vWF只有部分减少，并且通常在孕晚期恢复至50IU/dl以上，因此不需要进行预防性治疗。Ⅰ型vWD的妇女通常使用去氨加压素来升高vWF。Ⅱ型vWD的特征是vWF的功能下降，因此升高vWF的治疗无效。Ⅲ型vWD的孕妇在分娩前几乎都需要补充vWF，因为她们体内几乎没有内源性vWF。尽管有硬膜外血肿发生风险增加的顾虑，正常vWF水平的妇女如果血小板计数也正常的话，可以进行椎管内麻醉。

凝血因子Ⅴ是Ⅹa因子激活凝血酶的辅助因子，Leiden第Ⅴ因子（Factor Ⅴ Leiden）是凝血分子Ⅴ的异常变体。Leiden第Ⅴ因子难以通过活化蛋白质C降解，因此导致高凝血症。虽然Leiden第Ⅴ因子的患者不会有硬膜外血肿的风险，但是她们必须进行持续的抗凝治疗以预防深静脉血栓（DVT）。

三、肥胖

孕妇肥胖（孕前体重指数≥30kg/m^2）和代谢综合征发生率增加是导致先兆子痫增加的原因之一。代谢综合征可能与先兆子痫有相同的免疫学异常改变。肥胖孕妇出现胎儿过大、产程延长和剖宫产的风险增加。肥胖孕妇进行剖宫产出现气管插管失败、伤口感染和血栓栓塞的风险加大，从而导致死亡率增加。睡眠呼吸暂停是肥胖孕妇的常见症状，预示着使用阿片类药物后通气不全和全身麻醉时困难插管的风险。肥胖孕妇实施硬膜外麻醉的困难程度增加，导管置入血管和硬膜穿破的风险也加大。无论病态肥胖的孕妇计划采取何种分娩方式，都应该及早对其进行麻醉评估。

四、心脏疾病

在体外循环出现之前，只有最轻微的先天性心脏病患者才能正常地生长至成年。通常建议有心脏疾病的妇女不要尝试怀孕。成功施行了先天性心脏病姑息手术和根治术的妇女常无视这个建议，而且有证据显示，大多数先天性心脏病妇女可以在适当的监测下顺利妊娠。然而，妊娠期正常的生理改变对于先天性心脏病而言的确是一大挑战，包括心排血量增加、外周血管阻力下降和肺血流增加。瓣膜反流和左向右分流性心脏病比瓣膜狭窄性心脏病更容易耐受妊娠，因为产妇循环容量的增加和外周血管阻力的下降增加了前向的血流动力。对于二尖瓣狭窄孕妇，心率和循环容量的增加导致左心房压力增加，进而增加了心房颤动和左心衰竭的风险。最常见的发绀型先天性心脏病是法洛四联征，其缺损包括较大的室间隔缺损、主动脉骑跨、肺动脉狭窄和右心室流出道肥厚。通常在婴幼儿期进行法洛四联征矫治术，即室间隔缺损修补和肺动脉流出道拓宽。大多数患者在法洛四联征矫治术后可以正常生活，然而孕妇循环容量的增加可以导致肺动脉流出道拓宽相对不足。建议对孕妇进行心脏病专科会诊和心脏B超评估。由于手术导致的心室传导异常，法洛四联征矫治术后的孕妇有房室传导阻滞的风险。推荐对心脏病产妇进行硬膜外镇痛，以减少分娩疼痛导致的心动过速和心排血量增加。主动脉狭窄的产妇，硬膜外镇痛可以降低后负荷，因此需要泵注α肾上腺素受体激动剂以预防心动过速和心肌缺血。

部分先天性心脏病、人工瓣膜置换术后、肺动脉高压和心肌病患者需要进行持续抗凝治疗。硬膜外麻醉的产妇需要谨慎地掌控停用抗凝治疗的时间，且在分娩后需要重启抗凝治疗以预防血栓形成。因为肝素可以被快速代谢，所以它可以持续使用至分娩前。椎管内麻醉操作或硬膜外导管的拔除必须在停用肝素2~4h之后且凝血功能正常（PTT或ACT正常）时进行。如果抗凝治疗不能转变为肝素静脉注射，那么口服华法林的患者进行椎管内麻醉必须推迟到PT正常和INR值小于1.5后。越来越多的孕妇使用低分子肝素来预防深静脉血栓。由于不是完整的肝素分子，低分子肝素的抗凝效果无法可靠地监测，并且它不能被鱼精蛋白所中和。使用了低分子肝素的治疗剂量24h后或预防剂量12h后才能进行硬膜外麻醉。通常在孕晚期增加预防性普通肝素和低分子肝素的剂量，指南中指出需谨慎调整给药剂量。非甾体类消炎镇痛药本身并不增加硬膜外血肿的风险，但在联合其他抗凝治疗时风险可能增加。如果在分娩开始之前不能安全地实施椎管内镇痛，那么在某些情况下可以选择使用静脉注射瑞芬太尼和吸入氧化亚氮分娩镇痛。

五、肺部疾病

正如前文所述，妊娠期呼吸系统发生了许多变化以适应母体和胎儿代谢增加的需求，包括每分通气量增加和氧储备降低，最显著的是呼吸道水肿增加。

社区获得性肺炎是导致孕妇死亡最常见的非产科感染性疾病。孕妇气管插管时胃反流误吸的风险高于非妊娠妇女，原因是胃贲门括约肌松弛和增大的子宫压迫胃肠道。建议在孕妇进行全身麻醉之前严格控制禁食时间、快速诱导气管插管和使用非颗粒型抑酸药。

妊娠期间激素水平的变化导致深静脉血栓和肺栓塞增多。重要的风险因子包括莱顿第Ⅴ因子、凝血酶原 G20210A、S 蛋白和 C 蛋白，此外还有抗凝血酶缺乏症和抗磷脂抗体。并发深静脉血栓或肺栓塞的孕妇需要长期的抗凝治疗，在择期椎管内麻醉和分娩之前需暂停抗凝治疗。

囊性纤维病是一种常见的常染色体显性遗传性疾病，北欧血统的女性多发。随着医疗水平的提高，患者多存活至生育年龄之后。囊性纤维病患者的妊娠并不常见（216/24 000），但一旦发生，需要多学科的悉心治疗。这种疾病是由基因突变导致上皮细胞出现囊性纤维性变，导致肺、胰腺、肠和肝胆系统异常。在怀孕期间的主要问题是肺限制性疾病和糖尿病。

六、神经系统疾病

多发性硬化症是一种好发于年轻女性的神经炎性疾病。多发性硬化症的复发率在怀孕期间下降，但在分娩之后上升。多发性硬化是神经脱髓鞘疾病，因此理论上存在局麻药毒性增加的问题。有病例报道在区域麻醉后多发性硬化症的症状加重，但是解释这一现象时很难区分是发生在多发性硬化症的复发期还是缓解期。然而，麻醉中应该尽可能使用最低有效浓度的局麻药，并且不能添加血管收缩药物。

神经纤维瘤是一种临床表现复杂的常染色体显性遗传性疾病，发病率为 1/3 000。它的特点是皮肤咖啡牛奶（Cafe - au - lait）色斑、皮肤神经纤维瘤、虹膜 Lisch 结节、骨骼异常和脊髓脑神经肿瘤。神经纤维瘤通常在妊娠期也生长。神经纤维瘤产妇存在椎管内血管瘤的可能，因此该病是否为椎管内麻醉的禁忌证一直存在争议。有病例报道，一位神经纤维瘤的患者在椎管内肿瘤的位置出现了硬膜外血肿。怀孕期间激素水平的变化可能导致肿瘤生长，因此需要了解肿瘤的部位和当前的临床症状以避免操作伤及肿瘤，从而保障椎管内麻醉的安全。

（李　欣）

第十节　胎位异常的麻醉

多胎妊娠可能经常因为脐带缠绕和胎头压迫而进行剖宫产。双胞胎可以经阴道分娩，但可能出现分娩困难。如果第二个胎儿不是顶先露的胎位，在硬膜外麻醉提供的腹部肌肉松弛充分镇痛的条件下，可进行胎位倒转术或人工助产。此外，硬膜外麻醉可以满足助产术的镇痛和松弛会阴，便于在第二个胎儿窘迫或不能经阴道分娩时中转实施剖宫产。对于臀位的胎儿，同样也可以在硬膜外麻醉下进行胎位外倒转术。对于这些操作，麻醉药物的浓度要大于分娩镇痛的药物浓度。所有孕周胎位外倒转术的整体成功率约为 60%，其风险包括胎盘早剥、胎儿心动过缓、胎膜破裂和紧急分娩。因此，麻醉医师需要时刻做好紧急分娩的准备。

肩难产指在胎头娩出时或之后，由于胎儿肩部嵌顿于母体骨盆而出现的胎儿娩出困难。这是一个产科紧急状况，相关因素包括过期妊娠、引产术、母体肥胖、胎儿过重、宫口扩张 8 ~ 10cm 时间延迟和硬膜外镇痛。过期妊娠和难产的产妇往往要求硬膜外镇痛，这可能是硬膜外镇痛和肩难产之间存在相关性的原因。但是硬膜外镇痛为肩难产时胎儿窘迫的抢救提供了良好的条件。推荐处理肩难产的流程包括

McRoberts 手法，即产妇大腿屈曲并用力推挤她的腹部以增加耻骨上压力。硬膜外镇痛可以放松肌肉并缓解疼痛，便于 McRoberts 手法的实施。然而实施 Gaskin 手法时需产妇双手及膝部着地，因而为避免运动神经阻滞对肌力的影响，硬膜外不应使用大剂量局麻药。如果这些手法失败，则应该将胎儿推回骨盆，进行紧急剖宫产。肩难产分娩增加了产后出血和会阴四度裂伤的风险。

（李　欣）

第十一节　产科急诊

孕妇在医疗过程中可能出现各种各样的突发情况。这些紧急情况通常包括孕妇出血和（或）胎儿窘迫。为了追求最好的临床预后，围生期的医疗团队中所有成员应该提前进行准备和充分交流。

一、产科出血

妊娠期出血的发生率较高，是全世界孕妇最主要的死亡原因之一。此外根据 2008—2009 年间美国围生期的医疗数据，是否需要输血是预示产妇病情严重程度的最常用指标。大多数出血相关性死亡是可以避免的。适当的培训、模拟演练、团队沟通和医疗教育是改善患者预后的重要因素。处理产科出血常见的困难包括无法准确估计出血量、不易察觉的出血危险因素、延误出血治疗和血液制品输注不足及不当。

（一）前置胎盘和胎盘植入

胎盘附着于子宫下段，甚至胎盘下缘达到或覆盖宫颈内口，则可发生前置胎盘。其发生率约为 0.5%。前置胎盘的危险因素包括高龄产妇、辅助生殖、经产妇、前置胎盘史、感染或手术导致的瘢痕子宫。前置胎盘通常表现为无痛性阴道出血，第一次出血常可自行缓解。前置胎盘可通过超声检查确诊。前置胎盘一般需要进行剖宫产术，除非在分娩之前胎盘位置发生了明显的改变，至少远离宫颈 2cm。

足月妊娠时的胎盘植入通常分为粘连性胎盘、植入性胎盘和穿透性胎盘。粘连性胎盘，指胎盘附着于子宫肌层，但缺乏分隔的蜕膜线；植入性胎盘，指胎盘穿入子宫肌层；穿透性胎盘，指胎盘穿过子宫肌层，并附着于子宫周围组织包括膀胱、小肠或卵巢等。发达国家孕妇的胎盘植入发病率为 0.04%；然而，据犹他州最近一项研究显示，2002—2006 年胎盘植入的发病率为 0.12%，意味着胎盘植入发病率在不断增加。在一个多中心队列研究中，胎盘植入的超声或磁共振成像检查的灵敏度分别为 93% 和 80%，特异性则是 71% 和 65%。胎盘植入的发病率与前置胎盘和子宫切开术之间存在明显的关系。经历 0、1、2 或更多次数子宫切开术的前置胎盘患者，并发胎盘植入的概率分别是 3%、11%、40% 和 60%。不幸的是，如果不对胎盘植入高风险产妇进行影像学检查确诊，那么可能直到剖宫产切开子宫时才意识到胎盘植入，极可能发生大出血。如果在分娩前产妇确诊植入性胎盘或穿透性胎盘，可以考虑行手术前介入治疗，例如双侧髂总动脉球囊导管或选择性子宫动脉栓塞，但是疗效尚不清楚。

（二）前置血管

脐带帆状附着时，若胎膜上的血管跨过宫颈内口位于胎先露前方，即发生罕见的前置血管。前置血管的发病率为 0.02% ~0.04%，如果没有及时的产前诊断，那么胎儿的致死率很高。在一项包含 155 名妇女的研究中，产前诊断出前置血管的新生儿生存率为 97%，而没有诊断出的新生儿只有 44%。如果没有诊断出前置血管，那么在胎膜破裂时，阴道的出血意味着胎儿出血而非产妇出血，应予以注意。分娩前才突然发现的前置血管是产科急诊，需要紧急剖宫产，通常采取快速的全身麻醉方式。如果早已在产前诊断出前置血管，则需要在分娩发做前择期剖宫产。还不能确定前置血管胎儿分娩的最佳孕周，但是建议用类固醇药物促进胎儿肺成熟，在妊娠大约 36 周时进行剖宫产，并且建议妊娠 28 ~32 周的产妇住院治疗以预防早产。

（三）胎盘早剥

胎盘早剥是妊娠20周后至分娩前部分或全部胎盘组织和子宫壁分离，发生率大约是1%。孕妇的年龄、绒毛膜羊膜炎、滥用可卡因、酗酒、高血压、胎膜早破、胎盘早剥史、吸烟和创伤都是胎盘早剥的危险因素。胎盘早剥的临床表现有阴道出血和查体子宫紧张。然而，大量的出血可以蓄积在胎盘后而无法流出子宫。对于妊娠期任何情况下的大量失血，常常并发凝血功能障碍。所以应该进行相应的实验室检查和准备大量血制品和凝血因子，需要与输血科或血库的专家密切配合。

（四）子宫破裂

子宫破裂是对母体和胎儿都存在生命威胁的产科急症。有剖宫产病史的产妇发生子宫破裂的概率为0.4%～1%，包括从瘢痕裂开到子宫完全破裂的一系列病理过程。子宫破裂的其他危险因素包括胎位不正、器械助产、巨大胎儿、过量使用缩宫素、急产分娩、创伤和肿瘤。典型的临床表现包括胎心减慢、宫缩停止、腹部疼痛、阴道流血和意识丧失。最可靠和最灵敏的临床征象是出现了无法改善的异常胎心曲线。少数患者有突发的剧烈腹痛，与是否已进行硬膜外麻醉无关。ACOG建议有剖宫产病史的产妇进行阴道分娩时必须有产科医师、麻醉医师和护理人员的陪伴，如果突然发生子宫破裂，则需要紧急剖宫产手术和必要的止血治疗。

（五）子宫收缩乏力

子宫收缩乏力导致的产后出血是全世界产妇死亡的首要原因，并且发病率不断上升。子宫收缩乏力的危险因素包括母体因素（绒毛膜羊膜炎、多次分娩、产程过长）、胎儿因素（多胞胎、巨大胎儿、胎盘稽留）和药物因素（催产素使用过量，以及使用吸入麻醉药、硫酸镁或特布他林）。催产素通常是子宫收缩乏力首选的预防性用药和治疗性用药，但是催产素也有导致子宫收缩乏力的可能。不同国家和医疗机构的催产素使用剂量不同。WHO建议正常剖宫产术后使用催产素20个国际单位（稀释于1L的晶体液），但是大多数情况下会使用更小的剂量。缓慢滴注稀释的催产素对血流动力学影响很小，产妇多能很好地耐受，但大剂量和追加剂量的催产素却可以导致产妇出现明显的低血压、心率增快、恶心和头痛。如果催产素不足以控制产后出血，可以考虑肌内注射0.2mg麦角新碱或0.25mg前列腺素$F_{2\alpha}$（$PGF_{2\alpha}$），以及舌下含服、阴道或直肠栓入前列腺素E_1（PGE_1）。但是这些药物的不良反应较多。麦角新碱是一种麦角碱的衍生物，其不良反应包括恶心、高血压、肺动脉高压和冠状动脉痉挛，是先兆子痫产妇和心脏病产妇的禁忌用药。$PGF_{2\alpha}$的不良反应包括肺动脉高压、支气管痉挛、缺氧、恶心和心率过快，因此它是哮喘患者的禁忌用药。前列腺素E_1没有明显的心血管作用，但是可能导致轻度的体温升高。如果药物治疗不能控制产后出血，那么应该进行介入治疗和手术治疗。

（六）产科出血的治疗

产科大出血的成功救治需要所有医务人员对围生期治疗方案进行很好的交流和配合，包括麻醉医师、妇产科医师、手术室护士、产科护士、新生儿医师、介入治疗医师和输血科专家。产科出血的早期诊断和及时治疗是降低产妇病死率的关键。产科出血的相关研究很少，大多数发表的研究都是军队和创伤医院对输血比例和输血时间点的研究。有研究探讨了治疗产科大出血时血制品的输注比例，包括新鲜冰冻血浆（FFP）、血小板和（或）压积红细胞（PRBCs）。这些输注比例大约是1单位压积红细胞配输1单位的新鲜冰冻血浆，4～6单位的压积红细胞配输1人份的血小板。一般建议输注这种高比例的血制品以降低凝血异常和酸中毒的风险。尽管最好的治疗方法是随时进行床边实验室检查，但是应该根据临床病情和患者评估的情况开始输注血制品，并非必须等待实验室结果。另外，如果出现纤维蛋白原降低的表现，应该考虑使用冷沉淀，而仅在某些罕见的病例中需要使用重组激活的Ⅶ因子。尽管剂量70～90μg/kg的Ⅶ因子可以减少产科出血，但是不正规使用Ⅶ因子治疗产科大出血所导致的多种不良反应已向FDA报告。已有血细胞回收成功运用于产科出血的大量病例报告，但是理论上还是存在羊水栓塞的顾虑。使用可以滤过白细胞的血液回收机可以明显减少组织因子、甲胎蛋白、胎儿鳞状上皮细胞、细菌和其他不良污染物质。虽然有两份关于使用回收血细胞导致低血压的病例报告，但该技术还是适用于产科大出血。在Rh阴性血的产妇，应尽快进行Kleihauer－Betke试验和输注抗D免疫球蛋白，尽量防止血细胞回收时将胎儿的红细胞输给母亲导致的同种异体免疫反应。当标准的急救方法不足以控制产科出血时，围生期产科团队应该考虑进行有创治疗，包括加压缝合、子宫球囊填塞或子宫血管结扎。当产妇可以稳定地搬运时，可以到放射室进行子宫动脉栓塞介入治疗。基于一篇 2007 年的系统性文献综述，对于产科出血没有一项最有效的有创治疗方法，每种方法都有 85% ~90% 的成功率。如果这些治疗方法均失败或不可行，应及时进行子宫切除术。

二、羊水栓塞

1999 年的统计数据显示，羊水栓塞（amniotic fluid embolism，AFE）的发病率约为 8/10 万，而目前的统计为 1.2/10 万 ~5/10 万。羊水栓塞的临床表现包括低血压、呼吸窘迫、低氧血症、DIC、意识改变和循环衰竭。这一系列的临床表现与某些疾病类似，因此需要排除那些更常见的诊断，例如空气栓塞、肺栓塞、心力衰竭、大出血和胃反流误吸。AFE 的发生机制尚不清楚，但是目前倾向于认为 AFE 不是栓塞，而是一种过敏反应。过去常通过尸检在母体肺循环中发现胎儿鳞状上皮细胞来确诊，但是现在发现无典型症状的产妇在分娩中及分娩后的肺循环中也存在胎儿鳞状上皮细胞。因此，目前 AFE 的确诊主要是通过临床表现进行排他性诊断，而不是实验室检查或尸检。对于羊水栓塞，通常进行支持性治疗，主要包括气管插管、机械通气、心肺复苏、血管活性药物支持、治疗 DIC 和纠正动脉低氧血症。

三、其他产科急诊

某些发生于围生期的紧急情况需要适当的麻醉处理以改善母婴的预后。脐带脱垂出子宫颈可导致胎心骤降。脐带脱垂的发病率为 0.1% ~0.6%，其危险因素包括胎横位、胎臀位、多胎妊娠和脐带过长。另外，脐带脱垂多发生于胎膜破裂时，通常见于胎位不正或羊水过多的产妇。通过在阴道看到或用手摸到胎先露部位下面的脐带可以确诊脐带脱垂。常见的处理措施是，在可行紧急剖宫产手术前将造成压迫的胎儿肢体推回盆腔，以解除其对脐带的压迫。如果胎心曲线正常，则可以选择椎管内麻醉；如果显示胎儿窘迫，则通常进行紧急刮宫产。

子宫内翻的发病率约为 0.04%，通常表现为低血压、疼痛和大量失血。子宫内翻的危险因素包括在胎盘分离之前过度牵拉脐带、胎盘的位置在子宫底部和存在植入性胎盘。子宫内翻的治疗包括松弛子宫后的子宫复位、产妇的液体治疗和子宫复位后增加子宫张力以减少产后出血。可以使用硝酸甘油静脉滴注或挥发性麻醉药来快速有效地松弛子宫。应该根据产妇的血流动力学状态来选择治疗方案。由于子宫不松弛、产妇疼痛和血流动力学不稳定等原因，可能导致在硝酸甘油辅助下子宫复位失败，则应该将产妇送至手术室。在产妇进入手术室后，在标准的预防措施下进行快速诱导插管，然后使用吸入麻醉药以满足子宫复位所需的子宫松弛和镇痛等条件。大多数经阴道子宫手法复位都会成功，只有极少数需要进行腹腔镜手术复位。子宫复位后应该探查子宫腔是否有子宫穿孔、撕裂或胎盘残留。在适当的检查后可以开始使用子宫收缩药物。

阴道分娩最常见的损伤是阴道、宫颈和会阴的撕裂伤。血肿的形成可能掩盖显性出血，产妇低血压和心动过速可能是出血性损伤的首要表现。腹膜后血肿很罕见，但可以危及生命，因此需要手术探查止血。撕裂修补术和出血探查术的麻醉管理取决于产妇的血流动力学状态。一般的患者可以进行局部麻醉或椎管内麻醉，严重血流动力学紊乱的患者则应该进行全身麻醉气管插管。在产妇急救的同时应该进行血流动力学评估，因为两者同样重要。即使是很小的撕裂伤口，也可能导致大量的失血。

（李　欣）

第十二节　妊娠期间非产科手术的麻醉

一、围术期注意事项

虽然一般不会对孕妇进行择期手术，但是孕妇这种非产科手术的要求并不少见（0.75% ~2%）。最常见的适应证是孕妇急性阑尾炎、胆囊炎、创伤和癌症。

二、麻醉药的毒性

所有全身麻醉药都可以通过胎盘。虽然没有确切的证据表明麻醉药物在人体存在毒性，但是对啮齿类动物和灵长类动物的研究表明，全麻药物（包括吸入麻醉药、丙泊酚和氯胺酮）可以诱导神经元凋亡，从而导致长期的行为异常。这些动物研究的结果引起广泛的关注，但还不知道这些药物是否对人类产生毒性。从胎儿期到2岁是人类神经突触快速发育的关键时期。通过分析现有的临床试验数据发现了相互矛盾的证据。在一项以人群为基础的系统评估研究中，有证据显示进行过多次全身麻醉的产妇所分娩的小孩，语言、数学或阅读学习障碍风险增加。这类研究的结果难以令人信服，因为它们往往把麻醉的原因与结果混为一谈。另外，即使是最新的研究也没有分析麻醉的时机、麻醉的种类或麻醉的持续时间。没有研究显示全身麻醉会增加胎儿的畸形率，但大多数研究发现全身麻醉可能小幅增加孕妇早产或流产的风险。一般而言，孕妇非产科手术的时机首选孕中期，因为孕早期是胎儿许多器官成长发育的重要时期，而孕晚期则增加了早产的风险。建议在手术中监测子宫的收缩，并在术后使用硫酸镁或吲哚美辛来抑制可能的宫缩。全身麻醉对胎儿的长期影响是未知的，因此当区域麻醉可以满足手术要求时应该尽量避免全身麻醉。但是不应该勉强特定的麻醉方式，除非麻醉医师和手术医师对其所选择的治疗方式都有丰富的经验。

三、围术期胎心监测

妊娠18周后可以进行胎心监测；妊娠25周后，胎心变异率是一个可靠的评估胎儿状况的指标。ACOG指出，“虽然目前还没有孕期非剖宫产手术和麻醉的具体建议和数据支持，但是在术前咨询产科医师相关事宜还是十分重要的。应该进行个体化的胎儿监测，并且每一例母婴的安全保障都需要医疗团队的通力配合”。全身麻醉下胎心变异率消失可能并不代表胎儿状态下降，而只是麻醉导致的迷走神经张力变化。胎儿心动过缓的原因包括低温或母体酸中毒，还可能是产妇使用的β受体阻滞剂通过胎盘减慢胎心率。

四、麻醉管理

正如上文所述，出于理论上对胎儿的考虑，孕期非剖宫产手术最好选择区域麻醉而不是全身麻醉。实际上，许多产妇本人对区域麻醉也青睐有加。孕妇的全身血容量从孕中期就开始增加，从而导致呼吸道水肿且容易受损。Mallampati气道分级可以更为准确地预测孕妇的困难气道。麻醉医师应该考虑到孕妇困难气道发生率增加，从而在气管插管前就需要准备好高级插管设备。麻醉管理中相当重要的一点是避免减少子宫的血流量和胎儿的氧供。剖宫产麻醉中讨论的麻醉注意事项同样适用于妊娠期非产科手术的麻醉。麻醉计划的制订需要尽可能优化孕妇和胎儿的状态。围术期麻醉医师应该与产科医师和新生儿医师团队合作，一起商讨和制订意外事件的对策，包括可能出现紧急剖宫产或孕妇急救。

五、术后镇痛

对于孕妇而言，妊娠期非产科手术的术后镇痛非常重要。椎管内麻醉下进行的手术可以采用持续硬膜外术后镇痛。术后使用阿片类药物，包括患者自控镇痛，都可以通过胎盘减少胎心率的变异性。然而，没有证据显示阿片类药物对胎儿存在危害。如果在产妇使用阿片类药物后的短时间内发生了胎儿早产，则需要对胎儿进行呼吸支持。非甾体类消炎镇痛药可以作为非妊娠患者的镇痛辅助用药，但是在妊娠期使用则需要谨慎。孕早期使用非甾体类消炎镇痛药会增加流产和胎儿畸形的风险，而在妊娠30周后使用则会增加动脉导管未闭和羊水过少的风险。对乙酰氨基酚通常被认为可以安全地应用于产妇。

应该监测术后的FHR和子宫张力。可以通过合适的保胎药物预防早产。因为术后镇痛药物的使用可能导致患者难以察觉早期的宫缩，因此不能凭患者自身的感觉来替代标准的产科监测。另外，如果没有外科禁忌，孕妇应采取措施预防血栓形成。

六、妊娠期高级循环生命支持

孕妇高级循环生命支持（ACLS）措施与普通成人患者心搏骤停处理基本相同，唯一的区别是增大的子宫对大血管的压迫影响胸外按压的成功率。产妇心搏骤停后应该在4分钟内进行剖宫产娩出胎儿。尽管不知道这种紧急剖宫产手术是否对胎儿有利，但是其主要的目的是通过增加静脉回心血量、改善胸廓顺应性和增加孕妇通气量来提高ACLS的有效性和改善孕妇的生存率。值得一提的是，如果产妇可能是因为局麻药中毒而导致心搏骤停，那么应该及时使用脂质乳剂进行抢救。

七、妊娠期间的特殊手术

（一）腹腔镜手术

妊娠期阑尾炎手术和胆囊炎手术十分常见。腹腔镜技术多用于非妊娠患者，但是目前也越来越多地应用于孕妇。这是因为腹腔镜技术可以减少孕妇的并发症，由于其减少了对子宫的干扰，从而降低了早产发生率。与腹腔镜手术相比，开腹阑尾切除术可以轻微地降低胎儿的病死率，但是同时增加了孕妇的并发症。然而，瑞典的一项研究统计了200万腹腔镜手术和开腹手术的孕妇，结果显示两组之间的胎儿预后没有差异。孕中期的孕妇在腹腔镜手术中必须保持左倾子宫位，这样可以确保子宫血流灌注，尽量避免发生CO_2潴留和酸中毒。腹腔镜气腹导致腹腔内压力升高，进而降低了孕妇的心排血量和子宫胎盘灌注。因此，应该尽量使用最小的气腹压力。美国胃肠腔镜外科医师协会指南中指出，妊娠期腹腔镜手术应该尽可能地推迟到孕中期，妊娠期腹腔镜手术的适应证与非妊娠患者相同。术中应该进行胎儿和子宫状态监测，并且注意维持孕妇呼气末CO_2分压的稳定。腹腔镜手术中患者呼气末CO_2分压和动脉CO_2分压之间的压力差通常小于3mmHg，因此除非有特殊的适应证，一般不需要进行动脉血气监测。孕妇的腹腔镜手术最好选择切开的方法进入腹腔。手术中需要避免对主动脉－腔静脉的压迫。最后，应使用低压气腹技术（<1.6kPa）。一篇系统性综述分析了妊娠期腹腔镜阑尾炎手术，结果显示妊娠的时间对手术并发症的发生率没有影响，中转开腹率小于1%，并且腹腔镜手术的早产率比开腹手术要低。

（二）创伤手术

在美国，创伤是导致产妇死亡的最常见原因。产妇的创伤救治应该首先直接救治产妇本身，并且在创伤初级检查和高级检查中考虑妊娠导致的生理变化。妊娠时间是一个重要的创伤评估指标。在孕早期，胎儿被骨盆保护，所以只有产妇严重失血才可能对胎儿造成伤害。然而，随着妊娠的进展，子宫不仅暴露于骨盆之外，还对产妇的下腔静脉和主动脉造成压迫，从而可能损害血流灌注和抢救复苏。妊娠大于20周的产妇开始急救时应该处于左倾子宫位。钝性创伤的风险包括胎儿损伤、宫内胎儿死亡、胎盘早剥和子宫破裂。相关检查包括超声胎心监测和CT，如果有明确的指征，也可以进行剖腹探查手术。

（三）心脏手术

心脏病产妇的妊娠性生理改变对其本身是一个严峻的挑战。特别是二尖瓣或主动脉瓣重度狭窄的产妇，由于妊娠的持续需求导致血容量和心排血量的负荷越来越重，心脏疾病的风险也越来越高。经皮球囊瓣膜成形术的新技术可以避免产妇在妊娠期间进行开胸心脏手术，并且降低胎儿和新生儿的死亡率。体外循环导致胎儿的风险增加，其原因包括非搏动性灌注、血流灌注压低、子宫胎盘系统栓塞和产妇儿茶酚胺释放。为了维持子宫胎盘的血流量，建议增加产妇心脏手术中体外循环的泵流量［$>2.5L/(min\cdot m^2)$］和灌注压力（>70mmHg）。常温体外循环和脉冲式泵压转流可以改善子宫血流灌注，从而增加胎儿生存率。在常温体外循环中需要特别注意产妇的酸碱平衡，不仅要避免低碳酸血症导致的子宫胎盘血管收缩，还需要避免高碳酸血症导致的酸中毒，因为胎儿酸中毒会导致胎儿心功能下降。

（四）神经外科手术

孕妇脑出血导致的神经外科急诊并不罕见，其病因多见于脑动脉瘤破裂或脑血管畸形。并不清楚妊娠是否会增加动脉瘤破裂的风险。然而，妊娠期高血压确实增加了颅内出血的风险。对于非妊娠患者而言，通常的神经外科手术麻醉处理包括控制性降压、控制性低体温、过度通气和高渗利尿。但是对于妊娠患者，这些处理技术都需要小心谨慎。平均动脉压降低到70mmHg以下就会导致子宫胎盘血流量的显著下降。因此，为了保障胎儿安全，应该考虑使用胎心监测。如果进行控制性低体温，胎心率会随着温度的降低而降低；但是在体温恢复后，胎心率也随之恢复。在一项研究中，母羊的体温下降至18℃以下时则导致胎羊出现不可逆的酸中毒和缺氧；有临床病例报道，产妇的体温下降至33℃以下时胎心率减慢。过度通气也会导致子宫动脉收缩和胎盘灌注下降。高渗利尿可以减轻大脑水肿，但是也会导致胎儿循环容量不足。甘露醇会特异性地蓄积于胎儿体内，导致高渗血症、肾血流量降低和血钠浓度升高。可以使用袢利尿剂取代甘露醇，但是使用时应该小心，并密切监测羊水量。

（李　欣）

第九章

儿科麻醉

有关小儿的年龄划分尚存在争论，通常是指自出生后至12岁。年龄在1个月以内者称新生儿，1个月~1岁称婴儿，2~3岁称幼儿，4~12岁为儿童。年龄越小，在解剖、生理、药理方面与成人的差别越大，尤其不能把小儿简单地看成是成人的缩影。新生儿、幼儿时期各项生理功能都发生迅速而急剧的变化，与成人的差别大，至学龄儿童与成人的差别即减小。一般来说，小儿年龄大小和麻醉风险成反比。和年长儿相比，与婴幼儿麻醉相关的发病率和死亡率风险更高，新生儿的麻醉风险最高。从事小儿麻醉必须熟悉与麻醉相关的小儿解剖学、生理学和药理学等特点，并应用相应的麻醉方法和适合小儿的监测设备，使小儿在麻醉期间能处于生理内环境相对恒定的状态，从而使小儿安全度过麻醉和手术，并在术后顺利恢复。

第一节　与麻醉有关的小儿特点

一、解剖生理特点

（一）呼吸系统

婴儿头部及舌相对较大，颈短。鼻孔大小约与环状软骨处相等，气管导管如能通过鼻孔，一般均能进入气管。婴儿鼻腔较狭窄，易被分泌物或黏膜水肿所阻塞。由于婴儿主要经鼻腔呼吸，因此鼻腔阻塞可产生呼吸困难。鼻咽部淋巴组织丰富，腺样体增大，但不影响经鼻腔气管插管。婴儿喉头位置较高，位于第3~4颈椎平面（成人第5~6颈椎平面），且较向头侧及向前，其长轴向下向前，而会厌软骨较大，与声门呈45°角，因此会厌常下垂，妨碍声门显露。婴儿有时需用直型喉镜片做气管插管。近半个世纪的传统观念认为，婴儿喉头呈漏斗形，最狭窄部位是环状软骨处，该处呈圆形，气管导管通过环状软骨后行控制呼吸或肺脏扩张时，可无明显漏气，故婴幼儿一般不需用带套囊的气管导管；但6岁以后儿童，喉头的形状更接近于成人呈圆柱状，最狭窄部位在声门，而声门并不呈圆形，为防止控制呼吸或张肺时漏气，应该用带套囊的导管。但近十年的研究显示，全身麻醉状态下的小儿，喉部的形状如同成人一样更类似于圆柱状，最狭窄的部位在环状软骨开口处；此处并非呈圆形，而是呈横径更窄的微椭圆形。这就意味着稍紧的，甚至是尺寸正合适的不带套囊的气管导管，即使泄漏压合适，也会对环状软骨环处的横向黏膜产生更大的压迫。因此，目前在小儿麻醉中有使用带套囊气管导管取代不带套囊导管的趋势。婴儿气管短，仅长4.0~4.3cm，直径小，新生儿气管直径为3.5~4.0mm（成人10~14mm），环状软骨处的黏膜如水肿1mm，气管直径即减少50%。根据Poiseuille定律，呼吸阻力与呼吸道半径的4次方成反比，故直径减少50%，阻力增加16倍。婴儿气管支气管分叉高，在第2胸椎平面（成人在第5胸椎平面）。气管支气管分叉处所成角度在小婴儿两侧基本相同，如气管导管插入较深，导管进入左侧支气管的机会与右侧相等。婴儿支气管的平滑肌较儿童少，小婴儿哮喘时，用支气管扩张药治疗常无效。

婴儿肋骨呈水平位，胸壁顺应性高，而肋骨对肺的支持少，难以维持胸内负压，因此，每次呼吸均有功能性呼吸道闭合。新生儿及婴儿肋间肌及膈肌中Ⅰ型肌纤维少，直到2岁才接近成人水平。Ⅰ型肌纤维可提供重复做功的能力，当Ⅰ型肌纤维缺少时，任何因素所致的呼吸做功增加，均可引起呼吸肌早期疲劳，导致呼吸暂停、二氧化碳蓄积和呼吸衰竭。婴儿胸式呼吸不发达，胸廓的扩张主要靠膈肌。如腹腔内容物增加，可影响膈肌活动，也即影响呼吸。

新生儿出生时支气管树虽完整，但肺泡数目少，出生后肺泡数继续增长直至8岁，此后肺体积的增加主要是肺泡的扩大。新生儿每一终末肺单位含340个肺泡，总数约24×10^6个；成人每一终末肺单位含3 200个肺泡，总数约300×10^6个。新生儿肺泡面积约为成人的1/3，但代谢率约为成人的两倍，故新生儿呼吸储备有限。

新生儿潮气量（V_T）小，仅20mL，6~7mL/kg，无效腔量（V_D）按体重计，新生儿与成人相同，均为2.2mL/kg，无效腔量与潮气量之比（V_D/V_T）亦相同（0.3），但新生儿呼吸道容量小，故麻醉时器械无效腔要小。人工呼吸时潮气量也要小，以免肺泡过度扩张。新生儿肺泡通气量（V_A）按比例约为成人的两倍，新生儿主要通过增加呼吸频率（而不是容量）来满足高代谢的需要，故婴儿呼吸频率较快。

新生儿时期即存在功能性余气，足以保持对吸入气的缓冲。婴儿功能残气量（FRC）及余气量（RV）与肺总容量（TLC）之比较成人为高，提示呼气后肺部存在较大量的余气。

新生儿总呼吸顺应性的绝对值很小，仅5mL/cmH_2O（成人170mL/cmH_2O），但比顺应性（specific compliance）即总呼吸顺应性与肺总容量或功能性余气量之比在新生儿和成人相同。同样，虽然新生儿呼吸道小，对气流的阻力大，达2.8kPa/（L·s）[成人为0.2kPa/（L·s）]，但如联系肺容量测定气流阻力，新生儿与成人相仿。故人工呼吸时新生儿所用的压力与成人差别不大。与成人不同，婴幼儿外周（远端）呼吸道阻力占总阻力的百分比较多，且阻力分布不均匀。呼吸道阻力增加时，呼吸做功也增加，小气道易患疾病，导致呼吸困难。

新生儿血气分析显示有轻度呼吸性碱中毒及代谢性酸中毒，血浆HCO_3^-低。出生时卵圆孔及动脉导管未闭，心排血量中有20%~30%的分流，PaO_2较低，仅8~10.7kPa（60~80mmHg）。

总之，婴儿呼吸系统的特征是呼吸节律不规则，各种形式的呼吸均可出现。胸廓不稳定，肋骨呈水平位，膈肌位置高，腹部较膨隆，呼吸肌力量薄弱，纵隔在胸腔所占位置大，容易引起呼吸抑制。而头大、颈短、舌大、鼻腔、喉及上呼吸道较狭窄，唾液及呼吸道分泌物较多，均有引起呼吸道阻塞的倾向。婴儿有效肺泡面积/kg是成人的1/3，耗氧量/kg是成人的2倍，说明换气效率不佳，故小儿麻醉时应特别重视呼吸的管理。不同年龄的小儿与成人呼吸的比较见表9-1。

表9-1 不同年龄的小儿与成人呼吸的比较

	1周	1岁	3岁	5岁	8岁	12岁	15岁（男性）	21岁（男性）	21岁（女性）
功能残气量（mL）	75	263	532	660	1 174	1 855	2 800	3 030	2 350
功能气量/重（mL/kg）	25	26	37	36	46	48	49	42	41
肺活量（mL）	100	475	910	1 100	1 855	2 830	4 300	4 620	3 380
每通气量（mL/min）	550	1 775	2 460	2 600	3 240	4 150	5 030	6 000	5 030
潮气量（mL）	17	78	1 12	130	180	260	360	500	420
呼吸频率（次/min）	30	24	22	20	18	16	14	12	12
肺泡通气量（mL/min）	385	1 245	1 760	1 800	2 195	2 790	3 070	4 140	3 530
无效腔量血	75	21	37	49	75	105	141	150	126
肺顺应性（mL/cmH_2O）	5	16	32	44	7 1	91	130	163	130
峰流速（L/min）	10			136	231	325	437	457	365
阻力[cmH_2O/（L·s）]	29	13	10	8	6	5	3	2	2
肺重量（g）	49	120	166	211	290	470	640	730	

（二）循环系统

新生儿由于卵圆孔和动脉导管未闭合，心室做功明显增加，尤以左心室更为明显，处于超负荷状态。与成人相比，新生儿的心肌结构，特别是与收缩性有关的心肌群发育差，心室顺应性较低，心肌收缩性也差，每搏量较小，心功能曲线左移，心脏储备较低。心脏对容量负荷敏感，对后负荷增高的耐受性差，在心室正常充盈的情况下，心排血量较少依赖Frank - Starling 机制，而更多依赖心率。虽然小儿的基础心率比成人高，但在副交感兴奋、麻醉药过量或组织缺氧时均会导致心动过缓，心排血量严重减少。同时，小儿交感神经系统和压力感受器反射发育不完善，心血管系统中儿茶酚胺储备低，外源性儿茶酚胺用于婴儿的效果差。血管床对低血容量不能进行有效的血管收缩反应。新生儿和婴儿不能通过心动过速缓解血管内容量减少导致的低血压。小儿由于肌浆网发育不成熟致心肌内钙储备降低，小婴儿特别是新生儿更依赖于外源性（离子）钙，对于有钙通道阻滞作用的强吸入性麻醉剂更敏感。

小儿血容量按公斤体重计，比成人大，但因体重低，血容量绝对值很小，手术时稍有出血，血容量即明显降低。新生儿血红蛋白约为170g/L，大部分是胎儿血红蛋白（fetal Hb）。胎儿血红蛋白氧离曲线左移，P_{50}为2.4kPa（18mmHg），成人P_{50}为3.5kPa（26mmHg）。6个月时胎儿血红蛋白由成人血红蛋白替代，血红蛋白也降至110g/L，故6个月以内婴儿，血红蛋白携氧能力差。

正常新生儿收缩血压是8～10.7kPa（60～80mmHg）。脉搏120～140次/分；随着年龄增长，血压逐渐升高，脉搏亦渐下降。小儿心血管资料见表9－2。小儿麻醉时应测量血压，但袖套的选用应合适，袖套过宽，血压读数偏低；袖套过窄，血压读数偏高。正确的袖套宽度应是上臂长度的2/3。不同年龄测压所需压脉带规格各异（表9－3）。

表9－2　小儿心血管资料

	收缩压（mmHg）	脉搏 Bpm	心脏指数（L/min・m^2）	血红蛋白（g/L）	氧量 mL/（kg・min）	血容量（mL/kg）
新生儿	65	130	2.5	170	6	85
6个月	90	120	2.0	110	5	80
1岁	95	120	2.0	120	5	80
5岁	95	90	3.7	125	6	75
12岁	120	80	4.3	130	3	70

表9－3　压脉带规格

编号	长（cm）	宽（cm）	适用者
9	25	14	成人
8	19	10	成人（小）
7	16	8	儿童
6	13	6	婴儿
5～1	13～6.7	5.4～2.5	新生儿

（三）神经系统

小儿脑血管生理与颅骨的成熟状态与成人有着显著的差异。在小儿两岁内，其中枢神经系统经历了显著的结构和生理上的变化。正常的颅内压在早产儿略低，足月产儿为（2～6mmHg），儿童及成人（0～15mmHg）略高。一旦囟门和颅骨缝线闭合，儿童较成年人颅腔容积更小，颅内顺应性更低。小儿与成人相比，脑内容物含液体比例更高、脑脊液容量更小、脑内容物较颅内容量比例更大，因此更易发生脑疝。随着年龄的增长及神经发育，脑血流量、脑血流速度、糖和氧气的脑代谢率在儿童期达到峰值（表9－4）。由于血压随着年龄增长，低龄儿童特别是新生儿，由于血压的自我调节范围窄，对低血压的储备较差，发生脑缺血的风险增大。因此对新生儿低血压时应采取更积极的措施提高血压以减少脑缺血的发生，控制性降压技术在低龄儿童及新生儿应避免。

表9－4　小儿神经系统代谢与成人的比较

	小儿*	成人
脑血流量［mL/（100g·min）］	100（7～8）	50
脑血流速度（cm/s）	97（6～9）	50
糖脑代谢速度［μmol/（100g·min）］	49～65（3～4）	19～33
氧气脑代谢速度［mL/（100g·min）］	5～8	3.5

注：*：峰值（峰值年龄）。

新生儿已有传导痛觉的神经末梢，外周神经与脊髓背角有交通支，中枢神经系统髓鞘已发育完全。胎儿及新生儿大脑皮质已有功能，怀孕28周可记录到胎儿有脑电活动变化。发育中的胎儿脊髓后角细胞含有P物质、降钙素基因相关肽、生长抑制素等与痛觉传递有关的递质，同时也存在β－内啡肽，婴儿存在精细的感觉通路和皮质内联系。新生儿对疼痛性刺激有生理及生化反应。现已确认：新生儿能感知疼痛，对伤害性刺激有应激反应，故新生儿应和成人一样，手术时要采取完善的麻醉镇痛措施。

（四）肝肾功能和胃肠系统

新生儿肝功能发育未全，与药物代谢有关的酶系统虽已存在，但药物的酶诱导作用不足。随着年龄的增长，肝血流增加，酶系统发育完全，肝脏代谢药物的能力迅速增加。新生儿对药物的结合能力差，导致新生儿黄疸，对药物的降解反应减少，以致药物清除半衰期延长。

早产儿肝脏糖原储备少，且处理大量蛋白负荷的能力差，故早产儿有低血糖和酸中毒倾向，当喂养食物中蛋白含量太高时体重并不增加。新生儿比婴儿血浆中蛋白和其他与药物结合的蛋白含量低，清蛋白浓度低时蛋白结合力低，血浆中游离药物的浓度高。

新生儿肾灌注压低且肾小球滤过和肾小管功能发育不全，按体表面积计，肾小球滤过率是成人的30%。肾功能发育很快，出生20周时，肾小球滤过率和肾小管功能已发育完全，至2岁时肾功能已达成人水平。新生儿吸收钠的能力低，易丧失钠离子，输液中如不含钠盐，可产生低钠血症。肾对葡萄糖、无机磷、氨基酸及碳酸氢盐的吸收也少，且不能保留钾离子。此外，新生儿对液体过量或脱水的耐受性低，输液及补充电解质应精细调节。

刚出生时，新生儿胃液pH呈碱性，出生后第二天胃液pH与年长儿呈相同的生理范围。吞咽与呼吸的协调能力在出生后4～5个月才发育完全，故新生儿胃食管反流的发生率高。当有胃肠道畸形时，常在出生后24～36小时出现症状，上消化道畸形时有呕吐和反流，下消化道畸形有腹胀和便秘。

（五）体液平衡和代谢

小儿细胞外液在体重中所占比例较成人大，成人细胞外液占体重的20%，小儿占30%，新生儿占40%～45%。小儿水转换率比成人大，婴儿转换率达100mL/（kg·d），故婴儿容易脱水。婴儿脱水5天，细胞外液间隙即空虚，成人脱水10天才达同样水平。细胞外液与细胞内液比率出生后逐渐下降，2岁时与成人相近。不同年龄体液的总量和分布见表9－5［摘自《麻醉手术期间液体治疗专家共识（2007）》，中华医学会麻醉学分会］。

表9－5　不同年龄人体的体液组成

	足月儿（%）	6个月婴儿（%）	2～14岁（%）	成人
总体液量（TBW）	80	80	70	60
细胞内液（ICF）	35	40	40	40
细胞外液（ECF）	45	40	30	20
组织间液（IFV）		34.5	25	16
血浆（PV）		5.5	5	4
全血容量	85mL/kg	80mL/kg	80mL/kg	（60～65）mL/kg

小儿新陈代谢率高，氧耗量也高，成人氧耗量3mL/（kg·min），小儿6mL/（kg·min），故小儿麻醉期间应常规吸氧。新生儿及婴儿对禁食及液体限制耐受性差，机体糖及脂肪储备少，较长时间禁食易引起低血糖及代谢性酸中毒倾向，故婴儿手术前禁食时间应适当缩短，术中应适当输注葡萄糖。

小儿基础代谢高，细胞外液比例大，效应器官的反应迟钝，常需应用较大剂量的药物，易于出现用药过量及毒性反应。麻醉时应考虑麻醉药的吸收和排泄，从而控制用药剂量。

（六）体温控制

新生儿体温调节机制发育不全，皮下脂肪少，而体表面积相对较大，容易散热，故体温易下降。人体体温调节可承受的外部环境低温值在成人是0℃，在新生儿则是22℃。新生儿无寒战反应，只能通过褐色脂肪以化学方式产生热量。褐色脂肪由交感神经支配，交感神经兴奋，释放去甲肾上腺素，刺激脂肪代谢，使三酰甘油水解而产热。体温下降时全身麻醉容易过深，引起呼吸循环抑制，同时麻醉苏醒延迟，术后肺部并发症增加，并易并发硬肿症，故新生儿麻醉时应采取保温措施（保温毯、棉垫包绕四肢），维持手术室内温度超过27℃。

6个月以上小儿麻醉期间体温有升高倾向，其诱因有术前发热、脱水、环境温度升高，应用胆碱能抑制药、术中手术单覆盖过多以及呼吸道阻塞等。麻醉期间体温升高，新陈代谢及氧耗量相应增高，术中易缺氧，体温过高术中可发生惊厥。

术前如有发热，应先行输液，应用抗生素、冰袋降温等措施，待体温下降后再手术。如系急诊手术，可先施行麻醉，然后积极降温，使体温适当下降后再进行手术，可减少手术麻醉危险性。

二、生理特点

小儿对药物的反应与许多因素有关，包括身体组成（脂肪、肌肉、水含量）、蛋白结合、体温、心排血量的分布、心脏功能、血脑屏障、肝肾功能的成熟度以及是否伴有先天性畸形。生长发育中的变化都会显著影响药物的临床反应，确立年龄相关的药物治疗学尤为重要。

人体的组成（脂肪、肌肉和水的含量）随着年龄增长而变化，人体总水含量在早产儿明显高于足月儿，而足月儿也显著高于成人；脂肪和肌肉含量随着年龄增长而增加（表9－6）。这些人体构成的改变使小儿临床药理呈现以下主要变化：①应用水溶性药物时，由于小儿分布容积较大，按体重给药需以较大剂量达到需要的血液药物浓度（如大多数抗生素和琥珀酰胆碱）。②应用依赖再分布至脂肪而终止其作用的药物时（如硫喷妥钠），小儿由于脂肪含量较少，临床作用时效较长。③同样，小儿肌肉含量少，应用再分布至肌肉的药物（如芬太尼），其作用时间也延长。

表9－6　成人与小儿机体组成的比较（占体重的百分比）

	早产儿（1.5kg）	足月儿（3.5kg）	成人（70kg）
总水含量	83	73	60
细胞外液体	62	44	20
细胞内液体	25	33	40
肌肉	15	20	50
脂肪	3	12	18

年长儿童往往肝肾功能发育成熟，蛋白、脂肪和肌肉的含量接近成人。年长儿童较新生儿，进入肝肾的血流占心排血量的比重更大。因此，大于2岁的小儿多数药物的半衰期较成人短或相当。总体而言，早产儿或足月新生儿药物消除延迟，超过2岁至10余岁的小儿药物半衰期缩短；小儿随着年龄接近成人，药物半衰期也逐渐延长至成人水平。

肝脏是药物代谢的主要器官，药物的代谢速率取决于肝脏的大小和肝微粒体酶系统的代谢能力。肝脏的大小（体积）与体重的比例从出生到成年逐渐缩小。药物代谢大部分经两个主要途径：即第Ⅰ相或降解反应（氧化、还原及水解）；第Ⅱ相或合成反应（结合）。大部分Ⅰ相反应依靠肝微粒体酶进行。新生儿体内与药物代谢有关的酶系统发育不全，氧化药物的能力最差，而水解药物的能力与成人相仿。

新生儿血液及血浆酶的活力和血浆蛋白含量低，血浆酶活力随着年龄的增长而增加，并与血浆蛋白的增加一致，1 岁时达成人值。总体而言，肝脏对药物生物转化的活性从胎儿期至成人呈双曲线式的变化：肝脏的代谢和清除在胎儿期至出生后 1 月为低值，至 1 岁达到成人水平，在青春期呈高峰，随后再缓慢下降至成人水平。

大多数药物及其代谢产物最终都经肾脏排泄。新生儿肾小球滤过率低，约为成人的 30%，影响药物的排泄。随着年龄增长，肾小球滤过率增高，在 1 ~1.5 岁达到成人水平。

除上述基本因素外，以下因素影响新生儿对药物的反应：①分布容积增大致药物排泌延迟；②肝肾功能发育不成熟；③与血浆蛋白结合降低致药物排泌变化。其他影响新生儿药代动力学和药效学的因素还包括：过早产、脓毒症、充血性心力衰竭、腹内压增加、控制通气和营养不良。这些因素都导致新生儿的药代动力学和药效学通常是因人而异的。

近十年来学者们致力于研究生长发育伴随的药代动力学和药效学的改变，制定了合适的儿科用药指南，特别是通过成人剂量推算小儿用药尺度。临床上为了便于应用，可根据小儿的体型和年龄，依据成人用药剂量推算小儿的使用方法（表 9 -7）。更有学者提出可简便的将 1 个月、1 岁、7 岁、12 岁的小儿用药量分别设定为成人的 1/8、1/4、1/2 和 3/4。但值得注意的是，这些方法只是根据药物在体内的分布做出了相应的调整，而未把年龄相关的药效学变化考虑在内。

表 9 -7　年龄相关的小儿用药剂量

年龄	体重（kg）	为成人剂量的百分数（%）	年龄	体重（kg）	为成人剂量的百分数（%）
新生儿	3.2	5	10 岁	30	53
2 月	4.5	13	11 岁	36	61
4 月	6.5	17	12 岁	40	66
12 月	10	23	14 岁	45	72
18 月	11	25	16 岁	54	82
5 岁	18	36	成人	70	100
7 岁	23	43.5			

有关年龄相关的药效学特点，目前研究的较为详尽的是吸入麻醉药，而对常用的静脉麻醉药则知之甚少。小儿吸入麻醉药最低肺泡气浓度（MAC）随年龄而改变，早产儿麻醉药需要量比足月新生儿低，新生儿比 3 个月婴儿低，而婴儿则比年长儿和成人麻醉药需要量大。小儿呼吸频率快，心脏指数高，大部分心排血量分布至血管丰富的器官，加上血气分配系数随年龄而有改变，故小儿对吸入麻醉药的吸收快，麻醉诱导迅速，但同时也易于过量。

（叶　洁）

第二节　麻醉前准备与麻醉前用药

一、麻醉前准备

小儿由于住院，离开家庭及父母，麻醉医师术前必须对患儿进行访视，与患儿建立感情，并取得小儿的信任。对小儿手术而言，术前访视与准备比术前用药更为重要。国外 20 世纪 90 年代的调查显示，约有 65% 的患儿可能发生术前焦虑，高达 25% 的患儿需要肢体束缚才能完成麻醉诱导。对患儿不当的麻醉前处理会增加患儿的分离恐惧，使术后不合作状态概率增高，导致术后治疗更加困难。同时，还可能导致患儿的术后行为障碍等不良后果。术前应对麻醉操作过程、手术的必要性和可能出现的问题对家长进行解释和交流，因为家长感觉焦虑可能会影响患儿。术前放映录像或利用含图片的小册子介绍手术室设备、麻醉机、面罩等使小儿熟悉手术室环境，可消除其恐惧不安心理，减少精神创伤，从而避免术后产生抑郁、焦虑、夜梦及其他行为改变。术前访视时家长和患儿从麻醉医师处获得的相关信息越多，越利于他们应对手术和住院的压力。

麻醉前访视除了解患儿心理状况外，还应从家长处了解现病史及既往史，有无变态反应史、出血倾向、肾上腺皮质激素应用史以及麻醉手术史。家族中有无遗传性缺陷病或麻醉后长期呼吸抑制（可能血浆假性胆碱酯酶不足或有神经肌肉疾病）病史。应注意患儿体重，并与预计体重［年龄（岁）×2＋8kg］比较，可了解患儿发育营养情况，有无体重过低或超重。体格检查时注意牙齿有无松动，扁桃体有无肿大，心肺功能情况以及有无发热、贫血、脱水等情况。脱水程度可从皮肤张力、囟门、眼球、神志、血压等体征来估计（表9－8）。如有脱水，应在麻醉前纠正，每脱水1%需输液10mL/kg。

表9－8　脱水程度估计

体征	脱水程度（占体重%）
皮肤张力低、舌唇黏膜干燥	5
前囟凹陷、心动过速、少尿	10
眼球凹陷、低血压	15
昏迷	20

应注意实验室检查资料，了解有无低血糖、低血钙以及钾钠情况，有无凝血障碍。凡肛温38℃以上，血红蛋白80g/L以下，严重心肺功能不全，严重水电解质紊乱等，除急诊外，择期手术均应延期，待病情改善后再行手术。此外，还应了解拟施手术的范围和体位、手术创伤程度以及可能的出血量。

美国麻醉医师学会将患儿风险分为6级（表9－9）。多项研究认为这一评分可以预测手术和麻醉的风险。

表9－9　美国麻醉医师学会ASA风险分级

ASA	定义
1级	无生理或功能限制的患儿
2级	不严重损害功能的轻度全身性疾病，如良好控制的哮喘，Ⅱ型糖尿病，小型限制性室间隔缺损
3级	并发其他严重影响功能的疾病，如显著降低峰流量的哮喘，难以控制的癫痫，并发充血症状并降低运动能力的大型室间隔缺损
4级	并发威胁生命的疾病，如休克，心源性或低血压性休克，呼吸衰竭，并发意识改变的颅脑损伤
5级	无论手术与否，均难以挽救生命的患儿
6级	器官将用于移植的脑死亡患儿

二、术前禁食

术前禁食是择期手术的常规，以避免胃内容物引发的呼吸道并发症。然而，有许多研究证实，健康小儿和青少年禁食达8小时与麻醉诱导前2～3小时仍口服液体的小儿相比较，其残存的胃容量及胃液均无明显不同。此外，缩短禁食时间可提高患儿的舒适度，减少水分的丢失，这对婴幼儿十分重要。因此，现代小儿麻醉的趋势，是允许口服清流质直到麻醉前2～3小时，这些液体可以为橙汁、软饮料或水；而对于母乳喂养的婴儿，禁食时间为麻醉前4小时；非母乳喂养（如牛乳或配方奶粉）者，术前禁食时间与固体食物相似，应在6小时以上。

生理学研究表明，正常情况下胃对液体的负荷排空很快。在第1小时内，胃排空80%以上的液体负荷。胃的生理学研究支持缩短禁食时间，但这种情况只适合于非急诊手术，且不伴有食管或胃肠功能紊乱等危险因素的患儿。对于存在吞咽困难、胃食管反流、中枢神经系统受损或尿毒症的患儿，还应针对具体情况进行个体化考虑。

目前对择期手术的术前禁食时间的指导见表9－10。

表 9-10 小儿术前禁食时间（h）

	固体食物、牛奶	糖水、果汁
6 个月以下	4	2
6~36 个月	6	3
>36 个月	8	3

三、麻醉前用药

麻醉前用药的目的在于镇静与消除不安，使麻醉诱导顺利、减轻情绪障碍、抑制口腔和呼吸道分泌物、抑制异常反射、减轻疼痛、预防吸入性肺炎等。以下是小儿麻醉前用药的常用途径及其各自的优缺点（表 9-11）。

表 9-11 小儿麻醉前用药的常用途径及其各自的优缺点

途径	优点	缺点
鼻腔	效果确切	不适感、易致小儿激惹
口腔	无痛、简单	显效慢
舌下	效果确切	吐出或咽下、显效慢
肌内注射	效果确切、显效快	疼痛
直肠	效果确切	不适感、诱发排便、起效时间不确定
静脉	效果确切、显效快	疼痛

麻醉前用药应根据小儿的生理状况、预计的手术时间、麻醉诱导方式等而个体化制定方案。6 个月以下的婴儿麻醉前用药并不是必需的，而 10~12 个月的小儿离开父母会有明显的恐惧感，术前用药则必不可少。在美国，口服咪达唑仑（0.25~0.33mg/kg，最大剂量 20mg）是最常用的麻醉前用药方案，5~10 分钟产生镇静效果，能成功将患儿与父母分离的最短时间是 10 分钟，药效高峰在 20~30 分钟，45 分钟内镇静作用消失。对于不能配合口服用药的小儿，可采用中等剂量的氯胺酮（2~4mg/kg）加用阿托品（0.02mg/kg）和咪达唑仑（0.05mg/kg）肌内注射；既往有小剂量咪达唑仑口服给药效果不佳病史的小儿，可使用氯胺酮（4~6mg/kg）伍用阿托品（0.02mg/kg）和咪达唑仑（0.5mg/kg，最大剂量 20mg）口服，给药，15 分钟后起效，可达到较深程度的镇静。对于预计可能静脉置管困难或诱导前必须有静脉通路的小儿（如先天性心脏病的婴儿），可采用大剂量氯胺酮（约 10mg/kg）和阿托品、咪达唑仑混合肌内注射以提供良好的静脉置管镇静条件。

糖果形状的口服透黏膜芬太尼具有舒适的口感，易透过口腔黏膜迅速吸收，吮吸糖棒后 15~30 分钟血药浓度达到峰值，10~20μg/kg 就可以产生足够的镇静作用。但是咀嚼或是吞服会降低药效及其生物利用度。镇静、抗焦虑作用不如咪达唑仑强，并可发生皮肤瘙痒、增加恶心呕吐发生率及呼吸抑制的风险等。

肌内注射抗胆碱能药物会引起注射部位疼痛，对于麻醉诱导时的咽反射抑制效果也并不明显，在小儿并不应作为常规使用。但对于小于 6 个月的婴儿，强效的吸入麻醉剂诱导前 45min 肌内注射或口服阿托品（0.02mg/kg）可显著降低低血压的发生率。

可乐定是一种 α_2 肾上腺素能受体激动剂，通过激活中枢神经系统内的突触后 α_2 肾上腺素受体产生镇静和降低交感神经张力作用，导致外周血管扩张和血压下降、心率减慢。作为小儿麻醉前口服镇静药，镇静作用与口服咪达唑仑相当，镇痛作用机制尚不明确。术前30~40 分钟口服 2~4μg/kg 的可乐定可产生足够的镇静和抗焦虑作用，作用时间可大于 90 分钟，常常需要辅助给氧。

右美托咪定比可乐定有更强的 α_2 受体亲和力。口服后吸收较好，镇静作用与可乐定相似。患儿在术前 30~50 分钟口服 1μg/kg（推荐 3~4μg/kg）的右美托咪定后，具有良好的镇静作用，神经性行为障碍的患儿也能顺利地接受静脉置管，无不良并发症发生，患儿父母满意度高。单次静脉注射 0.5~

1.0μg/kg 的右美托咪定（缓慢注射 5～10 分钟），持续静脉输注 0.5～1.0μg/（kg·h）可产生有效的镇静作用，并维持自主呼吸，降低突发躁动的发生率。右美托咪定作为严重不合作儿童的术前用药，已取得令人满意的效果。

盐酸戊乙奎醚（penehyclidine hydrochloride，长托宁）能通过血－脑屏障，兼有中枢和外周双重抗胆碱作用，有较强的抑制腺体分泌作用，可降低术后恶心呕吐的发生。选择性阻滞 M_1、M_3 胆碱受体，对心脏和突触前膜 M_2 胆碱受体无明显作用，因而不增快心率。半衰期长约 10h。常用剂量为 0.01～0.02mg/kg 术前 30 分钟肌内注射或 0.01mg/kg 术前 15 分钟静脉注射。不良反应少见，多与用药剂量过大有关。

（叶 洁）

第三节 麻醉方法和装置

全身麻醉是小儿麻醉最常用的方法，除小手术可采用面罩紧闭法吸入麻醉、静脉或肌内麻醉下完成外，较大手术全身麻醉均应在气管内插管麻醉下进行。此外，区域麻醉（蛛网膜下隙阻滞、硬膜外阻滞、臂丛阻滞及其他神经阻滞）在国内外的应用有增多趋势。

一、全身麻醉

（一）常用药物

1. 吸入麻醉药 吸入麻醉药的最低肺泡有效浓度（MAC）在小儿随年龄而改变。对照研究显示，早产儿吸入麻醉药需要量比足月新生儿低，新生儿比 3 月婴儿低，而婴儿的 MAC 则比年长儿和成人要大（图 9－1）。小儿由于呼吸频率快、心脏指数大，心排血量向血管丰富，的器官分布的比例更大，吸入性麻醉药的摄取更为迅速。血液中吸入药物浓度上升迅速而心血管功能发育不完善，易致小儿特别是婴儿和幼儿用药过量。由于其在小儿安全边界较窄，在吸入诱导气管插管时过度追求足够的麻醉深度易使小儿处于药物过量、心血管不稳的危险边缘。在静脉通路开放前避免使用吸入麻醉药控制通气，快速降低吸入麻醉药的浓度、特别是在使用肌松药进行控制通气后，这些措施都可提高小儿使用吸入诱导的安全性。

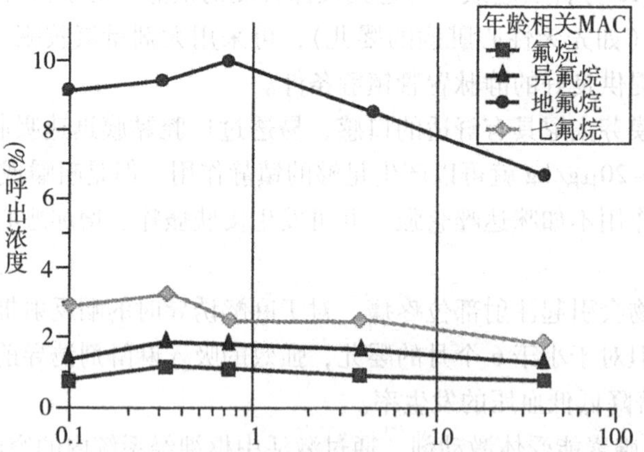

图 9－1 四种常用的吸入性麻醉药年龄相关的最低肺泡有效浓度（MAC）

（1）氟烷：氟烷是目前仍在使用的唯一一种烷烃结构的非醚类吸入性麻醉药，具有无刺激性，不燃烧爆炸；全身麻醉药效强，早期抑制咽喉反射，使呼吸道分泌物减少，便于呼吸管理，价格低廉等优点，是小儿常用的全身麻醉药。麻醉期间易出现心肌抑制、心排血量下降、低血压、心动过缓、心律失常等心血管抑制作用，与其他吸入性麻醉药相比更易发生过量。氟烷抑制呼吸，使肺泡通气量减少，为避免二氧化碳蓄积，麻醉期间应进行辅助或控制呼吸。氟烷的肝脏毒性作用并不比其他全身麻醉药高。小儿“氟烷肝炎”全世界报道不足20例，与小儿已应用数百万例氟烷相比，其发生率很低，因此是安全的。对小儿短小手术、诊断性检查、吸入麻醉诱导、气道管理困难及哮喘患儿，氟烷是很好的吸入麻醉药。氟烷的缺点是血/气分配系数较高，脂肪/血分配系数也高，因此起效慢、维持时间长，再加上其麻醉效能强，目前所有的挥发罐能输送的最大吸入浓度5%，对小儿而言较其他吸入性麻醉药更易引起过量，引发心血管及呼吸系统抑制。在肥胖小儿、使用酶诱导药、近期接受过氟烷麻醉以及对氟烷“敏感”的小儿，应相对禁忌使用氟烷。氟烷麻醉下散热较多，且使心肌对内源性或外源性儿茶酚胺应激性增加。氟烷麻醉下小儿出现心律失常往往与高碳酸血症和麻醉深度不足有关，最大剂量10μg/kg的肾上腺素可降低其在小儿使用时发生心律失常的风险。

（2）异氟烷：血/气分配系数为1.4，麻醉诱导及苏醒快，代谢降解产物仅0.17%，因此肝肾毒性小。异氟烷对呼吸道有刺激性，可引起咳嗽、屏气，甚至出现喉或支气管痉挛，不宜单独用于小儿麻醉诱导。可先用静脉麻醉，待小儿入睡后再吸入0.5%~1%异氟烷，以后将吸入浓度逐渐增至2%~3%，维持麻醉用1.5%~2%，常与氧化亚氮-氧合用，异氟烷较氟烷对循环抑制较轻，不增加心肌对儿茶酚胺的敏感性，可显著降低脑对氧的代谢率。血容量不足的小儿用异氟烷容易引起血压下降。在吸入浓度骤增或从吸入七氟烷突然改为异氟烷的情况下，偶可出现高血压，特别是在十余岁的小儿，这可能是由于刺激肺部受体导致交感活性的增加及激活了肾素-血管紧张素系统。

（3）七氟烷：血/气分配系数0.66，诱导及苏醒迅速，其MAC比氟烷及异氟烷高，新生儿MAC是3.3，1~6个月3.2，6~12个月2.5，1~3岁2.6，3~12岁2.3~2.5。与其他吸入性麻醉药合用氧化亚氮时不同，七氟烷的MAC值不随着混合吸入的氧化亚氮浓度成比例的降低。在1~3岁的小儿，混合氧化亚氮60%浓度吸入，七氟烷的MAC仅降低25%。

七氟烷气味比异氟烷好，易为患儿所接受，对呼吸道无刺激性，特别在未使用术前用药的小儿更有优势。吸入诱导时浓度即使最高达8%，发生屏气、咳嗽、喉痉挛及氧饱和度降低的概率亦低，目前已取代氟烷成为小儿麻醉吸入诱导的首选药物，在美国，七氟烷吸入诱导更是小儿麻醉最常用的简单有效的诱导方法。常用的七氟烷吸入诱导方法包括潮气量吸入法和单次肺活量吸入法。研究显示这两种方法在大于5岁的小儿，吸入7%的七氟烷，达到适当的麻醉深度（BIS值40~60）的时间和不良反应的发生率相似，但应用单次肺活量法小儿睫毛反射消失更快，且更易于被小儿接受，更值得推荐。而传统的潮气量吸入法，可在吸入纯氧的基础上混合七氟烷，逐步将浓度由2%~6%再提高至8%；或纯氧加8%七氟烷直接吸入；抑或8%七氟烷加氧气和氧化亚氮1∶1混合吸入，三者差别微小。

在小儿，七氟烷能较好地维持心血管系统的稳态性，不影响心率、心脏指数及心肌收缩性，也不使心肌对肾上腺素致敏，与其他吸入性麻醉药相比，发生心律失常更少见。小儿吸入1MAC七氟烷，即使术前不使用阿托品，心率也能维持平稳。偶有报道在吸入超过1MAC，出现心率降低。对发绀型先天性心脏病的小儿，吸入七氟烷较氟烷出现低血压和氧饱和度降低的概率更低。在吸入浓度超过1.5MAC时，七氟烷比氟烷更能造成对呼吸的抑制，婴儿吸入1MAC，分钟通气量及呼吸频率均降低，但只轻度升高呼气末二氧化碳水平；吸入浓度8%七氟烷的小儿可引起呼吸暂停，使用咪达唑仑等术前用药能加重这种抑制作用。七氟烷在小儿进行吸入诱导时，偶有报道出现癫痫样发作或脑电图出现相关表现。

七氟烷体内代谢率为2.9%，比异氟烷高，但用药后肝肾功能仍正常。七氟烷与钠石灰相互作用可产生在动物实验中证实有肾毒性的代谢产物A，在小儿低流量紧闭麻醉应予注意，且该产物的浓度在闭合回路中随着小儿年龄的增长而增加。在个别极端案例中已有报道，大剂量的七氟烷和干燥的二氧化碳吸收剂产生大量热量导致吸收罐着火。

虽然七氟烷苏醒迅速，但与氟烷相比，患者苏醒期疼痛评分明显升高，往往需要早期使用其他镇痛药物。近期的研究发现，七氟烷比氟烷发生苏醒期躁动的可能性更高，治疗和预处理的方法包括使用右美托咪定，芬太尼或丙泊酚（1mg/kg），在小儿也有报道使用α_2-肾上腺素能受体激动剂可乐定、5-羟色胺受体阻滞剂托烷司琼（0.1mg/kg）、氯胺酮（0.25mg/kg）或纳布啡（0.1mg/kg）有效。

（4）地氟烷：血/气分配系数仅0.42，诱导及苏醒迅速，但地氟烷对呼吸道有刺激性，单独诱导时可发生呛咳、屏气、分泌物增加及喉痉挛，小儿喉痉挛的概率甚至可高达50%。临床上常先用氟烷或七氟烷吸入诱导后再改用地氟烷吸入，手术完毕患儿可迅速苏醒。地氟烷脂溶性低，故麻醉效能低，MAC高，新生儿为9.2，1～6个月为9.4，7～12个月为9.9，1～3岁为8.7，5～12岁为8。地氟烷对心血管抑制作用比异氟烷小，对呼吸的抑制作用不比氟烷和异氟烷强。地氟烷代谢率低，仅0.02%，是现有吸入麻醉药中体内生物转化最少的麻醉药。当快速吸入高浓度地氟烷时，因交感神经系统激活，偶尔可出现高血压及心动过速。由于其苏醒迅速，在停用该药前，要重视早期使用镇痛药物防止苏醒期疼痛及躁动。

2. 静脉诱导和维持药物　如下所述。

（1）氯胺酮：氯胺酮于20世纪应用于临床以来，曾一度是全身麻醉的必选药物，尽管有苯环己哌啶的精神不良反应，但对呼吸循环影响较小，故仍有使用的价值。是目前仍在使用的唯一的苯环己哌啶类药。在小儿麻醉，特别是手术室外麻醉中应用广泛。单独注射氯胺酮时不呈类自然睡眠状，而呈木僵状。麻醉时眼睛可睁开，各种反射如角膜反射、咳嗽反射与吞咽反射可依然存在，对麻醉与手术失去记忆，神志完全消失，但肌张力增强、眼球呈凝视状或震颤，外观似浅麻醉，但镇痛效果好，尤其体表镇痛明显。近年来对其的深入研究发现氯胺酮除了麻醉性镇痛作用外还具有抗炎、脑保护、促进细胞凋亡、解除支气管痉挛和对抗由阿片类药物引起的痛觉过敏等作用。

氯胺酮静脉注射2mg/kg，注射后60～90秒后入睡，维持10～15分钟，肌内注射5～6mg/kg，2～8分钟入睡，维持20分钟。氯胺酮使唾液及呼吸道分泌物增加，麻醉前必须应用抗胆碱类药物。氯胺酮适用于浅表小手术、烧伤换药、诊断性操作的麻醉以及全身麻醉诱导。氯胺酮诱导时有暂时性心血管兴奋作用，使血压、心排血量、脉搏均升高，中心静脉压及外周血管阻力也增加。

早期曾认为氯胺酮安全而无并发症，甚至提出饱食患儿可选用氯胺酮麻醉。研究发现，氯胺酮麻醉时候反射有抑制，故饱胃患儿不能用氯胺酮。新生儿或6月以下婴儿用氯胺酮后可发生呼吸抑制，应严密观察、及时处理。休克及低心排量小儿用氯胺酮后，由于其负性心肌肌力作用，可引起血压下降，甚至心搏骤停。国内外文献均已有报道，故休克患儿不宜用氯胺酮麻醉。

氯胺酮无肌松作用，也不抑制内脏反射，腹部手术不宜单独应用。氯胺酮增加脑血流及脑氧耗，增高颅内压，神经外科麻醉时应慎用。氯胺酮麻醉后恶心呕吐发生率高（33%～44%），术后苏醒延迟，有时呈烦躁不安，是其缺点，术后幻觉及噩梦在小儿少见，如与咪达唑仑或地西泮同用，发生率还可下降。

（2）丙泊酚：是具有高度亲脂性的静脉麻醉药，静脉注射后快速分布至血管丰富的器官，麻醉起效快而平顺，能在一次臂脑循环内发挥作用，呛咳、呃逆发生率低。麻醉强度是硫喷妥钠的1.8倍，代谢清除率快，是硫喷妥钠的10倍。由于小儿中央室分布容积大，且清除率快，故小儿丙泊酚剂量按公斤体重计比成人大，需2.5～3mg/kg方能达到诱导效果。由于清除快，分布广，需连续静脉输注才能达到预计的稳态血药浓度，维持镇静催眠效果。丙泊酚有呼吸抑制作用，其发生及持续时间与剂量有关，2.5mg/kg静脉注射时20%患儿有呼吸暂停，故麻醉时需吸氧和加强呼吸道管理。使用丙泊酚后收缩压、舒张压、平均压、心排血量和体循环阻力有不同程度下降，但不引起心率增快，故可减轻气管插管的血流动力学反应。丙泊酚可直接抑制心肌，心肌氧耗量下降。丙泊酚可降低颅内压，脑氧耗量、脑血流及脑代谢率均有下降，眼内压也有降低。丙泊酚麻醉恢复时间早，患儿清醒迅速，脑功能如精神活动、认知能力恢复完善，麻醉后恶心呕吐发生率低。丙泊酚的缺点是注射部位疼痛，发生率高达33%～50%，应选择肘前大静脉注射，药液中加入利多卡因0.2mg/kg可减轻甚或消除注射痛。小儿用丙泊酚诱导时可发生不自主运动，其原因不明，因此在需绝对镇静的情况如CT、MRI检查时不宜用丙泊酚。丙泊酚无镇痛作用，手术时必须辅用其他麻醉药及镇痛药。由于诱导平顺，起效迅速，麻醉深度易控，苏醒快且脑功能恢复完善，术后恶心呕吐发生率低，故丙泊酚适于小儿门诊手术及某些诊断性检查的麻醉。由于市售丙泊酚制剂中含有鸡蛋和大豆成分，用于对这两种物质过敏的小儿要慎重。

（3）瑞芬太尼：瑞芬太尼是一种新型合成的镇痛剂，选择性作用于μ受体，具有阿片类药物的典型作用和不良反应，包括镇痛、镇静、呼吸抑制、肌张力增高和心动过缓，镇痛作用与芬太尼相当。它由非特异性血液及组织酯酶代谢，迅速水解为无生物活性的代谢物瑞芬太尼酸，具有起效快、代谢快与药量及时间无关的特点。2003 年瑞芬太尼正式进入国内市场，应用于临床以来由于其良好的可控性，成为越来越多的麻醉医师首选的阿片类药物。在小儿麻醉中，瑞芬太尼已用于：①麻醉诱导及维持；②TIVA；③TCI；④小儿心脏手术麻醉；⑤小儿 ICU 镇静和术后镇痛。研究证实瑞芬太尼应用于小儿麻醉具有以下特点：①起效迅速，易于调节；②术后镇痛作用弱；③停药后恢复快；④应用抗胆碱能药能预防或治疗瑞芬太尼引起的心动过缓或低血压；⑤与年长儿比较，<2 个月的小儿清除更快；⑥所测定的输注即时半衰期与模型的结果高度一致。在年长小儿，瑞芬太尼非常适合在需要术后早期评定神经系统状况的手术中使用。在心脏手术的小儿，也利于术后维持心血管系统的稳定，提供早期拔管和术后镇痛。

瑞芬太尼被非特异性酯酶水解代谢，其代谢受年龄、性别和体重的影响不大，不受肝、肾功能状况影响，在肝肾功能衰竭的小儿使用有很大的优势。即使长时间持续输注，停药后血浆药物浓度下降一半的时间仍为 3 ~6 分钟。分布容积随年龄增长而降低，婴儿（<2 个月）的分布容积最大。清除率新生儿较低，2 个月 ~2 岁婴幼儿清除率较高，其后随年龄增长逐渐降低。各个年龄段的半衰期（$t_{1/2}\beta$）无明显区别（3.4 ~5.7 分钟）。

瑞芬太尼经静脉途径给药，推荐的负荷剂量 0.5 ~1μg/kg，接着以 0.2 ~0.5μg/（kg · min）的速率输注。在静注或输注的速度大于 0.5μg/（kg · min）时可能发生低血压和心动过缓。当同时应用吸入麻醉药时，推荐输注瑞芬太尼的开始速率为 0.25μg/（kg · min）。瑞芬太尼可以减轻小儿对气管插管的反应，瑞芬太尼 1.25 ~3μg/kg 合用丙泊酚 4mg/kg 可使未使用肌松剂的情况下气管内插管更容易。

近年来研究显示，瑞芬太尼呈现剂量依赖性的阿片耐受及痛觉超敏现象，可能与瑞芬太尼作用时间短及 NMDA 系统激活有关。因此推测小剂量 NMDA 受体拮抗剂氯胺酮可以抑制这种快速耐药性，并降低这类小儿术后镇痛所需要的吗啡用量，但该结论仍存在争议。临床应用可以在即将或者接近手术结束时，给予长效的阿片类药物（如吗啡 0.05 ~0.2mg/kg），或者结合局部区域麻醉。

3. 肌肉松弛药　随着其他新型麻醉药物的出现，肌松药在儿科麻醉中的使用正在减少；然而，均衡的麻醉措施在小儿气管插管时可以提供最佳的插管条件。所谓均衡措施指浅、中等深度的麻醉并配伍用一种非去极化肌松药，这种方法还能减少不良反应的发生。那些需要深度肌松的外科手术仍然需要使用肌松药，肌松药还能减少麻醉药在婴儿和患病小儿中的用量。当然，最主要的是要根据实际临床情况选择肌松药及其剂量。

（1）琥珀酰胆碱：是目前临床上唯一应用的去极化肌松药，直到 20 世纪 90 年代初期，由于其起效快速和作用时间短，曾是小儿辅助气管插管的主要肌松药。小儿比成人对琥珀酰胆碱略有耐药，插管剂量需 1 ~2mg/kg。新生儿则需 2 ~3mg/kg，45 秒即产生满意的肌松作用。当小儿静脉给药困难时，可用 4mg/kg 进行肌内注射，4 分钟后可提供足够的插管条件。

小儿用琥珀酰胆碱后胃内压增加很少，成人用琥珀酰胆碱胃内压平均增高 0.93kPa（95cmH_2O），最高达 4.02kPa（41cmH_2O），小儿仅增高 0.40kPa（4cmH_2O），对小儿饱胃者插管很有利。

静脉注射琥珀酰胆碱可引起血钾升高，对严重烧伤、创伤或截瘫患儿施行手术，禁用琥珀酰胆碱。小儿用琥珀酰胆碱可促使肌红蛋白释出，20% 患儿呈肌红蛋白血症。小儿使用琥珀酰胆碱后也可出现咬肌痉挛，这可以是正常变异反应，也可能是使用琥珀酰胆碱诱发恶性高热的并发表现。琥珀酰胆碱可引起窦性心动过缓伴结性和（或）室性逸搏，尤其小儿更易发生，有报道小儿在追加第二次剂量时发生心搏骤停。患肌强直和肌营养疾病的小儿，有报道在疾病被诊断前使用琥珀酰胆碱后出现高钾血症，随之发生心搏骤停。

正因为可能并发如此多的问题，美国 FDA 在药物包装盒上加以警告：小儿使用琥珀酰胆碱仅限于紧急插管或需要紧急气道保护的病例，或者无法开通静脉通路时可以肌内注射给药。从那时起，儿科麻醉使用该药的趋势开始下降。随着起效快、作用时间短的非去极化肌松药的临床应用，琥珀酰胆碱在临床上可能将逐渐被淘汰。

（2）泮库溴铵：泮库溴铵是一种强效的非去极化甾类肌松药，无神经节阻滞作用，组胺释放少，不产生支气管痉挛，但可引起心率增快，收缩压有上升倾向，特别适宜与芬太尼麻醉配合应用，可解除芬太尼所致的心率减慢作用，剂量为0.08mg/kg静脉注射，作用维持30~45分钟。然而，对于大多数儿科手术而言，泮库溴铵的作用时间显得过长。因此随着20世纪80年代中等时效肌松药阿曲库铵和维库溴铵的引入，泮库溴铵的应用呈下降趋势。

（3）阿曲库铵：阿曲库铵是一种中等时效的双季胺苄异喹啉类化合物。在体内通过两条代谢途径降解。一条途径是Hofmann效应，速率随温度和（或）pH增加而增加的非酶性降解。另一条是非特异性酯酶水解途径。静脉注射0.3~0.6mg/kg，1~2分钟即可进行气管插管，作用维持15~30分钟。阿曲库铵优点是不引起心血管不良反应，大剂量及快速注射可致组胺释放，但其发生率仅约为箭毒的1/3。肝肾功能不全及心脏病患儿应用阿曲库铵很适宜。由于其在小儿各年龄组均快速恢复、时效中等、常用剂量阿曲库铵严重不良反应的发生率低，因此有学者在儿科麻醉肌松药的选择中，将阿曲库胺作为万能药。但在美国，由于其组胺释放的不良反应（成人较小儿更常见），已为其代谢产物——顺式阿曲库铵所取代。

（4）顺式阿曲库铵：和阿曲库铵相似，顺式阿曲库铵是一种中等时效的肌松药，体内依赖pH和温度进行自主降解。然而，顺式阿曲库铵的效能比阿曲库铵强约三倍，这也使该药具有更显著的特点以及更少的组胺释放。效能增强所伴随的主要缺点是起效时间的延长，需要相对高的剂量0.15mg/kg（约3倍ED_{95}），才能在2分钟取得满意的插管条件。进一步增加药物剂量（4倍ED_{95}）并不会显著缩短起效时间。该药物的效能（ED_{95}）在婴儿、儿童和成人相似，在氧化亚氮－硫喷妥钠麻醉中，婴儿的ED_{50}和D_{95}与儿童相似，但药物的作用时间在婴儿与儿童比较延长5~10分钟。在使用瑞芬太尼并吸入七氟烷的麻醉中，该药物婴儿较儿童起效快（74秒比198秒）、恢复至T_{25}的时间长（55分钟比41分钟）、恢复至TOF0.9时间长（73分钟比59分钟），这可能与吸入麻醉药加速其起效，延长其恢复有关。在选择顺式阿曲库铵时，必须对这些药物在婴儿中的作用特点加以权衡。

（5）维库溴铵：是泮库溴铵衍生物，肌松强度是泮库溴铵的1.5倍，时效仅泮库溴铵的1/3~1/2，维库溴铵无明显心血管作用。本药自肝脏摄取自胆汁排出，肾脏消除维库溴铵的作用较小，肾功能不全患儿仍可应用。插管剂量0.1mg/kg，维持25~30分钟。而对于新生儿和婴儿，由于器官功能的不成熟，0.1mg/kg维库溴铵（约2倍ED_{95}）可以产生超过90%的神经肌肉阻滞并且维持时间达1h。因此儿科麻醉使用维库溴铵时需要注意一个问题：其活性在新生儿和婴儿中会明显延长。

（6）罗库溴铵及其拮抗剂：罗库溴铵的结构与维库溴铵相似，但起效更快。罗库溴铵体内代谢很少，主要经肾脏清除。七氟烷显著增加罗库溴铵的效能。小儿使用硫喷妥钠5mg/kg和阿芬太尼10μg/kg诱导麻醉后，注射0.6mg/kg（2倍ED_{95}）罗库溴铵60秒后能产生满意的插管条件；而使用七氟烷吸入麻醉诱导的小儿，注射0.3mg/kg罗库溴铵，在2分钟内95%的2~7岁儿童可产生满意的插管条件，1~3岁幼儿60s可产生满意的插管条件。因此，在仔细评估气道排除困难插管后，罗库溴铵可以作为快诱导时替代琥珀酰胆碱的肌松药。已有多中心的研究评价了在婴儿肌内注射1mg/kg和小儿肌内注射1.8mg/kg罗库溴铵用于气管插管的插管条件、起效时间和持续时间，结果认为它并不足以取代肌内注射琥珀酰胆碱作为肌内注射诱导插管的理想药物。

罗库溴铵在婴儿和儿童的药物作用时间有较大差异。氧化亚氮麻醉时，标准插管剂量的罗库溴铵0.6mg/kg在婴儿的作用时间要长于儿童，新生儿0.6mg/kg剂量的作用时间较婴儿（5~12个月）长。即使是0.3mg/kg罗库溴铵，无论是T_{25}、T_{75}、RI还是恢复至TOF0.7的时间，0~6个月的婴儿较2~6岁的小儿都延长。这种年龄相关的差异与维库溴铵相似。

1~2倍ED_{95}的罗库溴铵仅会轻微增加心率，对动脉血压没有影响。预注利多卡因或瑞芬太尼可以减轻罗库溴铵的注射痛。在可能存在未确诊肌营养不良的患儿，尤其是男孩中，当琥珀酰胆碱相对禁忌时可以使用罗库溴铵进行快诱导。

罗库溴铵的拮抗剂环糊精（Sugammadex）能通过选择性与罗库溴铵结合恢复正常的神经肌肉功能，而不影响乙酰胆碱、烟碱样受体或乙酰胆碱酯酶功能，该药与维库溴铵和泮库溴铵的结合能力稍弱。环糊精只与含有甾核的肌松药结合。苄异喹啉类药物，如阿曲库铵、顺式阿曲库铵、米库氯铵以及琥珀酰胆碱不受环糊精的影响。环糊精可以在2分钟内拮抗罗库溴铵的深度阻滞而没有心血管反应。环糊精的投入使用将会增加罗库溴铵的临床应用，并在快诱导时增加罗库溴铵的安全性。当出现2个TOF颤搐反应高度时，环糊精的有效拮抗剂量是2mg/kg。

（7）米库氯铵：米库氯铵是临床唯一使用的短效非去极化肌松药，其作用时间较短与被正丁酸基血浆胆碱酯酶代谢有关。其ED_{95}是0.08～0.1mg/kg，应用2倍ED_{95}量静脉注射，起效时间是1.6～1.9分钟，与阿曲库铵、维库溴铵起效时间2分钟相似，但比琥珀酰胆碱起效时间（45秒）慢。作用时间14分钟，是阿曲库铵的1/3，维库溴铵的1/2。氟烷麻醉时，婴儿和儿童米库氯铵的ED_{95}分别是85μg/kg和95μg/kg，而成人则是45～81μg/kg。在婴儿，米库氯铵可同样迅速的产生与琥珀酰胆碱相同的肌肉阻滞效能，但膈肌抽搐和呛咳的发生概率较高。在儿童，米库氯铵阻滞完全则较琥珀酰胆碱慢。与七氟烷或丙泊酚伍用时，药物在前者的起效时间较快，作用时间也较长。由于米库氯铵被正丁酸基血浆胆碱酯酶水解，该酶的缺乏会使药物的作用延长。大剂量快速注射米库氯铵（0.4mg/kg）会引发组胺释放，最常见的表现是短暂的皮肤潮红和血压降低。

由于该药药效较快、作用时间短，即使长时间使用也无蓄积作用，恢复时间也不因长时间用药而延长，停药后恢复迅速，对自主神经及心血管系统无不良反应，那些需要气管插管和（或）深度肌松的短时间手术可以选择米库氯铵。2009年在德国调查发现，年龄低于5岁的小儿如果要选择肌松药进行气管插管，麻醉医师更愿意使用米库氯铵。因为其较短的作用时间，米库氯铵几乎不需要拮抗。近来研究表明，在新生儿ICU使用米库氯铵作为肌松药进行插管，插管时间和插管次数均会减少，同时严重低氧饱和度的发生率也降低。

（二）气管内插管麻醉和麻醉装置

1. 气管导管　气管插管可保证呼吸道通畅，减少呼吸道无效腔，便于呼吸管理及应用肌松药，优点较多。因此，小儿麻醉中以气管内插管麻醉最为常用，尤以重危患儿、婴儿、头颈、胸部手术以及腹部大手术、俯卧位、侧卧位手术全身麻醉时均应选用气管内插管麻醉，以策安全。气管插管的并发症包括插管损伤、喉水肿、导管扭曲、导管阻塞、呼吸阻力增加、拔管喉痉挛等。预防气管插管后喉水肿的措施有：①选用合适大小及优质的导管；②导管严格消毒；③麻醉期间避免导管与气管黏膜摩擦；④疑有喉水肿者，喉头局部用麻黄碱及地塞米松喷雾，同时静脉注射地塞米松。施行气管内麻醉期间需严密观察病情，注意预防上述并发症，但总的说来，气管插管优点远远超过其缺点，应尽量选用。

气管导管现多以对组织无刺激性的聚氯乙烯制成，导管以内径（mm）编号，管壁应薄，导管大小以1.53～2.04kPa（15～20cmH_2O）加压时有轻度漏气为合适，如以1.0kPa（10cmH_2O）加压时漏气明显，应更换气管导管。表9－12为小儿气管导管选择（内径及插入长度估计），可供参考。导管上有长度（cm）标志，经口腔插管时其长度为12＋年龄/2。固定导管时应了解插入长度，可避免插管过深。气管导管连接管的口径应与导管内径相等（可用塑料外套管将二者连接），并应紧密连接，不留间隙，以免连接处屈曲。插管后应作两侧肺部听诊，两肺呼吸音相等才可固定导管。侧卧位或俯卧位翻身后再进行两肺听诊，以及时发现导管滑出气管或误入一侧支气管。

表9－12　小儿气管导管号码（内径）及插入长度估计

	导管号码内径（mm）	插入长度（cm）	
		经口	经鼻
新生儿	3.5	10	12
1～11个月	4.0	12	14
1岁	4.0	12	14
2岁	4.5	13	15
3岁	5.0	14	16
4岁	5.0	15	17

续表

	导管号码内径（mm）	插入长度（cm）	
		经口	经鼻
5岁	5.5	16	18
6岁	5.5	16	18
7岁	6.0	17	19
8岁	6.0	17	19
9岁	6.5	18	20
10岁	6.5	18	20
11～12岁	7.0	20	22

在小儿麻醉中，究竟是选用带套囊的或是不带套囊的气管导管近年来仍存在广泛争议。在低龄儿童中使用无套囊的气管导管被广泛认为是安全的，而传统观念认为带套囊的气管导管应在6岁以上的小儿使用。而近年来，小儿麻醉中机械通气常规使用，压力支持通气机随之应用，由气管导管引起的阻力增加的问题在小儿就不那么显著了，气管导管引起的局部组织损伤更多的是因为气囊过度充气或在ICU中长时间带管。多项研究也证实，在小儿使用肌松药的麻醉中，带套囊的与不带套囊的导管术后并发症的发生率并没有差别，需重复插管的概率更低，因此可能更适合。同时随着小儿喉头部解剖结构的研究进展（见本章第一节），气管导管设计制作技术不断发展进步，如新近研发使用的微套囊导管，套囊以聚氨酯为材料，更为柔软，充气后压力更均匀，位置更朝向环状软骨水平远端。因此，近年来即使在婴儿，使用带套囊的气管导管也较为常见。美国心脏病协会在新版（2005年）"心肺复苏和心血管急救国际指南"中对小儿气管导管选用的描述已修改为：在住院患儿中，带套囊的气管导管与无囊导管一样能安全地用于婴儿和儿童（新生儿除外）。但所有的气管导管都与气管黏膜的局部损伤程度有关，在婴儿和低龄儿童风险最高，损伤后最严重的后果是声门下狭窄。虽然在临床操作中，很多情况下有套囊的导管要比无套囊的导管更有益处，但两种导管无疑都会造成气管损伤，并给小儿带来更加严重的后果。有套囊的导管是否存在其他方面的不良反应，需要更多的使用和报道加以深入探讨。关于这一问题争论可能还将继续，但是，无论是有套囊的还是没有套囊的，对气管导管的仔细选择以及置入气管内的正确方法都是最重要的，这取决于临床医师的判断和技术以及患儿的指征。使用带套囊的导管应比不带套囊的导管小半号，且气囊内的压力应小于25cmH$_2$O（18.4mmHg）。

在小儿，还有一系列特殊设计的气管导管用于不同的手术用途。异形管方便应用于头颈外科手术，可避免导管发生折叠、闭塞，减少意外拔管的危险。柯尔导管是一种上粗下细的、不带套囊，适用于新生儿的口插管，导管的气管部分比其他部分细，推荐用于新生儿复苏和短时间通气，但也有一些机构成功用于新生儿ICU。加长管适用于一些需要补偿导管额外长度的状况，在一些气道严重缩窄的患儿（如哮鸣、气道软化）应用常规的导管不合适时，可能需要使用加长管。增强型气管导管特别适用于小儿头颈部手术，如纵隔肿瘤、胃镜、经食管超声检查等，不易受到外力的影响使导管折屈或压扁。激光导管专门为激光手术中保护气管导管和患儿避免受激光伤害而设计。

2. 喉罩（LMA）　自1983年喉罩问世以来，已广泛地应用于小儿麻醉。这种通气道将导管尖端接一卵圆形扁平罩，罩的周围镶嵌充气囊，经明视或盲探法插至咽喉部，覆盖声门部位，充气后在喉周围形成密闭圈（图9－2），既可让小儿自主呼吸，也可施行正压通气。1.0、1.5、2.0、2.5、3.0号喉罩，套囊的最大充气量分别为4.7、10、14、20mL。与气管插管比较，喉罩刺激小，不引起呛咳，特别适用于自主呼吸下进行眼、耳鼻喉科短小手术。喉罩插入和拔出时心血管系统反应小，可避免血压和眼压的波动。对有先天性小颌、舌下坠、腭裂的Pierre－Robin综合征患儿，气管插管困难，可用喉罩通气道维持麻醉。对需频繁施行麻醉的患儿（如烧伤换药、放射治疗），用喉罩通气道保持呼吸道通畅，可避免反复气管插管。小儿喉罩充气囊的压力推荐是60cmH$_2$O以下，有学者建议小儿喉罩内压应低于40cmH$_2$O，以减少小儿喉痛及喉罩周围漏气的概率，并建议在使用喉罩时常规使用校订后的测压计测喉罩内的压力。

近年来小儿使用 LMA 时用纤支镜观察及 MRI 成像研究显示，小儿放置 LMA 位置不正的概率更高（Keidan et al. 2000；Monclus et al. 2007），在纤支镜下评价喉罩的位置分为 5 级，小儿置入喉罩后 1 级理想位置的比率只有 70%，且导致并发症的风险与小儿的年龄成反比。LMA 用于小儿，气道梗阻的发生率高于成人近两倍。因为小儿舌体大，声门位置偏高偏前，会厌大且松软，常会遮盖咽部，造成气道阻力大，特别在小于 1 岁的婴儿中。小儿置入 LMA，除标准的 Brain 置入法，可采用逆转法提高小儿置入的成功率。LMA 用于更小的患儿会发生更多的气道梗阻、通气压力高、呼气末 CO_2 分压升高、喉罩漏气及气道并发症，因此在婴儿和新生儿使用 LMA 需要麻醉医师有更娴熟的技术并更为谨慎。术前用药及术中麻醉肌松药的应用、手术操作和并发症的影响等，可明显减低食管上、下端括约肌张力和正常生理保护反射（咳嗽、屏气等反射），存在潜在的反流、误吸风险。由于小儿胃液的容量相对较多、胃内压较高、pH 值低，因此在麻醉中反流误吸的危险性相对较大。为此，凡遇胃内容量加大，喉功能不全等反流误吸高危因素的患儿，全身麻醉、急救复苏时不宜选用 LMA。LMA 是一个声门上的通气装置，所以对于张口困难、声门和声门上梗阻（咽喉部肿瘤、脓肿、血肿等）的患儿应用是有局限性的。

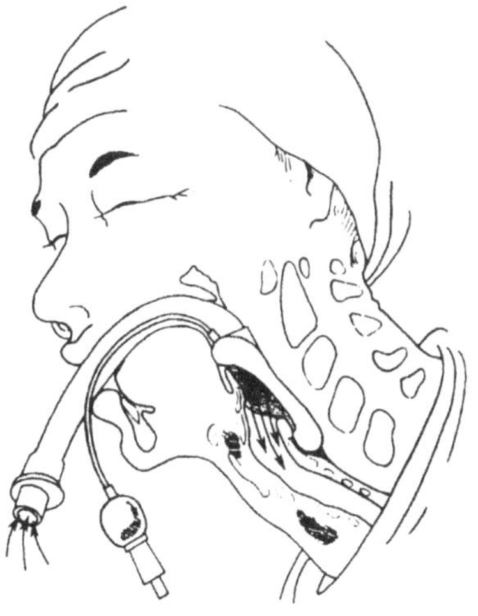

图 9－2　小儿喉罩通气道置入咽喉，覆盖声门部位的位置图

除 Brain 的传统喉罩外，近年来不同的生产商还设计了各种新型喉罩可应用于小儿，如 Ambu Aura-Once 喉罩、air－Q 喉罩以及 Portex 喉罩等。目前在小儿应用较为广泛，在任何年龄段均有适用尺寸的是引流型喉罩（Proseal LMA，图 9－3）。引流型喉罩在导气管的侧面有单独的引流管末端开口于气囊罩，放置到位后，引流管与食管相通，可置入胃管进行引流或吸引。该设计可完全隔离气道和消化道，避免了传统喉罩易引起胃扩张和反流的弊端，在小儿口咽部允许的泄漏压也更高（11～18cmH_2O），一次放置成功的概率更高达 90%。传统喉罩与引流型喉罩在小儿的尺寸见表 9－13。

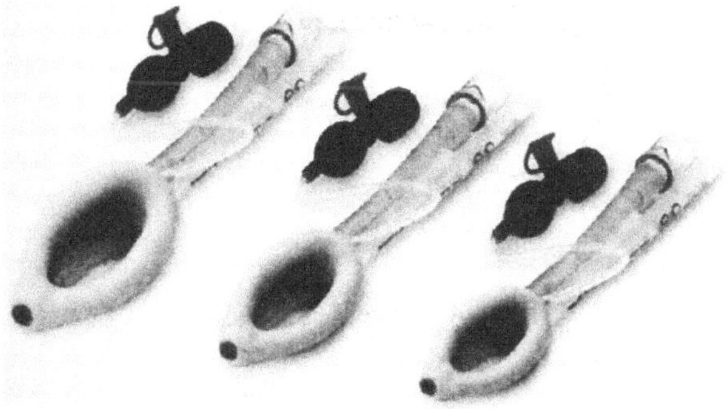

图 9－3　小儿引流型喉罩

表 9－13　小儿传统喉罩与引流型喉罩型号的选择

	体重（kg）	对应的气管导管
传统喉罩		
1 号	<5	3.5 不带套囊
1.5 号	5～10	4.0 不带套囊
2 号	10～20	4.5 不带套囊
2.5 号	20～30	5.0 不带套囊
3 号	30～50	6.0 带套囊
4 号	50～70	6.0 带套囊

续表

	体重（kg）	对应的气管导管
5号	70~100	7.0带套囊
6号	>100	7.0带套囊
引流型喉罩		
1号	<5	
1.5号	5~10	4.5不带套囊
2号	10~20	4.5不带套囊
2.5号	20~30	4.5不带套囊
3号	30~50	5.0带套囊
4号	50~70	5.0带套囊
5号	70~100	6.0带套囊

3. 呼吸回路　气管插管或喉罩通气道插入后可连接Ayre T管装置（Mapleson E型回路）（图9-4）或Jackson-Rees改良Ayre装置（图9-5）维持麻醉。Ayre T形管装置结构简单、无活瓣，对呼吸阻力小。当新鲜气流量达患儿分钟通气量的2倍时，可避免复吸入。气流量过低，二氧化碳可被复吸入，且麻醉药可被稀释，呼气端加延长管可减少空气稀释，从而增加氧及麻醉药浓度。气流量过高，可引起肺持续高压，麻醉药也浪费。Ayre T装置主要供自主呼吸时应用，如需控制呼吸，需堵塞T管开口端加压，放开时减压，操作不方便。自1954年该装置问世以来，曾在数十年里被推荐于小于10kg的小儿使用。

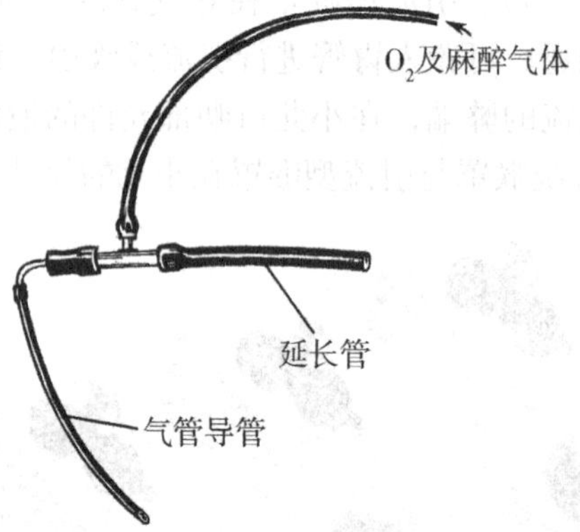

图9-4　Ayre T形管装置

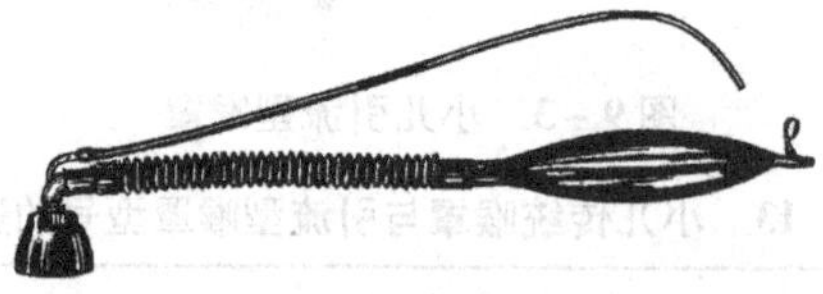

图9-5　Jackson-Rees改良Ayre装置

Jackson-Rees改良Ayre装置（Mapleson F型回路）在Ayre装置基础上加螺纹管及贮气囊，便于控制呼吸，现已取代Ayre装置在小儿麻醉广泛应用，其优点是无效腔及呼吸阻力小，可单手加压，便于呼吸管理。缺点是干燥气体吸入，有体热丧失。

20世纪70年代以来，在小儿麻醉又推广应用Bain装置（改良型Mapleson D型回路）。此系双套管装置，是一根直径22mm、长1.5m的塑料呼气螺纹管，其内有一根输氧及麻醉气体的塑料管，两管形成一个同轴系统（图9-6），具有结构简单，重量轻，使用方便，适用于任何年龄等优点。Bain装置作为部分重复吸入系统可控制患儿二氧化碳浓度，避免麻醉时低碳酸血症，从而维持较满意的心排血量和脑血流量，避免氧离解曲线左移和细胞外钾离子减少。由于 Bain 装置的管道很长，尤其适用于神经外科及头面部手术，手术期间麻醉医师可远离患儿头部进行呼吸管理，而不致影响手术操作。应用 Bain 装置的气流量是 100mL/（kg·min），最低气流量至少应为 3.5L/min。自主呼吸时，气流量应比控制呼吸时增加 50%。除上述装置外，各种无重复吸入活瓣在小儿麻醉已很少应用。

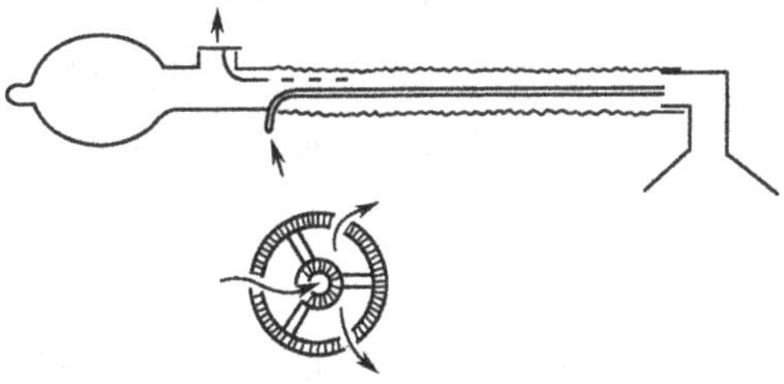

图 9－6 Bain 麻醉装置（横截面示气流方向）

小儿应用循环紧闭法麻醉近年来逐渐得到推广，虽然没有特意为小儿应用设计的麻醉机，但成人麻醉机部件考虑到小儿特点经适当改进，小儿应用成人麻醉机进行循环紧闭麻醉是完全可行的。衔接管无效腔要小，用 15mm 塑料螺纹管替代麻醉机上的 22mm 橡胶螺纹管，储气囊改用 750～800mL 容量，麻醉呼吸器内的呼吸风箱改用小儿风箱，同时麻醉期间进行控制呼吸，可以代偿呼吸阻力及无效腔的增加。

二、区域麻醉

在过去的 30 年中，区域麻醉已逐步增多，并成为小儿患者手术或非手术治疗的主要疼痛处理方法。随着特别针对小儿的穿刺针和导管的发展，区域麻醉应用于小儿也更为安全和便捷。近十余年里，许多大样本的小儿研究涵盖了包括新生儿至青春期少年的各年龄段，评价了各种神经阻滞方法的适应证、禁忌证和不良反应。随着神经刺激仪的广泛应用，周围神经阻滞可安全的应用于未使用肌松药的全身麻醉小儿。同时，超声引导技术为部位阻滞带来了重大的变革。超声技术的优势在于可将局部麻醉药的扩散可视化，在穿刺针定位至药物扩散不佳时可作调整，在局部麻醉药对神经形成完整圆形包裹时也可实时停药以减少用药量。

（一）骶管麻醉

骶管麻醉通过骶裂孔实施，是小儿尤其是婴幼儿最常用的硬膜外麻醉方式。小儿骶管裂孔相对较大，体表标志明显，且骶骨背面平、骶角突出易扪及，穿刺成功率较高，而且小儿骶管容积小，蛛网膜囊位置较低，局部麻醉药物浸润完全，能够满足下腹部、会阴部以及下肢大部分手术的要求，并且连续骶管麻醉的应用，也可满足长时间手术的要求。小儿骶管内蛛网膜囊位置较低，如穿刺过深，亦有误入蛛网膜下隙造成全脊髓麻醉的可能。骶管麻醉应使用短斜面穿刺针以免刺破硬脊膜。随着年龄增长小儿骶骨轴线偏离腰椎中轴，骶裂孔更难定位，甚至可能闭锁。

婴幼儿骶管腔充满脂肪和疏松的网状结缔组织，这使得局部麻醉药很容易扩散。6～7 岁儿童硬膜外间隙脂肪变得更紧密，局部麻醉药不易扩散。脂肪内含许多无瓣膜的血管，意外的血管内注药可立即导致局部麻醉药全身扩散，引起中毒症状。骶管腔与腰骶部神经丛周围间隙相通（特别是腰骶干），所以有必要注入足够剂量的局部麻醉药以补充流失量才能获得满意的感觉阻滞平面。

骶管麻醉能满足多数低位手术要求（主要是脐以下），包括疝囊结扎术、泌尿道、肛门、直肠手术、骨盆以及下肢手术等。骶管麻醉主要用于 ASⅠ～Ⅱ级的婴儿和幼儿，并通常复合浅全身麻醉。也可用于孕后 50～60 周以内婴儿以及早产儿（怀孕 37 周以前出生的婴儿）麻醉。因其硬膜外间隙脂肪呈液态，导管置入很容易，能提供持续时间较长的无痛感。包括美国在内的许多国家都常采用骶管麻醉，但穿刺部位接近肛区，括约肌功能失调的患儿有细菌感染的可能，因此一些国家对使用骶管麻醉有顾虑。经骶管可放置导管直达腰部和胸部硬膜外间隙，而无须选用经腰椎或胸椎棘突间隙硬膜外阻滞。骶管麻醉的禁忌证主要有骶骨畸形、脊膜突出和脑脊髓膜炎。

骶管麻醉的同时可将镇痛药加入局部麻醉药中进行术后镇痛，所以容易被患儿及其家长接受。可单次给药或连续给药，选用低浓度的长效局部麻醉药如0.1%或0.125%布比卡因或0.2%罗哌卡因，二者都具有长效的优势。骶管麻醉局部麻醉药用量可参考许多数学模式和方程式计算，其中最可靠的是Busoni和Andreucetti的计算公式，Armitage的计算公式更实用。分别注射0.5mL/kg、1mL/kg、1.25mL/kg局部麻醉药可达骶、腰部上段和胸部中段感觉阻滞平面。大剂量局部麻醉药（1.25mL/kg）偶尔可导致过高平面（超过T_4椎体）。如果所需局部麻醉药超过1mL/kg，则不宜采用骶管麻醉，最好选择更高位硬膜外麻醉。可联合的镇痛药有：氯胺酮、曲马朵、可乐定、阿片类药等，但应注意术后的监护。

（二）蛛网膜下隙阻滞

蛛网膜下隙阻滞适用于大部分手术时间较短的婴幼儿下腹部和下肢手术。与在成人中的应用效果一样，它起效迅速、镇痛效果确切、肌松良好。蛛网膜下隙阻滞尤其适用于容易引起术后呼吸系统并发症的高危婴幼儿，包括早产儿、低体重儿、支气管发育不良、患有慢性呼吸道疾病等的患儿。这些患儿全身麻醉术后发生呼吸系统并发症的概率明显增加，而应用蛛网膜下隙阻滞对呼吸功能几乎无影响，又能大大减轻全身麻醉的不良反应，术后镇痛良好，对生理功能影响少，操作简单，患儿术后恢复迅速。蛛网膜下隙阻滞也适用于孕后60周以下早产儿，尤其是那些发生过新生儿呼吸窘迫和贫血症（血细胞比容低于30%）的早产儿，这些患儿全身麻醉（包括七氟烷吸入麻醉）后更易发生延迟性呼吸暂停。饱胃也是蛛网膜下隙阻滞的适应证。蛛网膜下隙阻滞不影响保护性气道反射，发生误吸的风险很低，对那些有较高术后恶心呕吐风险的患儿是一个不错的选择。蛛网膜下隙阻滞还可用于那些有明显肺部疾病和神经肌肉疾病的患儿，以避免全身麻醉而使原有的呼吸功能不全恶化。区域麻醉不会诱发恶性高热，因此蛛网膜下隙阻滞还可用于那些恶性高热的易感患儿。

对于大于5岁的小儿应用蛛网膜下隙麻醉表现与成人相似，但更年幼的小儿常会出现血流动力学不稳，虽然并不会出现显著的低血压或心动过缓，但可有一过性的/可通过快速输液纠正的平均动脉压的下降或脑血流的降低。

小儿蛛网膜下隙常用局部麻醉药有丁卡因、布比卡因、左旋布比卡因及罗哌卡因，剂量可按体重、年龄或脊柱长度（第七颈椎棘突至骶裂孔距离，简称椎长）计算。新生儿及小儿蛛网膜下隙阻滞根据体重计算常用药物用量见表9-14和表9-15。临床应用中，某些单位常根据脊柱长度用药，下腹部手术用布比卡因0.15mg/cm，下肢及会阴部手术用0.12mg/cm，注药后2分钟起效，麻醉可维持1.5~2小时。

表9-14 新生儿和孕后60周内的早产儿（≤5kg）蛛网膜下隙阻滞常用的局部麻醉药用量

局部麻醉药	剂量（mg/kg）	体积（mL/kg）	持续时间（min）
1%丁卡因	0.4~1.0	0.04~0.1	60~75
1%丁卡因加用肾上腺素	0.4~1.0	0.04~0.1	90~120
等比重或高比重0.5%布比卡因	0.5~1.0	0.1~0.2	65~75
0.5%左旋布比卡因	1	0.2	75~88
0.5%罗哌卡因	1.08	0.22	51~68

表9-15 儿童和青少年蛛网膜下隙阻滞常用的局部麻醉药用量

局部麻醉药	常用剂量
0.5%等比重或重比重布比卡因	5~15kg：0.4mg/kg（0.08mL/kg） >15kg：0.3mg/kg（0.06mL/kg）
0.5%等比重或重比重丁卡因	5~15kg：0.4mg/kg（0.08mL/kg） >15kg：0.3mg/kg（0.06mL/kg）

续表

局部麻醉药	常用剂量
0.5%等比重左旋布比卡因	5～15kg：0.4mg/kg（0.08mL/kg）
	15～40kg：0.3mg/kg（0.06mL/kg）
	>40kg：0.25mg/kg（0.05mL/kg）
0.5%等比重罗哌卡因	0.5mg/kg（最大剂量20mg）

小儿蛛网膜下隙阻滞操作虽简单，但麻醉管理不能忽视，麻醉期间应吸氧，并常规监测血压、呼吸及氧饱和度，并应有麻醉机及急救物品准备在侧，以便随时处理。小儿特点是当下肢麻木或有内脏牵拉反应时，常难以忍受而出现哭闹，应及时应用辅助药物。小儿循环时间快，腰椎穿刺后损失的脑脊液易于恢复，故小儿蛛网膜下隙神经阻滞后头痛发生率低。

（三）硬膜外阻滞

小儿硬膜外阻滞的应用指征，尚无一致意见。有些单位小儿腹部手术常规应用硬膜外阻滞，有些单位则仅在下腹部及会阴手术中应用。单次硬膜外阻滞已可满足大多数儿科手术麻醉，在可导致术后长时间疼痛的大手术则可放置硬膜外导管连续麻醉并用于术后镇痛。小儿施行硬膜外阻滞时，辅助药的用量必须控制，如大量应用多种辅助药物，反而使麻醉管理复杂化，亦易于引起呼吸循环并发症，故对适应证的掌握必须慎重。为解决小儿硬膜外阻滞内脏牵拉不适和阻滞平面高影响呼吸的问题，目前应用硬膜外阻滞与气管内全身麻醉复合麻醉，这样硬膜外阻滞的优点可以保留，而牵拉不适可以消除，复合麻醉便于呼吸管理，可进行控制呼吸，可不必顾虑阻滞平面引起呼吸抑制。硬膜外与全身麻醉复合，全身麻醉药及肌松药用量可以减少，应激反应也减少，术毕可早期拔管，术后并发症少，术后可通过硬膜外导管进行硬膜外术后镇痛治疗。全身麻醉与硬膜外阻滞复合应用使小儿硬膜外阻滞的应用指征扩大至胸腹部大手术，取得了良好效果，并在国内外获得推广。

小儿硬膜外腔含脂肪组织、淋巴管及血管丛较丰富，腔内间隙相对较少，而脂肪组织较为疏松，有利于药液扩散，但椎间孔通畅，药液由此漏至椎旁间隙的量也相对增多，故小儿硬膜外脊神经阻滞节段的数量并不完全按药液量的增加而呈比例地增加。小儿硬膜外腔脊神经细，鞘膜薄，故麻醉作用较成人出现早，药物浓度也可相应降低。随着年龄增长，小儿脊神经由细变粗，神经鞘膜由薄到厚，局部麻醉药的有效浓度也和成人相似。小儿硬膜外麻醉的常用药物及使用方案见表9－16。

表9－16　小儿硬膜外麻醉的常用药物及使用方案

药物	初始剂量	持续注射（最大剂量）
布比卡因，左旋布比卡因	浓度：0.25%加用5μg/mL肾上腺素（1/200 000） 剂量：<20kg：0.75mL/kg 20～40kg：8～10mL（或0.1mL/岁/脊髓节段） >40kg：同成人	<4个月：0.2mg/（kg·h）［0.125%的溶液0.15mL/（kg·h）或0.062 5%的溶液3mL/（kg·h）］ 4～8个月：0.25mg/（kg·h）［0.125%的溶液0.2mL/（kg·h）或0.062 5%的溶液0.4mL/（kg·h）］ >18个月：0.3～0.375mg/（kg·h）［0.125%的溶液0.3mL/（kg·h）或0.062 5%的溶液0.6mL/（kg·h）］
罗哌卡因	浓度：0.2% 剂量：mL/kg的用法同布比卡因（见上）	年龄相关的输注速度同布比卡因（罗哌卡因的常用浓度：0.1%，0.15%或0.2%） <3个月的新生儿输注勿超过36h

（四）外周神经阻滞

小儿不易合作，常需在浅全身麻醉下施行神经阻滞，由于周围神经刺激器的临床应用，使小儿神经阻滞的效果提高，应用范围也有所扩大。

臂丛神经阻滞在小儿上肢手术应用较多，以腋路法为常用，在腋动脉上缘或下缘进针，当穿刺针出现与腋动脉一致的摆动时，确认针已进入腋鞘，注入1%利多卡因0.8～1.0mL/kg，药液中加肾上腺素

5μg/mL。由于局部麻醉药液量相对较大，阻滞效果常很满意，但注药时要防止注入血管内而导致局部麻醉药毒性反应。此法不要求小儿指出异感，故常用，特别适用于急诊饱食小儿。除腋路法外，也可选用经肌间沟阻滞，进针后通过周围神经刺激器测定相应的肌颤搐部位，即使小儿在基础麻醉情况下，也可正确定位，提高臂丛神经阻滞成功率。

除臂丛神经阻滞外，下肢手术可用坐骨神经阻滞，对腹股沟手术可应用髂腹股沟下神经阻滞。

（五）超声引导在小儿区域阻滞中的应用

超声准确定位局部麻醉药的给药部位的方法已经在区域阻滞中得到普及，超越了传统的坐标定位技术和神经刺激技术。超声实现了相关解剖结构的非侵入性成像，进而在直视下进针，提高了区域阻滞的成功率，降低局部麻醉药量30%～50%，从而可以在局部麻醉药最大剂量范围内进行多处外周神经阻滞。而小儿个体较小，操作范围内的解剖结构更为精细；且区域阻滞常常需要在复合全身麻醉下实施，这样使神经损伤很难被观测到，大大增加了区域阻滞的危险性。超声引导穿刺技术可用于大多数类型的小儿神经阻滞，有助于避免传统方法引起的严重不良反应。超声引导神经定位对那些目前的神经定位技术不能起效的患儿更有益的，例如肌肉组织对刺激反应缺失的患儿。

连续硬膜外阻滞仍是小儿局部阻滞的基础。然而，胸段和高位腰段穿刺时硬膜穿刺针直接引起或过量麻醉药引起的脊髓意外损伤的风险令人担忧，而传统的硬膜外麻醉，包括负压定位技术，很难确定导管的最佳置入位置。新方法包括硬膜外电刺激和硬膜外导管定位，主要是超声引导确定有关的神经解剖，实时监测穿刺以及导管的置入过程。超声引导可减少骨接触，更快地定位，直接观察到神经轴索结构，距皮肤的深度以及局部麻醉药在硬膜外腔的扩散。此外，超声能定位导管末端本身或通过注入一些生理盐水后观察导管在硬脊膜的位移来推断它的位置。超声评估也被应用于脊髓成像和寻找骶尾椎扩大的间隙（骶管位置）。在骶尾部阻滞中，超声成像下的盐水试验是定位正确导管位置的可靠指标，在两岁以下儿童中成功率为100%。

在小儿，神经十分贴近皮肤，因此可以使用高频线性超声探头（10兆赫及以上）。通过超声的应用，脐旁阻滞和髂腹股沟阻滞已得到改进。在实时超声引导下，将0.25%左旋布比卡因0.1mL/kg双侧注入腹直肌鞘和腹直肌后方，能够为脐疝修补术提供足够的镇痛。儿童的后腹直肌鞘深度不易预测，这使得超声引导更适用于这一区域阻滞技术。超声引导应用于儿童髂腹股沟/髂腹下神经阻滞，0.25%左旋布比卡因的剂量可减少到0.075mL/kg即能满足麻醉需要。下肢手术的儿童，可联合使用超声引导和神经刺激技术行臀肌下坐骨神经置管术，以完成术中麻醉和术后镇痛。

腋路阻滞是最常应用于儿童的臂丛神经阻滞技术。但由于肌皮神经自喙突水平较早离开神经鞘，腋路往往阻滞不全。在超声引导下，可以在腋窝分辨臂丛各神经分支并在直视下注入局部麻醉药，桡神经最先被阻滞，然后是尺神经、正中神经，最后是肌皮神经，超声技术可使腋路阻滞有效而完全。其他位点进行小儿臂丛神经阻滞，因为其操作风险较大以及成功率较低，使用一直受到限制。现在，经由超声引导可安全进行锁骨上/下臂丛神经阻滞，对于技术熟练的麻醉科医师，可完全避免气胸的发生，大大增加了操作的安全性和成功率。

（叶　洁）

第四节　麻醉期间的监测及管理

小儿麻醉期间情况变化快，应严密监测病情。监测项目根据病情及手术大小而有区别。现代化的监测仪器给临床提供很多方便，但任何仪器都不能代替麻醉医师的临床观察。目前公认的中等以上手术麻醉监测项目如下：

（1）麻醉过程中麻醉医师必须始终在场。

（2）血压及心率心前区放听诊器可听心率、心律及呼吸音。

（3）心电图。

（4）脉搏、氧饱和度（SpO_2）监测。

（5）呼气末 CO_2（$ETCO_2$）监测：使用无重复吸入装置时为保证通气量足够，无 CO_2 蓄积，监测 $ETCO_2$ 很有帮助。

（6）体温。

（7）尿量。

（8）呼吸环路内氧浓度及吸入呼出麻醉药浓度。

当然有条件时还可监测潮气量、分钟通气量、气道内压、胸肺顺应性、呼吸道阻力、肌肉松弛程度以及血气酸碱分析。

听诊器使用方便，应随时在麻醉期间作心前区听诊，可评估小儿心率、心律、心音强弱以及呼吸音性质，有经验的麻醉医师可通过心音强度的改变而估计心血管功能的改变。对非胸部手术听诊器可放置在心底部或胸骨切迹处，开胸手术可应用食管听诊器，插入食管后可清晰闻及心音及呼吸音。

血压由心肌收缩力、血容量及外周血管状态等因素组成。间接法测血压时，血压表袖套大小对测定数值的正确性有重要影响。无创自动血压计测血压，数值比较正确，即使新生儿也可测得血压。任何小儿手术均应测定血压，尤其是出血多的手术，血压测定对输血输液有指导意义。

小儿采用有创动脉穿刺置管的适应证包括：循环不稳的小儿；可引起大量失血［失血总量超过估测血容量（EBV）50%］、急性血液丢失 >10% EBV、大量体液转移（第三间隙损失量 >10% EBV）的重大手术；控制性降压；心肺转流；气体交换显著异常的小儿或可引起气体交换异常的手术（如开胸术）。偶尔也可用于无创测量法无法监测血压的小儿。在小儿，桡动脉由于表浅及易于置管是首选，其他常用的位置包括尺动脉、足背动脉、胫后动脉及股动脉。肱动脉穿刺由于可损伤正中神经并影响肘部侧支血流应尽量避免；相较于肱动脉，腋动脉由于侧支循环丰富可能更有优势。在新生儿，也可通过脐动脉行主动脉和下腔静脉置管。如动脉扪及困难，可予多普勒超声协助定位；经皮穿刺困难或失败的情况下可考虑外科手术切开。

脉搏氧饱和度仪是小儿麻醉监测中最大的进展，由于该仪器无创伤性，可连续测定，应用方便，数据可靠，为早期发现去氧饱和血症及低氧血症提供可靠的监测手段，提高了小儿麻醉的安全性。早期低氧血症患儿往往不出现心率、心收缩力和呼吸变化，也无发绀或心电图改变，单凭临床体征难以诊断，而氧饱和度仪可早期发现低氧血症并报警，提供早期诊断。除麻醉期间监测外，氧饱和度仪可监测全身麻醉无通气期的氧合程度，提高了气管插管时的安全性。对全身麻醉期间应用呼吸机可监测其氧合效果，用 SpO_2 还可指导吸氧浓度及气管拔管时机。目前氧饱和度仪监测已广泛应用于麻醉监测、诊断性检查术中麻醉、术后转送途中、重症监护病房、呼吸机治疗等，提高了安全性。

呼气末 CO_2（$ETCO_2$）监测对小儿麻醉期间呼吸管理有重要意义，通过 $ETCO_2$ 监测，可了解术中有无通气不足或过度。当气管导管误插入食管或呼吸道管道脱落时，$ETCO_2$ 迅即下降并报警。此外，$ETCO_2$ 可反映肺血流情况并及时发现恶性高热。美国麻醉学会已将 SpO_2 及 $ETCO_2$ 作为麻醉期间常规监测项目，可及时发现麻醉期间严重并发症。Cote 等曾对 402 例小儿麻醉时应用 SpO_2 及 $ETCO_2$ 进行了单盲法研究，其结论是：①对去氧饱和血症，$ETCO_2$ 远比 SpO_2 及临床判断灵敏，可提供早期报警；②对危及生命的并发症如气管导管误入食管、导管滑出、气管导管堵塞、呼吸环路管道脱落等，$ETCO_2$ 可提供早期报警，但这些并发症常因缺氧而引起重视；③$ETCO_2$ 监测降低了高碳酸血症及低碳酸血症的发生率；④≤6 个月婴儿容易引起严重缺氧及 CO_2 蓄积并发症；⑤如同时应用 SpO_2 及 $ETCO_2$ 监测，可显著降低呼吸系统并发症。以上事实说明：麻醉期间常规监测 SpO_2 及 $ETCO_2$ 可显著提高麻醉安全性。

麻醉期间吸入及呼出气麻醉气体浓度的监测使麻醉的安全性提高。低流量紧闭麻醉时，必须监测吸入及呼出气氧及麻醉药浓度，以确保麻醉期间安全。大手术时应进行血气分析，除了解 PaO_2 及 $PaCO_2$ 外，并可对全身酸碱情况进行分析，并作出相应处理。

小儿麻醉期间体温变化很大，体温增高或降低均可能发生，麻醉期间监测体温很有必要。除普通温度计测口腔及肛门温度外，为连续测定体温，现常用半导体测温计测量，使用很方便。现已明确，小儿麻醉期间体温应与血压、脉搏、呼吸同时测定，并记录于麻醉单上。

尿量的测定很有临床意义，大手术应放置导尿管，测定每小时尿量。正常尿量为每小时 1 ~ 2mL/kg。小儿每小时尿量 >20mL，婴儿 >10mL，提示肾功能无明显异常。

小儿中心静脉置管的适应证包括：外周静脉置管困难，中心静脉压监测，需输注高渗或致血管硬化的液体及可引起显著静脉气栓致循环不稳的手术。中心静脉压结合动脉血压可提供很多循环系统的信息，如能配合肺毛细血管楔压及心排血量测定，对保证大手术患儿的安全很有帮助。小儿中心静脉穿刺置管可通过颈内静脉、颈外静脉、锁骨下静脉、脐静脉和股静脉。小儿颈内静脉穿刺并发症较多，而颈外静脉穿刺便捷，虽穿刺针较难进入上腔静脉，但颈外静脉压与颈内静脉压相差不大，也可用颈外静脉作中心静脉压测定。新生儿可通过脐静脉置管行液体复苏，但要注意因导管可进入门静脉分支，输注致硬化的或高渗液体发生永久性肝损伤的概率较高。在小儿，也可使用二维超声辅助颈内静脉穿刺定位，提高中心静脉穿刺的成功率。

小儿麻醉期间肌松药的应用日益广泛，肌松监测在小儿也得到推广。通过刺激尺神经拇内收肌的收缩反应记录，有助于正确掌握肌松药剂量、是否需要加药，手术完毕根据四个成串刺激（TOF）的比值决定是否可以拔除气管导管。对手术结束呼吸迟迟不恢复，肌松仪监测可鉴别呼吸暂停的原因而便于治疗。

目前小儿麻醉大部分采用多种药物的复合麻醉，给判断麻醉深度带来一定困难，与以往单纯根据某一药物的麻醉分期并不符合。而麻醉深度是对镇静水平、镇痛水平、刺激反映程度等指标的综合反应，而这些指标的中枢反应区域又不尽相同，所以麻醉深度必须是多指标、多方法综合检测的结果。在近几十年，出现了 BIS（脑电双频指数）、AAI（听觉诱发电位指数）、Narcotrend、频谱熵等多种麻醉深度监测方法。BIS 监测是研究最多应用最广的。对于成人而言，BIS 值 85 ~ 100 代表正常状态，65 ~ 85 代表镇静状态，40 ~ 65 代表手术麻醉状态，低于 40 可能呈现爆发抑制。虽然对于小儿目前尚无统一标准，但 BIS 作为一种能持续和可靠地测定镇静、催眠药物作用的方法，已被广泛应用，它可以同步、定量地反映患儿的镇静程度。BIS 监测与目前临床常用的镇静评分方法有良好的相关性，BIS 也可作为小儿镇静程度的监测指标。研究表明 BIS 值与小儿呼气末七氟烷、异氟烷浓度呈负相关。最近也有研究证明了 BIS 与丙泊酚浓度间存在相关性，通过 BIS 可指导丙泊酚的诱导剂量，不但减少了丙泊酚的使用量，而且能够维持血流动力学的稳定。BIS 用于小儿麻醉深度监测时，随着药物浓度的增加，BIS 值也相应地降低并呈一定的量效关系。BIS 值同样会受神经阻滞的影响，研究表明骶管阻滞可以降低幼儿全身麻醉时的 BIS 值，而腰麻则降低婴儿的 BIS 值。但是，BIS 值主要源自对成人 EEG 的资料分析，这一针对成人的设备和 BIS 运算法则是否同样适用于小儿，尚没有明确的定论。由于小儿在生长发育过程中，随着年龄的增长，自身的 EEG 形式存在着显著的差异，这种较大的个体差异将可能影响 BIS 监测在小儿麻醉中的应用。

（叶　洁）

第五节　麻醉期间输血输液

小儿麻醉手术期间输血输液是保证手术安全的重要措施。麻醉和手术期间的液体治疗虽然历经 50 多年的发展，取得了很多共识，但是在诸如“开放性输液或限制性输液策略”、“胶体液或晶体液”以及“血容量监测和判断”等方面仍然存在较大的分歧，而关于小儿围术期最佳液体治疗方案至今也无定论。但麻醉手术期间液体需要量应包括以下五方面：①每日正常生理需要量；②术前禁食所致的液体缺失量或手术前累计缺失量；③麻醉手术期间的液体再分布；④麻醉导致的血管扩张；⑤术中失血量。

一、正常生理需要量

液体的正常生理需要量与热卡消耗有关。目前一般采用的液体维持需要量根据 1957 年 Holliday 和 Segar 提出的小儿代谢需求来计算，体重 3 ~ 10kg 的小儿热卡消耗量为 100kcal/（kg · d），体重 10 ~ 20kg 的小儿每日热卡消耗量为 1 000kcal + 50kcal/kg，体重 >20kg 的小儿每日热卡消耗量 1 500kcal +

20kcal/kg。正常情况下，每消耗100kcal热量，因氧化而产生17mL液体，同时需要67mL，液体以排出代谢产物，另有50mL液体自皮肤及呼吸道丧失（不显形失水），故每消耗100cal热量需补液100mL。而1988年Lindahl发现术中麻醉小儿的能耗要低于Holliday和Segar计算的50%，但他认为在麻醉状态下每代谢100cal热量需要166mL的水，两个研究在液体需求量方面的观点是一致的。因此；小儿的补液原则可以参考每小时维持量（4/2/1原则）和（或）日维持量（表9-17）。

表9-17　根据小儿体重计算的每小时维持量（4/2/1原则）和日维持量

体重	每小时液体需要量	每日液体需要量
<10kg	4mL/kg	100mL/kg
10~20kg	40mL+2mL/kg×(TBW-10)	1 000mL+50mL/kg×(TBW-10)
>20kg	60mL+1mL/kg×(TBW-20)	1 500mL+25mL/kg×(TBW-20)

注：TBW：实际体重，单位kg。

同时，Holliday和Segar根据人乳中分离出的电解质量计算电解质的维持量。小儿每日钠和钾的需求量分别是3mmol/kg和2mmol/kg，这种组合成分的电解质液是低张性电解质液。但目前认为，围手术期液体治疗的一个关键点是维持适当的血管内液体容积而不引发低钠血症。围术期多种原因可导致低钠血症，包括输注低渗液体、恶心呕吐、疼痛、术中和术后应激诱发的非低血容量性刺激引发抗利尿激素释放；但最主要还是使用低张液体引起。急性低钠血症导致神经元水含量过多（脑水肿），可引起头痛、恶心、呕吐、肌无力等亚临床症状。小儿由于脑组织体积对脑腔容量的比值更大，更易罹患严重的低钠性脑病。因此围术期液体输注应以等张液体为主。

术中生理需要量的计算应从患儿进入手术室开始计算，直至手术结束送返病房，即每小时维持量×在手术室停留的小时数。

二、术前禁食所致的液体缺失量或手术前累计缺失量

术前液体缺失量和脱水状况的评估各有不同，择期手术患儿没有或者只有慢性进行性的液体丢失，而急诊手术或严重外伤患儿却处于动态的血液或肠液丢失状态，很难评估他们的液体平衡情况。

择期手术的术前液体缺失通常由术前禁食所致。禁食缺失量的计算方法是：每小时维持量×禁饮小时数。根据1975年Furman等提出的方案，主张禁食缺失量的50%在第1小时补充，剩余50%在第2小时、3小时内补充。而1986年Berry提出根据小儿的年龄和创伤严重程度修订了液体治疗指南，考虑到较小儿的细胞外液丢失较多，因此，婴幼儿在麻醉后第一小时的补液量比较大儿的量多。≤3岁小儿，术中第一小时补液量为25mL/kg；而≥4岁小儿第一小时补液量为15mL/kg。需注意的是，以上两种补充术前缺失量的方案都是基于过去的“午夜后禁食”，即禁食达6~8小时的患儿。根据新的禁食禁饮指南，如果患儿在术前禁食时间较短，或术前已接受静脉输液，则第1小时的补液量可以减少，临床上应视具体情况而作适当调整。

三、麻醉手术期间的液体再分布

术中体液的分布与转移涉及“第三间隙”的概念。手术创伤可使ECF转移分布到损伤区域，引起局部水肿；或因疾病致体液淤滞于腔体内（如肠麻痹、肠梗阻时大量体液积聚于胃肠道内），这部分液体虽均衍生于细胞外液，但功能上却不再与第一间隙（组织间液）和第二间隙（血浆）有直接的联系，故称这部分被隔绝的体液所在的区域为第三间隙。术中第三间隙缺失量取决于手术操作范围。小手术约为1mL/（kg·h）（如腹股沟斜疝），腹部大手术15~20mL/（kg·h），早产儿的坏死性小肠结肠炎可达50mL/（kg·h）。一般建议对手术创伤失液小手术可按2mL/（kg·h）补液，中等手术按4mL/（kg·h），大手术按6mL/（kg·h）补液。这些数字只是指导原则，还要依据患儿的反应做适当调整。

相对于较大儿和成人，较小儿的细胞外液比重大，因此，小儿越小，丢失细胞外液的相对比例越大。第三间隙损失量应当用晶体液（生理盐水或乳酸林格液）补充。在神经外科手术中，第三间隙缺失量应当忽略不计。

四、麻醉导致的血管扩张

麻醉药物和麻醉方法均会引起血管扩张，使循环血容量相对减少，通常在麻醉开始即应遵循个体化的原则及时输注晶体液或胶体液，以维持有效循环血容量。全身麻醉时血管扩张所致的缺失量一般为5～7mL/kg。

五、术中失血量

手术失血主要包括红细胞和凝血因子丢失及血容量减少，须进行针对性的处理。目前公认的输注红细胞悬液的指征是：增加携氧能力或避免出现携氧能力受损；用于地中海贫血或镰形细胞病患者抑制或稀释其内源性血红蛋白。临床实践中，近20年里已有若干个小儿输注红细胞及其他血制品的指南发布。在1996年ASA的指南中认为：小儿输注红细胞悬液的明确指征是血红蛋白<60g/L，特别是急性发生的贫血；血红蛋白>100g/L的小儿不应输注红细胞；而血红蛋白60～100g/L的小儿应结合临床是否有氧合不良的风险综合考虑；简单地使用血红蛋白的多少作为是否输血的唯一标准并不合适。传统上也有专家建议：手术中失血<10%血容量，可不输血而仅输平衡液；失血>14%血容量，应输红细胞混悬液，同时补充平衡液；失血10%～14%血容量，应根据患儿情况决定是否输注血液制品。

过去一般认为患儿的输血指征应比成人高10～20g/L，才能保证小儿氧的运输和氧弥散量。在小儿ICU的调查中发现，RBC实际输血阈值的差别很大，从Hb 70g/L到130g/L不等。2007年发表的一项多中心、随机、对照研究发现，对于Hb<95g/L且病情稳定的危重患儿，限制性输血（Hb<70g/L）和开放性输血（Hb<95g/L），发生多器官功能不全或院内感染等其他不良事件和转归均无明显差异。因此可以认为，在儿科患者中限制性输血与开放性输血的安全性相同，在病情稳定的重症患儿中的输血阈值为Hb 70g/L也是可行的。

无论遵循何种输血标准，临床医师应该认识到输注红细胞的目的是为了确保组织充足的氧供，小儿的临床征象与血红蛋白水平对判断是否需输血同样重要。例如，需要积极观察患儿是否存在心动过速、呼吸急促、尿量减少、四肢冰凉等表现。有条件可以进行酸碱平衡及乳酸水平的监测，甚至可监测混合静脉血氧饱和度。而新生儿（<4个月）由于促红细胞生成素对机体低氧供的反应不同于大龄儿，且体液系统排除异源性红细胞抗体的反应不足，输血时更应慎重权衡其效益－风险比。

一旦决定输注红细胞，估计患儿的血容量（estimated blood volume，EBV）十分重要，这与血制品和其他液体的输入量密切相关。此外，麻醉医师还要在开始输入RBC悬液之前计算允许失血量。患儿的EBV一般与年龄和体型部分相关，新生儿血容量85mL/kg，小儿70mL/kg，肥胖小儿65mL/kg。估计完患儿的循环血容量后，可以进一步简单地计算最大允许失血量（maximal allowable blood loss，MABL）。简单的计算公式是：

MABL＝（初始Hct－目标Hct）/初始Hct×EBV

例如，体重为25kg的患儿，血容量为70mL/kg×25kg≈1 750mL。如果初始Hct为36%，目标Hct为21%，那么，MABL＝（36%－21%）/36%×1 750≈730mL。

此出血量可以按3：1的平衡盐溶液（如乳酸钠林格液）补充，即约2 200mL，或1：1的5%白蛋白或1：1的胶体补充，即730mL。当估计失血量达到这个目标容量时应当开始输入RBC悬液。由于RBC悬液的Hct大约是60%，每输入100mL RBC悬液提供的RBC约为60mL。在上述的例子中，如果失血量超出MABL 150mL，并且预计目标Hct为30%，那么应当从下列公式计算补充量：

补充的血容量（150mL）×目标Hct（30%）＝45mL 100%RBC，而RBC悬液的Hct约为60%，那么，45mL/0.60≈75mL RBC悬液，即75mL RBC悬液（Hct60%）相当于30%Hct全血150mL。

通常可以简化计算，超出MABL的每mL失血可以输入0.5mL RBC悬液，这会导致比目标Hct30%

稍高的 Hct，但是由于所有这些计算都是估计的，最终的结果通常很接近目标水平。

在大量出血输血时（通常定义为失血量超过 EBV）往往需要使用新鲜冰冻血浆（FFP）补充凝血因子。对于已知有凝血因子损害的小儿，如大面积烫伤或凝血病，在失血量超过 1 倍 EBV 之前就应输注 FFP。而术前无凝血因子损害的健康小儿在失血量超过 1 ~ 1.5 倍 EBV 前则不需要使用 FFP。该原则适用于失血后输注浓缩红细胞的小儿，输注全血的小儿即使失血量超过血容量数倍也不需要 FFP。值得注意的是，即使失血量超过血容量 1 倍，PT（凝血因子时间）和 PTT（部分凝血活酶时间）也只会轻度延长。

当失血量超过血容量的 1 ~ 1.5 倍，并以浓缩红细胞、晶体、清蛋白或其他非血制品替代容量后，往往需要输注 FFP。当然，是否需输注 FFP 还需结合凝血情况及 PT 和 APTT 的实验室结果。目前并没有小儿的相关研究清楚地界定 PT 和 APTT 的阈值来代表病理性出血需要输注 FFP 以补充凝血因子。一般而言，PT > 15s 或 APTT > 60s（超过基础值的 1.5 倍）并伴有异常渗血可作为输注 FFP 纠正凝血功能障碍的指征。而实验室检查异常，但无异常渗血，且手术区域对血肿形成的后果又相对较安全（如整形外科手术而不是神经外科手术），则可继续观察，延迟输注 FFP。

需要输注的 FFP 容量取决于凝血因子缺乏的严重程度和是否存在消耗性凝血病。一般而言，至少需输注小儿血容量 30% 的 FFP 才能纠正 PT 和 APTT 的延长。在小儿，若输注 FFP 的速度超过 1.0mL/(kg · min)，常会伴有严重的低钙血症及心脏抑制并低血压，特别是在使用强效吸入麻醉剂的小儿。因此，在快速输注 FFP 时需补充外源性氯化钙（2.5 ~ 5mg/kg）或葡萄糖酸钙（7.5 ~ 15mg/kg）。婴儿输注 FFP 时更易发生低钙血症，可能是由于其游离钙和代谢柠檬酸盐的能力较低；而肝移植小儿、肝功能或肝血流灌注受损小儿也因为代谢柠檬酸盐的能力受损而发生低钙血症的风险增大。

疾病因素（如特发性血小板减少性紫癜、化疗、感染或弥散性血管内凝血）或大量失血导致的血液稀释均可导致血小板减少。疾病因素导致血小板减少的小儿即使对血小板计数 $\leqslant 15 \times 10^9/L$ 也有较好的耐受性而无须输注血小板，而大量失血所致血小板减少的小儿当血小板计数 $\leqslant 50 \times 10^9/L$ 时就必须补充外源性血小板。有学者认为，可经验性地根据术前血小板计数估计术中失血所致的血小板需求。术前血小板计数升高的小儿在失血量超过 4 倍血容量前无须输注血小板；而术前血小板计数较低的小儿（约为 $\leqslant 100 \times 10^9/L$），在失血量达 1 ~ 2 倍血容量时就需要补充血小板；术前血小板计数正常的小儿 $(150 \sim 350) \times 10^9/L$ 则在失血量 ≥2 倍血容量时需要输注血小板。另外，除了那些出血倾向至关重要的重大手术（如神经外科手术、心脏手术或器官移植手术），临床渗血情况应作为是否需要输注血小板的标准指征。初始的输注剂量约为 0.1U/kg ~ 0.3U/kg。输注该剂量后血小板计数能上升多少取决于是否存在血小板抗体和血小板损耗的速率。

六、小儿术中是否需输注葡萄糖液

在过去的 20 年中，对于是否使用含糖液作为小儿术中维持液体一直是争论的焦点。众所周知，特别是在新生儿，低血糖可引起脑损伤。为避免小儿在围术期出现低血糖，过去提倡在术中常规应用激素，但是当时的人们却低估了高血糖的风险。大量研究已证实，尽管术前禁食，由于对麻醉和手术的应激反应使血糖增加，多数患儿的血糖水平仍属正常。即使延长禁食时间，在术前发生低血糖的风险也很低（1% ~ 2%）。因此，大多数患儿没必要在围术期使用含糖液，也没必要去监测血糖。

围手术期高血糖也是临床上广泛关注的问题。高血糖可引起渗透性利尿、继发性脱水和电解质紊乱，高血糖还可增加缺氧/缺血性脑病或脊髓损伤的风险。我们通常使用的 5% 葡萄糖液，其含糖浓度约为正常人血糖的 50 倍，其能量供应对能量需求较高的早产儿或新生儿可能较为合适，但对较大小儿可造成高血糖的概率为 0.5% ~ 2%。这种高血糖的发病率在区域阻滞的小儿由于应激反应小，概率则较低。也有研究发现，行日间手术的患儿存在无症状性低血糖风险；还发现有少数患儿在术中输入无糖液体，其血糖的实际表现为降低。

因此，有学者提出，为达到平衡，可用低浓度的含糖液，在术中得以维持正常的血糖水平。一般来说，大于 4 ~ 5 岁的患儿在术中常规使用无糖等张液。对于婴幼儿，可以输入含有 1% ~ 2% 葡萄糖的乳酸林格液，葡萄糖以120～300mg/（kg·h）的速度输注，可以维持可接受的血糖水平，又可以抑制脂肪代谢。

新生儿和早产儿对葡萄糖有特殊需要，可能是由于葡萄糖储备不足和胰岛素经胎盘从母体转移至胎儿所致。对这些小儿至少应输入5%葡萄糖液，而母亲患糖尿病的新生儿应接受10%葡萄糖液。对这些患儿应测定术前血糖水平，并通过经常测定血糖水平以指导葡萄糖的输入。除糖以外，液体中还应含有足量的电解质，可应用1/4～1/2浓度的生理盐水。新生儿可通过增加尿量排出多余的水，因此，对稍超负荷容量的调节能力胜过对低钠溶液的耐受。由于新生儿的远曲肾小管对醛固酮缺乏足够的反应力，尿中极易丢失钠，所以新生儿手术中应予补充。如使用不含电解质的5%葡萄糖溶液，容易引起低钠血症，尤其当血钠低至120mmol/L，可引起水中毒并导致脑水肿和抽搐。

七、胶体液在小儿麻醉中的使用

目前可用的胶体液分为天然的蛋白质胶体（清蛋白）和合成胶体（羟乙基淀粉，右旋糖酐类和明胶）。

白蛋白是天然血液制品，5%白蛋白的渗透压为2.67kPa（20mmHg），接近于生理性胶体渗透压，能够维持血压和血浆胶体渗透压，因此是小婴儿比较理想的胶体液。已证实，未足月儿在低血压时使用4.5%的清蛋白比20%的清蛋白更加有效，这说明清蛋白的容量治疗在维持或重建心血管稳定性方面比浓度更重要。虽然其仍然是新生儿和小婴儿的扩容治疗时使用的金标准胶体液，但由于其价格昂贵，促使不少国家转向其他胶体液，如英国和爱尔兰更愿意使用明胶，而法国及不少欧盟国家更偏好羟乙基淀粉。

明胶是由生胶原制成的一种多肽，小儿使用明胶已有多年的历史，小婴儿也可使用明胶。国际上的指南对于明胶的生产过程有特殊的要求以尽量减少其传播疯牛病的风险。明胶的扩容效力明显低于清蛋白或羟乙基淀粉：仅相当于输入量的70%～90%。肾脏的快速排除作用使其扩容效果持续时间较短，仅与晶体液相当。输入明胶后可能发生对动物蛋白及其交联物质的过敏和类过敏反应。明胶基本对凝血功能无不良影响，且无剂量限制。明胶液为轻度低张液。

羟乙基淀粉（hydroxyethyl starch，HES）：HES溶液是由玉米淀粉加入等张盐溶液中制备而成的。有多种HES溶液，其物理及化学特性与溶液浓度、平均分子量、取代级及C_2/C_6的比值有关。高分子量（如450kD）、高取代级（如0.7）的HES溶液可以有明显的蓄积作用及不良反应，包括容量超负荷、干扰凝血功能及瘙痒。在脓毒症或脓毒症休克患儿中应用HES（200/0.6）作为血浆扩容剂，是导致急性肾功能衰竭的一项独立危险因素。HES（200/0.5）用于脑死亡的肾移植供者的容量恢复时，可导致肾移植受者的肾功能损害。目前最新的第三代HES（6%，130/0.4，万汶）有更低的分子量及取代级，因此其在体内的蓄积更少、不良反应也更少。可快速代谢的HES溶液即使在围手术期大量应用也不会增加肾损害的风险，用于脑外伤患儿也是安全的。由于HES以生理盐水作为溶液，HES也可能导致高氯性酸中毒。类过敏反应虽罕见，但仍可能发生。许多国家的医疗官方限定了HES的日允许输入量和持续输注的时间。大多数小儿麻醉医师和儿科医师已认识到HES的不良反应，因此，在未足月儿和新生儿都不使用HES，新生儿胶体液的选择只有明胶或清蛋白。

目前，尚没有证据表明在围术期选择胶体液还是晶体液会影响到病死率或发病率，也没有发现病死率与某种液体的使用有关。在这种情况下，如何选择液体并没有一个通用的原则。综合考虑术中体液丢失的性质（水或血浆），替代的胶体对于血管内容积、凝血的连锁效应、微循环和可能导致的过敏反应及费用，小儿术中的液体治疗应先选用晶体液（生理盐水或乳酸林格液）。其优点包括经济、对凝血影响小，无过敏，无输血引起的传染性疾病的风险。通常，乳酸林格液15～20mL/kg在15～20分钟以上时间输注可重建心血管稳定。输注总量30～50mL/kg的晶体液后，为维持血管内渗透压稳定应该使用胶体液（白蛋白或合成胶体）。而综合分析这些胶体液的过敏反应、价格、需使用血制品的概率及患儿使用的长期愈后，并没有哪一种胶体更有优势。

（叶　洁）

第六节 麻醉并发症及其处理

小儿对麻醉的代偿能力有限，根据多年来临床资料分析，小儿麻醉并发症的发生与下列因素有关：①麻醉前准备不足：术前未认真地询问病史，未作必要的体格检查和生化检查，对术前高热、上呼吸道感染、严重水电解质紊乱（脱水、低血钾、低血钙）、低血糖等未作适当处理，情况未改善即进行手术，因而麻醉期间并发症明显增多。目前认为即使急诊手术也应作适当术前准备后再进行手术。②麻醉器械准备不足：小儿不论施行何种麻醉方法，均应准备氧、吸引器、小儿适用的面罩加压吸氧装置、麻醉机、螺纹管、咽喉镜、小儿气管导管，以便随时应用。不要待麻醉过程中病情发生剧变时才临时寻找麻醉抢救器械，以免延误病情的及时处理。③麻醉方法选择不当或药物逾量：应根据小儿不同病情及手术部位而选择合适的麻醉方法，不应过分信赖一种麻醉方法来配合各种小儿手术。如对时间冗长的小儿手术，过度依赖氯胺酮麻醉，氯胺酮常明显超量，可引起麻醉苏醒延迟，严重的可导致呼吸循环抑制；小儿硬膜外阻滞时局部麻醉药或辅助药用量过多，常引起局部麻醉药毒性反应或辅助用药过量导致呼吸循环抑制；对饱食、肠梗阻患儿，为预防麻醉期间呕吐误吸，应及时施行气管插管，以免术中呕吐物误入呼吸道，造成严重后果。④麻醉期间观察及监测不够：小儿麻醉期间机体生理状况改变很快，如麻醉医师对麻醉期间出现的危象如呼吸费力、呼吸抑制、皮肤苍白或发绀、脉搏细弱、血压下降、心率变慢、体温过高或过低等未能及时发现和处理，可造成严重后果。⑤输液输血不当：小儿细胞外液在体液中所占比重比成人显著增加，细胞外液的转换率也大，手术中对细胞外液和血液的丧失如未及时补充，可造成血容量不足、休克、少尿等并发症，临床上曾有门诊小手术因麻醉苏醒延迟又未及时输液，造成严重脱水休克的教训。小儿血容量绝对值小，如输液过多，可引起心力衰竭、肺水肿，也应避免。临床上因输血输液逾量引起的并发症比输液不足更多见。

从以上因素可以看出：只要术前作好充分准备，配备必要的小儿麻醉器械，麻醉期间使用监测仪器（特别是脉搏－氧饱和度仪和呼气末 CO_2 监测）并严密观察患儿，及时发现及处理各种异常情况，麻醉并发症是可以减少至最低限度的。

一、呼吸系统并发症

随着麻醉技术和监测设备的进展、新的全身麻醉药和控制呼吸技术的应用，严重呼吸系统并发症已较以往减少，但呼吸系统并发症仍是小儿麻醉最常见的并发症，主要由于呼吸抑制、呼吸道阻塞及氧供应不足所致，可发生于术中及术后。

（一）低氧血症

与成人相比，小儿（尤其新生儿）代谢率高（肺泡通气量与 FRC 比值大和需氧量多），使之在呼吸暂停或上呼吸道失去控制时发生快速的缺氧导致低氧血症。引起小儿低氧血症的原因很多，若无导管脱出或支气管痉挛等问题，健康小儿最常见的导致氧饱和度逐渐降低的原因是由肺不张引起的右向左分流。小儿气道失去控制也是常见的原因。患儿苏醒期经常出现屏气，会导致腹内压和胸内压升高及声门关闭，也可能引起血氧快速大幅度的下降。

如果是由肺不张引起的低氧血症，此时关注的重点是肺复张，单纯提高吸入氧浓度和增加新鲜气体流量，不能明显改善低氧饱和度。单次手动肺膨胀至 $30cmH_2O$ 保持 30 秒，或者能够接受的相近设置可使脉搏氧饱和度数值很快恢复至正常。如果该方法不能纠正低氧饱和度，则应寻找低氧饱和度的其他原因。

气道失去控制最容易发生在麻醉诱导中和诱导后即刻。麻醉诱导时，解剖上较窄的上气道直径会进一步减小。肿大的扁桃体和增殖体会增加小儿气道梗阻的概率。如果气道出现阻塞（观察到三凹征和膈肌过度运动），可以闻及由于声门部分关闭引起的吸气音异常（喘鸣音）。随着气道关闭的加重逐渐出现无声。为了纠正这种恶化的情况，应当紧扣面罩，呼吸回路预充纯氧（和七氟烷），关闭泄气阀给呼吸回路加压，维持5～10cmH_2O的压力。必要时，可使用口咽通气道、鼻咽通气道、提下颌和持续正压通气。屏气的最佳治疗方法是吸入纯氧和持续正压通气。

（二）喉痉挛

喉痉挛是由于各种原因致甲状舌骨肌缩短，声带合拢，假声带及声门上皱襞的软组织涌阻于声门口造成，吸气及呼气因而阻塞。发生喉痉挛主要触发因素是喉部、胸腔、腹腔或盆腔的内脏神经受刺激而引起的正常反射。除了小儿易发生这一因素外，上呼吸道感染、浅麻醉也是常见的易发因素；喉头的异物刺激，如分泌物、血液、口咽通气道、拔管过程是主要的诱发因素。发生在拔管后即刻的喉痉挛常是由于浅麻醉下拔除气管导管或异物（血液、胃液或黏液）刺激喉部所致。

不管何种类型的喉痉挛，处理的第一步都是用双手托下颌，同时用纯氧面罩加压通气。通气时不要与闭合的声门对抗，否则只会把气体压入胃内。如果小儿存在微弱的自主呼吸，应当与小儿自主呼吸同步以增强呼吸作用。

如果喉痉挛持续不缓解，有胸部呼吸运动而依旧没有声带发声，则给予阿托品20μg/kg和丙泊酚1～2mg/kg。使用阿托品应当宁早勿晚。阿托品将维持心搏且延缓或防止心动过缓。预防性静注丙泊酚可以防止喉痉挛，而治疗性给药则可以起到缓解作用。

如果上述操作仍无法有效通气，则可能发生完全性喉痉挛，或者是喉远端的气道发生梗阻。对于完全性喉痉挛，应迅速给予琥珀酰胆碱，静注1.0～2.0mg/kg或者肌内注射4.0mg/kg。不要等到心动过缓发生后才给予这些药物。如果某些对应用琥珀酰胆碱为禁忌的患儿（如大面积烧伤患儿等），可以给予维库溴铵或罗库溴铵。由于环糊精可在3min内逆转罗库溴铵的作用，不久后罗库溴铵可能取代琥珀酰胆碱成为喉痉挛的治疗选择之一。

（三）术后呼吸暂停

所有婴儿特别是早产儿，容易出现术后呼吸暂停。呼吸暂停是指不能解释的呼吸停止时间超过15～20秒，或者呼吸停止时间未超过15s，但伴有心动过缓（心率<80bpm）、发绀、苍白或者明显的肌张力下降。婴儿特别是早产儿中枢神经系统发育不全，对CO_2反应能力下降、对缺氧反应异常，不引起高通气反应而导致呼吸暂停。其他影响因素包括：肋间肌和膈肌发育不全、气道易于塌陷等。呼吸暂停的类型分为三种类型：中枢性、梗阻性和混合性。中枢性呼吸暂停的特点是缺乏呼吸驱动；梗阻性呼吸暂停是有呼吸驱动，但没有气流；混合性是两种机制同时存在。

小儿术后呼吸暂停的危险因素与孕龄和孕后龄（孕后龄=孕龄+出生后年龄）呈较强的反比关系，术前即存在的持续性的呼吸暂停和贫血（血细胞比容小于30%）也是危险因素。早产儿全身麻醉后的呼吸暂停尤应注意。在术后恢复室的非贫血婴儿呼吸暂停的发生率，孕龄32周的早产儿直到孕后龄56周才小于1%，而孕龄35周的患儿在孕后龄54周就可小于1%。全身麻醉药和镇静催眠药均可降低呼吸驱动力，导致婴儿在孕后龄56周之内发生中枢性呼吸窘迫。吸入麻醉药还可以松弛咽部肌肉，增加了新生儿梗阻性呼吸暂停的发生率。最近的荟萃分析认为，如果排除术前给予镇静药物的患儿，腰麻术后呼吸暂停的发生率较低。

对于术后呼吸暂停的高危患儿，必须在麻醉后住院观察24小时，期间监测心肺功能。目前一些麻醉学者更倾向于孕后龄48周或52周作为安全界限。何时、如何实施半择期手术（如腹股沟疝修补术，尽管被认为是择期手术，但仍有嵌顿危险，不能将其作为真正的择期手术对待），对早产儿仍是有争议的问题。对此类早产儿实施腰麻可有效降低患儿术后呼吸暂停的发生率与减少机械通气的时间。对于真正的择期手术，最好延期至孕后龄52周以后，但这仍存有争议。有研究认为咖啡因（10～20mg/kg）能降低早产儿全身麻醉后呼吸暂停的危险，但由于样本数少，其作用还需大样本研究加以明确。

二、循环系统并发症

小儿麻醉期间，心率、心律及血流动力学改变较呼吸系统少见。正常婴儿应用阿托品后心率可增快达180次/分，一般情况下并无不良后果。麻醉期间心率减慢可因低氧血症、迷走神经刺激或心肌抑制所致。心动过缓在小儿麻醉时提示有危险性因素存在。婴儿依靠心率维持心排血量，当心率减慢时，心排血量随之降低。术前阿托品剂量不足，氟烷麻醉时可引起明显心动过缓，静注琥珀酰胆碱也可引起心动过缓。心脏手术中心率变慢可能因房室传导阻滞引起，可用异丙肾上腺素静脉泵注或安置心脏起搏器治疗。小儿对缺氧、失血等代偿能力差，如未及时治疗，可导致心搏骤停。

心搏骤停是麻醉期间最严重的并发症，围手术期心搏骤停的危险因素，20 世纪 50 年代报道主要是箭毒，六十年代早期报道主要是气道阻塞、随后报道主要是通气不足和药物相关事件（尤其是麻醉药过量）引起。随着麻醉技术的进步，小儿麻醉期间心搏骤停发生率与死亡率已逐步下降，各国不同医疗机构报道的概率和危险因素也不尽相同。根据 2007 年报道的美国明尼苏达州 Mayo 医学院 1988—2005 年的 92 881 例小儿病例，围术期心搏骤停在非心脏手术中的发生率是 2.9 ：10 000，在心脏手术中的发生率是 127 ：100 000 而 2007 年根据美国小儿围手术期心搏骤停登记程序（Pediatric Perioperative Cardiac Arrest Registry，POCA）的资料报道，1998—2004 年发生的 397 例心搏骤停的病例中 193 例（48.6%）是由麻醉因素引起，这 193 例病例中 3/4 是 ASAⅢ～Ⅴ级的小儿。其中最常见的危险因素是心血管因素（41%）和呼吸因素（27%），药物因素（18%），操作与设备因素（5%）。心血管因素中最常见的可识别的唯一原因是失血相关的低血容量，大多数发生于脊柱融合术或开颅手术。喉痉挛导致的气道阻塞是最常见的呼吸道原因，更常见于术后而非麻醉诱导时。药物相关的心搏骤停 ASAⅠ～Ⅱ级患儿比 ASAⅢ～Ⅴ级患儿更常见，多数与氟烷或七氟烷的心血管抑制相关，少数与使用琥珀酰胆碱后高血钾相关。操作和设备相关的心搏骤停多是中心静脉穿刺的并发症，与损伤（即气胸、血胸或血气胸）或心动过缓和低血压有关。麻醉引起心搏骤停的死亡率约为 28%，其先兆因素为 ASA 分级和急症手术。

因此，在麻醉期间需加强心电图监测，可早期发现各种心律异常，及时诊断心搏骤停。发现心搏骤停时应立即停止麻醉，进行胸外按压，静脉注射肾上腺素，非气管内插管麻醉者应立即作气管插管，并用纯氧作过度通气。小儿胸壁弹性较好，胸外挤压效果满意，与成人有所不同。

三、反流、呕吐和误吸

麻醉期间的反流、误吸是小儿麻醉期间死亡的重要原因之一。呕吐主要发生在诱导期及苏醒期，小儿由于贲门括约肌发育不全，胃排空时间较长，故麻醉时呕吐可能性较大。出生 6 个月内的婴儿由于食管腹腔段发育不全，食管下端括约肌收缩力不足，进食后发生反流是正常的。30% 的婴幼儿直至 4 岁仍存在这种反流现象。麻醉时面罩下加压供氧常使胃充气，致胃内压增高造成反流。多数麻醉药具有降低食管下端括约肌收缩力的作用，从而增加胃，食管反流的可能性。

麻醉期间引起呕吐的原因较多。饱胃、术前禁食时间不足、麻醉药物的影响、麻醉及手术操作刺激、术后疼痛及缺氧和低血压，均可触发呕吐。围麻醉期发生呕吐、反流的严重后果在于胃内容物的误吸。误吸可发生在麻醉诱导时、术中以及术后的任何阶段，清醒患儿由于存在咳嗽反射，呕吐时很少发生误吸。婴幼儿误吸的发生率高，可能与婴儿神经系统发育不完善、保护性反射能力较弱、腹部膨隆、胃液相对量较多以及呼吸管理难度大有关。

对于误吸应以预防为主。氯胺酮麻醉后喉反射受到抑制，饱胃患儿易致呕吐、误吸。急诊饱胃患儿，腹胀明显者应行有效的胃肠减压，麻醉前先用吸引器抽吸胃内容物后，再开始麻醉。诱导过程应尽量减少咽喉刺激的发生。一旦发生呕吐或反流，应立即将患儿头偏向一侧，并置于头低位，充分吸引口腔、咽喉部位的反流物，防止误吸。对发生严重误吸者，应迅速行气管内插管控制呼吸道，并立即行气管内冲洗。必要时应用呼气末正压通气（PEEP）纠正低氧血症，避免和（或）减轻肺部损害所致的并发症。适当应用抗生素预防和治疗误吸后的肺部感染。

四、体温异常

小儿年龄越小，基础代谢率越高，体温中枢发育不完善，极易受外界环境的影响而发生异常体温。与成人相比，小儿体表面积相对较大，热量丢失快。另外，婴幼儿代谢产热功能尚不健全，主要是通过棕色脂肪产热，而非寒战方式产热。麻醉和交感神经阻滞可抑制这种产热方式。输入冷的库血，也会引起低体温。如果不采取保温措施，所有患儿围术期都会出现体温过低。低温可导致多种并发症，包括：苏醒延迟、肌松恢复延迟、凝血功能障碍、苏醒期氧耗增加和感染率增高等。

围手术期往往需要使用多种方法来维持患儿的体温：

(1) 增加手术室室温：可以减少手术开始时的热量流失，室温每升高1℃，患儿热量损失约减少7%。

(2) 尽量减少患儿暴露的时间：患儿一旦脱掉衣服体温即开始下降，因此不到必须时刻不要脱掉患儿的衣服。

(3) 在身体暴露部位覆盖毯子：可以使热量损失减少约30%。婴儿的头部是热量丢失的主要部位，应注意加以包裹。

(4) 静脉液体加温：可以预防需要输入大量液体的患儿发生低体温。

(5) 加热灯、红外加热器以及预热输注液体都可能有一定作用。

(6) 循环加温水毯：作用有限，因为它只能减少背部热量丢失，而背部热量丢失本来就很少。

(7) 空气加温毯：是一种常用的预防术中低温的方法。使用时应注意避免弄湿空气加温毯。因为潮湿的加温毯不仅不能加温，反而会在短时间内使患儿体温下降。

很多麻醉医师为了防止患儿体温降低过度使用保温设备，结果导致体温过高。在进行头面部手术时，体腔未打开，整个身体被覆盖，即使有热量的丢失也非常有限。术前使用阿托品会减少出汗，使散热减少。夏季室温过高，患儿禁食时间过长、脱水都可能引起体温升高。

五、神经系统并发症

中枢神经缺氧可因麻醉期间缺氧造成，由于麻醉技术的进展，目前已很少发生。一旦发生脑缺氧，患儿术后昏迷，甚或有抽搐，必须及时低温、脱水治疗，并加强氧疗，有抽搐者可应用地西泮或硫喷妥钠治疗，如治疗不及时，即使患儿清醒，也可能造成智能低下、痴呆等后遗症。麻醉期间惊厥常因局部麻醉药中毒或高热所致。恩氟烷及氯胺酮麻醉时可发生肌震颤，减浅麻醉后很快消失，通常无后遗症。周围神经损伤常因体位不当所致，上肢外展过度可造成臂丛神经损害，腓总神经也可因体位压迫而损伤，均应注意避免。

六、其他

肝肾功能改变与麻醉期间缺氧及低血压有关。小儿“氟烷肝炎”虽极少见，但已有肝病的小儿以不用为宜。婴儿尤以新生儿吸氧时间长、浓度高，可引起氧中毒，表现为眼晶状体后纤维增生，应引起注意。其他并发症如药物中毒、变态反应、输血反应等。

（叶　洁）

第十章

老年患者麻醉

第一节　概述

为老年患者制订和实施合理的围术期治疗策略，对患者、保险公司和政府机构等所有利益相关者的重要性日益增加。近年来，医疗改革立法的焦点越来越强调对老年患者的成本管控、医疗价格和预后改善的严格评估。人口统计学调查数据发人深省。美国 2010 年普查显示：全美 65 岁以上人口增长至 4 040万，其中 65 ~ 74 岁者有 2 170 万，75 ~ 84 岁者有 1 310 万，85 岁以上者有 550 万。全美平均预期寿命为 78. 2 岁。据估计到 2030 年，20% 的美国公民将超过 65 岁。到 2034 年，美国婴儿潮时期出生的人年龄都将超过 70 岁。到 2050 年，在 65 岁以上人口中，85 岁以上者的比例将高达 14%。在世界范围内，60 岁以上的老年人口将接近 20 亿。

老年人经常会去医疗机构。2003 年，老年患者约占全美健康保健总人数的 12%，占住院总人数的 1/3，占住院患者总花费的 43. 6%。据估计，65 岁以上老年患者接受外科手术的概率是年轻患者的 2 ~ 3 倍，且他们往往需要更长的住院时间。

论述衰老的生理机制时，必须牢记两条重要原则：第一，衰老与所有器官系统功能储备的进行性丧失密切相关；第二，这些改变的发生和程度因人而异。对大多数老年患者而言，其生理代偿足以应对年龄相关的改变，但在运动、疾病和手术等生理应激情况下，其生理代偿的不足将表现出来。正确评估潜在疾病、有限的终末器官储备和围术期应激的相互影响，有助于围术期医师对老年患者实施最佳的医疗救治。

一、衰老的机制

衰老是一种自然界普遍存在的、渐进的生理过程，主要表现有终末器官储备下降，器官功能减退，机体稳态平衡的紊乱逐渐加剧，以及疾病发生率不断增加。现在认为衰老的机制非常复杂，它是多因素共同作用的结果，是不同程度、不同作用的多通路相互作用的交汇。广义而言，衰老的理论分为两类，即进化机制和生理机制。围绕这两种机制有“程序化”学说和“误差”学说。“程序化”学说又称生物钟学说，是指遗传机制决定了机体功能减退的进程；“误差”学说是指来自环境的损害介导了机体功能的损害和进行性衰退进程。因衰老的这些过程彼此交错重叠，故也可进一步将衰老定义为机体在组织水平按照某种既定程序自然出现的过程。机体在一个层面的改变将影响另一层面的进程，分子水平的效应将影响细胞的功能，继而引起主要器官系统的改变，最终可能因影响物种的生存和繁衍而改变物种的进化过程。

二、中枢系统改变

随着年龄的增长，机体发生的若干重要生理改变引起了麻醉医师的关注。这些改变可随机体其他潜在的病理或年龄相关的过程不同而产生个体差异。在年龄超过 60 岁的人群中，超过 40% 的老年人出现记忆力下降，但这一改变在老年人中并非普遍现象。然而，年龄相关的记忆力下降又非常重要，因为它会严重影响老年人的日常生活活动。

从结构上观察，随着年龄的增长，中枢神经系统的灰质和白质体积都会减少。大脑区域均被选择性和具有差异性的方式影响，灰质体积的减少继发于神经元的固缩而非神经元的丢失。近年来研究提示，来自大脑新皮质的神经元发生小块整体丢失，但这种神经元数量的减少远不及较早期研究结果中多。随着年龄的增长，也有些大脑新皮质区域根本不会随年龄增加而发生神经元的丢失，白质随年龄增长丢失的比例可能高达15%。这些结构上的改变将导致大脑灰质萎缩和脑室体积增大。此外，高血压和血管疾病可能加速皮质下和海马神经元的固缩。

目前有关衰老过程是否会改变皮质区突触的数量仍存在广泛争议。来自灵长类动物的研究数据表明：随着年龄的增长，在大脑重要区域观察到多巴胺、乙酰胆碱、去甲肾上腺素和5－羟色胺等神经递质的减少。但皮质中最重要的神经递质——谷氨酸盐的水平并未受影响。此外，老年人的脑电活动、脑代谢率和脑血流量的匹配也未受影响。

衰老大脑的生物化学和解剖学改变已较明确，但大脑功能储备下降的确切机制目前仍不清楚。大脑功能储备下降的主要表现有功能性日常生活活动能力下降，麻醉药物敏感性增加，围术期谵妄和术后认知功能障碍发生率增加。

脊髓的改变包括硬膜外腔面积减少、硬膜渗透压增加和脑脊液容量减少。老年人背侧和腹侧神经根的髓鞘神经纤维的直径和数量都有所减少。在周围神经中，施旺细胞间的距离和传导速度都减小。这些改变使老年人对椎管内和周围神经阻滞更为敏感。

三、心血管改变

血管系统或动脉老化的原发改变会引起心脏、脑和肾等其他终末器官的严重继发改变。高血压、动脉粥样硬化等原发心血管疾病和糖尿病、吸烟、肥胖等其他危险因子会加速脉管系统的衰老进程。随着年龄的增长，心脏基本功能的改变也将随之出现，其形态学改变主要表现为心肌数量减少、左心室壁增厚，传导纤维密度和窦房结细胞数量减少。这些改变反映在功能上表现为心肌收缩力下降，心肌细胞舒张能力下降，心室充盈压增加以及心脏对β－肾上腺素能药物的敏感性下降。同时，随着年龄的增长，胸主动脉和近端大血管分支的弹性蛋白裂解，会导致主动脉扩张，动脉壁增厚以及血管弹性下降。一氧化氮所介导的血管扩张作用的改变也发挥了作用。这些改变反映在功能上则表现为平均动脉压和脉压增加且容易被观察到。

血管弹性下降会导致严重的心脏继发反应。就功能而言，血管系统是为保证心脏向外周有效而顺利输送血液的缓冲和管道系统。年轻人的心泵和血管配合良好，使效率达最大化。随着血管阻力增加，脉搏波沿血管树的传导速率增加。脉搏波速率的增加在外周形成了脉搏波的早期反射。年轻时，由于脉搏波传播速度较慢，因此所形成的波形反射出现得也较晚，当这种反射的脉搏波到达心脏后，其主动脉瓣膜已经关闭，这一时间差帮助维持中心主动脉的压力，有利于舒张期冠状动脉的灌注。随着脉搏波传输速度增加，脉搏波反射提前到达心脏，这时正处于心室的射血后期，从而引起心脏负荷增加。左心室后负荷的改变会导致左心室室壁增厚、肥大以及舒张期充盈受限。心室顺应性降低和后负荷增加两者共同作用，引起心肌收缩期代偿性延长，由此导致心脏舒张早期充盈时间减少。在这种情况下，心房收缩的作用对心室晚期的充盈至关重要，这也就解释了为什么老年人对非窦性心律的耐受性极差和对前负荷非常敏感。

外周血管压力的测量结果常常不能精确地代表中央主动脉压力。在年轻人中，脉压沿血管树前进会发生放大作用。此现象可以从中央主动脉比外周小动脉的收缩压低10～15mmHg，舒张压与平均动脉压仅有轻度下降而观察到。随着年龄的增长，这种现象随之消失，表现为中央主动脉压力增加。通过无创性技术测定主动脉脉压、脉搏波速率和主动脉反射波增强指数等方法已被用于测定主动脉弹性的改变。有研究发现不良心血管事件与通过以上方法所测得的血管弹性下降密切相关。中央主动脉压力和外周血管压力对药物的反应不同，这种差异可能对心血管疾病的治疗有重要意义。

衰老引起自主神经系统的改变包括机体对β受体刺激的反应性降低和交感神经系统活性增强。β受体应答性降低是由受体亲和力降低和信号转导变化所引起的。当机体对心脏的流量需求增加时，β受体反应性降低对心肌功能的影响尤显重要。正常情况下，β受体调节机制的效应是增加机体心率、静脉回流量和动脉收缩压而保存了心脏的前负荷储备。然而老年人的β受体反应性降低，这一变化将导致他们在运动和应激时最大心率和峰值射血分数降低，进而导致外周血流量需求的增加只能依靠前负荷进行代偿，这使心脏更易发生心力衰竭。机体交感神经系统的活性随着年龄增加而增强。尽管β受体反应性的变化已经阐明，但年龄增加是否改变α受体的反应性仍存在争议。静息时交感神经系统活动的增加可能与体循环血管阻力增加和外周血管的机械性僵硬相关。这一机制部分解释了为什么许多老年患者对降低交感张力措施的反应极敏感。临床上，这些自主神经系统的变化将导致手术中出现不良血流动力学事件的风险增加和满足术中新陈代谢需求的能力降低。

虽然机体对年龄相关性心血管生理改变的耐受性较好，但有几种病理生理状态仍需引起注意。衰老心脏舒张期的松弛功能受损会导致舒张期功能紊乱，舒张期心力衰竭是其最严重的表现形式之一，现在也称为射血分数正常性心力衰竭（heart failure with preserved ejection fraction，HFpEF）。HFpEF可被以下几种疾病状态所诱发：左心室肥厚、缺血性心脏病、肥厚型心肌病和心脏瓣膜病。流行病学研究显示，女性HFpEF患病率是男性的2倍。近年来大量群体研究发现心脏舒张期功能紊乱十分常见，并伴有全因死亡率的上升。此外，在有临床表现的心力衰竭患者中，射血分数正常者占一半以上，有明显HFpEF的患者占40%。队列研究发现射血分数正常患者与射血分数降低患者之间死亡率并无差异。HFpEF的病理生理过程包括：左心室舒张期顺应性下降，导致左心室舒张压明显增加，这种压力可逆行传导至肺循环，引起肺静脉瘀血和肺水肿。HFpEF常常与全身血压相关，故HFpEF并不一定预示着容量负荷过重。HFpEF的临床表现与左心室收缩期衰竭相同，这给它的临床诊断带来了很大困难。常用的临床干预措施如利尿剂和正性肌力药物等都是针对心脏收缩期衰竭的，这些干预措施可能加重心脏舒张功能紊乱，因而对HFpEF做出正确的诊断非常重要。超声心动图是HFpEF最好的诊断方式。其典型表现为正常或高动力学的左心室收缩功能伴有特征性的二尖瓣血流速度改变。左心室收缩功能紊乱与舒张期功能紊乱常常共存。肺动脉压力随年龄的增长而增加，而HFpEF则可能是导致这一变化的促发因素。

主动脉瓣硬化和二尖瓣环钙化是老年患者常见的超声心动图表现。这两者分别提示主动脉瓣和二尖瓣存在非限流性的钙化。主动脉硬化在老年患者中十分常见，并会增加其发生心血管和冠状动脉不良事件的风险。

四、呼吸系统改变

呼吸控制、肺结构、呼吸力学和肺部血流量的改变会增加老年人围术期肺部发生并发症的风险。继发的中枢神经系统活动性下降损害了机体对低氧血症、高碳酸血症以及机械负荷的通气反应。此外，苯二氮䓬类、阿片类药物和挥发性麻醉药的呼吸抑制作用也会增强。这些变化会损害老年患者在麻醉和手术后对低氧血症的一般保护性反应。

衰老引起的肺部结构变化包括肺实质中胶原蛋白和弹性蛋白重组后肺弹性回缩力损失。肺部结构与肺表面活性物质的改变共同引起了肺顺应性的增加。顺应性增加导致机体最大呼气流速受限和对运动的通气反应降低。肺内弹性元素损失与呼吸性细支气管和肺泡管的扩大，以及呼气时小气道早期萎陷的发生密切相关，这极易造成气体陷闭和充气过度。同样，随着肺泡小孔的增大，肺泡表面积也会进行性减少。这些肺部变化对肺功能的影响包括解剖无效腔增加、弥散量减少和闭合量增加，最终将导致气体交换受损。

胸壁顺应性改变会导致吸气时更大的弹性阻力，从而增加呼吸做功。身高萎缩、脊柱和胸廓钙化导致典型的桶状胸外观，并伴有膈肌变平。扁平膈肌做功的效率降低，同时因衰老所引起的肌肉萎缩将加剧这一情况。

虽然随着年龄的增长，肺各个容积会改变，但肺总量相对不变，肺残气量每10年会增加5%～10%，从而使肺活量下降。闭合容量指位于下垂部的小气道开始闭合的容量，随年龄的增长而增加。虽然功能残气量随体位改变不发生变化或仅轻微增加，但闭合容量并不受体位的影响。功能残气量与闭合气量关系的改变易引起通气/血流比失调，也是随年龄增长肺泡－动脉氧分压梯度增加的最重要机制。

年轻时，闭合容量低于功能残气量；44 岁时，仰卧位时闭合容量等于功能残气量；66 岁时，直立位时闭合容量等于功能残气量。当闭合容量侵犯到潮气呼吸时，会发生通气/血流比失调。当功能残气量低于闭合容量时，肺内分流将增加，动脉氧合作用将下降。这种效应可在衰老个体静息动脉血氧分压降低时观察到，并会削弱全身麻醉诱导前机体吸入氧气的效率。闭合容量增加的另一机制则与肌肉的逐渐萎缩相关，可导致第 1 秒用力呼气量下降，通常每 10 年下降 6% ~8%。随年龄的增长，肺血管阻力和肺动脉压力升高，这可能与肺毛细血管床横截面积减少相关。此外，老年人低氧性肺血管收缩反应减弱，这可能导致单肺通气管理困难。

研究发现，老年人可能对支气管收缩药物敏感性增强而对吸入性 β 受体兴奋剂治疗的反应性下降。老年人免疫反应的改变可能导致其对环境危害和肺损伤的易感性增加。

五、肾和容量调节

肾的结构和功能改变是衰老生理改变的一个部分。随年龄的增长，可观察到肾硬化出现，但这与肾小球滤过率下降无关。40 岁以后，肾血流量几乎每 10 年下降 10%，肾小球滤过率也以 140mL/（min·1.73m^2）为基线，每 10 年下降 8mL/（min·1.73m^2）。

肌酐清除率随年龄的增长逐渐下降，但正常衰老过程中，血清肌酐却保持相对不变，这是因为随年龄的增长，肌肉量也逐渐下降。因此，血清肌酐并不是预测老年人肾功能的理想指标。这一观念对指导麻醉医师调整经肾排泄药物的剂量非常重要。

随年龄的增长，肾对异常电解质的代偿和对尿液的浓缩和稀释等功能会发生改变。此外，肾的保钠能力也下降。总体而言，老年患者在盐摄入量不足时容易有低钠的倾向。再加上老年人对渴觉的反应性下降，更易导致脱水和低钠的发生。围术期观察到老年患者有钠潴留和细胞外液容量扩张时，说明老年人对钠负荷增加的调节能力也相应下降。这个变化在液体摄入有限制的条件下变得重要。

六、肝的改变

随着年龄的增长，肝的体积减小将近 20% ~40%，肝血流量则几乎每 10 年减少 10%。同时，肝代谢药物的固有能力也有不同程度的下降，以 Ⅰ 相反应的改变最为明显。快速代谢药物的维持剂量需求可因肝血流量的减少而减少。而慢速代谢药物的药动学主要受肝本身能力的影响而非肝血流量的影响。

（付春梅）

第二节　老年人的认知问题

一、痴呆

痴呆在老年人群中十分常见。在 65 岁及以上的老年人群中，痴呆的患病率达 5% ~8%；在 75 岁及以上的老年人群中，痴呆的患病率高达 18% ~20%；在 85 岁以上的老年人群中，痴呆的患病率甚至超过 1/3。引起痴呆的原因多种多样，其中以阿尔茨海默病为最主要原因。痴呆患者的围术期管理主要包括痴呆的检测，知情同意，麻醉药物相互作用可能引起的苏醒延迟，术后谵妄，疼痛的管理以及死亡率增加。

目前，多种耗时不同的手段可用于测量认知功能损害。然而对痴呆的准确诊断却并不容易。AD8 是一种用于痴呆筛查的快速而可靠的测试手段，它包含 8 项问卷调查，能初步区别痴呆患者与正常人。简洁 Blessed 测试只能用于患者手术前认知状态的基线测定，不能用于痴呆的检测，它的优点在于快速筛查。此外，与患者家属沟通以了解患者认知功能的基线和日常生活活动对痴呆的发现也会有所裨益。某些认知测试手段对医生判断患者是否有知情同意的能力可能有帮助。

痴呆患者可能表现出一些精神症状，如焦虑、抑郁和睡眠障碍等。许多治疗痴呆及其症状的药物与全麻药物可相互作用，导致苏醒延迟。有关应用脑电双频指数（bispectral index，BIS）监测仪或其他经处理的脑电活动描记法来指导药物管理是否有帮助目前仍不清楚，原因是痴呆会影响 BIS 的基线数据。在制订老年人麻醉计划时，目前没有任何一项麻醉技术或麻醉药物被证明优于其他。然而，患者的合作却是局部麻醉中要考虑的问题。

痴呆对患者术后谵妄的危险分层至关重要，术前伴有痴呆的患者术后谵妄的发生率大大超过不伴痴呆的患者。

痴呆患者的疼痛管理因以下原因而充满挑战。首先，痴呆患者的疼痛评估很困难，除了要用最简洁的疼痛评估工具外，还要面临因痴呆导致的术后疼痛评分下降和阿片类药物的管理等。其次，痴呆患者可能丧失使用自控镇痛工具的能力，因而增加护理患者的工作。此外，临床医生要把握好阿片类药物的中枢神经系统效应与疼痛管理不佳导致的谵妄两者间的微妙平衡。

与痴呆相关的并发疾病包括血管病、糖尿病、酒精中毒和神经退行性疾病（如帕金森病、亨廷顿病等）。研究发现在非计划的急性住院治疗中，痴呆导致患者相关不良事件发生的相对危险度为 2.18（置信区间：1.10 ~ 4.32）。术后远期死亡率与痴呆相关，且认知功能损害越重，死亡率越高。

对全身麻醉是否会加速老年性痴呆的进程目前仍有争议。能够确定的是，越来越多的体外和动物模型研究表明，吸入麻醉药会增加 β 淀粉样蛋白交联，增加转基因小鼠（人类 APP 基因）斑块密度，诱导 caspase - 3 的活化（凋亡的终末途径之一）以及增加细胞培养中 β 淀粉样蛋白的水平。然而，近期的回顾性研究提示，既不能将长期认知功能减退单独归因于外科手术（和麻醉）或疾病本身，也不能确定外科手术（和麻醉）或疾病是否会使痴呆的进程加速。令人遗憾的是，关于这个问题目前还没有前瞻性的人类研究能给出令人信服的答案。综上所述，关于麻醉药物的暴露与痴呆进程加速间的关系目前仍未可知，引用某研究的评论即“有关麻醉和阿尔茨海默病关系的人类研究结论不一，原因是目前研究它们的统计效能受并发疾病、痴呆相关独立危险因素和外科手术等混杂因素的影响”。

二、谵妄

据估计，老年患者外科手术后谵妄的总患病率达 10%，其发生率受手术类型、并发症和 ICU 留住等因素的共同影响。例如，心脏手术和髋骨骨折修复术后谵妄发生率就比其他类型手术高；ICU 患者术后谵妄发生率高达 60% ~ 80%。

术后谵妄会导致极大的经济负担，它与住院时间延长、家庭护理需求率和术后并发症发生率增加密切相关。据统计，每年有超过 200 万 ~ 300 万的老年患者在住院期间发生谵妄，这涉及超过 1 750 万天的住院日，而每年全美用于谵妄的健康花费高达 1 430 亿 ~ 1 520 亿美元。除增加花费外，术后谵妄还会加速潜在痴呆患者认知功能下降的进程。

谵妄与术后认知功能障碍（postoperative cognitive dysfunction，POCD）不同。术后谵妄是伴有注意力和意识改变的一种急性精神错乱状态。而 POCD 是多种多样的神经精神区域改变（如记忆、执行功能、反应速度等）。谵妄是以急性发作的意识水平的改变和波动为特征，并伴有不同程度的精神症状的临床综合征。按照惯例，谵妄的诊断根据《精神障碍诊断和统计手册》第 4 版（DSM - Ⅳ）的诊断标准：“谵妄的基本特征是意识障碍伴有认知功能的改变，而且这种认知改变不能用已有的或进展性的痴呆解释。”术后谵妄可有多种表现形式，1% 的患者表现为活动过度活跃（“野人”），68% 的患者表现为活动减退（“闷闷不乐”），31% 的患者表现为混合性（即活动减退和过度活跃交替出现）。

目前有多种测试工具可用于诊断谵妄。在北美应用最为广泛的是意识障碍评定方法（The Confusion Assessment Method，CAM），它是非精神科临床医师用来快速、准确诊断谵妄的一种床旁评分量表，它可以被所有临床医师掌握，包括内科医师、护士甚至经过培训的非专业人士。有研究显示专科老年医师、护士和经过培训的非专业人士应用 CAM 的效果与精神科医师并无差异。以精神病学诊断的金标准为参照，CAM 的敏感性为 94% ~ 100%，特异性为 90% ~ 95%。CAM - ICU 由 CAM 改良而成，能更好地诊断 ICU 机械通气患者的谵妄。

谵妄有多种可能的病理生理学发病机制。谵妄可能与炎症介质或神经递质系统某一环节的改变相关。迄今为止，虽然我们尚未完全了解谵妄的基本发病机制，但在老年患者中，谵妄已成为某些急性疾病的一种非典型表现，这些急性疾病的症状主要表现在大脑等最易受伤害的器官系统或“最薄弱环节”。该理论认为正常的衰老过程可被视为“均匀性狭窄”，每个器官系统的应激反应能力都逐步削弱。此外，衰老的大脑更易受疾病和药物的影响，使其感觉变得模糊。这些影响的综合效应导致老年患者在神经功能失调的边缘摇摆。一旦施加任何刺激，这些老年患者的精神状态就会急速恶化。基于老年人“脑储备不足”使其在面临应激时容易发生谵妄的理论，调查人员对导致老年患者发生谵妄的术前危险因素进行了研究。

Inouye 和 Chaipentier 为患者制订了谵妄的风险评估模型，这个模型表明，预先存在的危险因素越多，引发谵妄所需的应激强度就越轻。在这个模型中，最重要的危险因素包括高龄、视觉障碍（视觉敏锐度 <20/70）、严重疾病（apache 评分 >16）、认知损害（简明精神状态量表评分 <24）和脱水（血尿素氮/肌酐比值≤18）。Kalisvaart 及其同事在老年患者髋骨手术中验证了这个医学风险模型，研究表明该模型对预测患者术后谵妄大有帮助，同时也验证了预先存在的危险因素越多，术后谵妄的发生风险就越高。

通过对术后易发生谵妄的高风险患者进行预测，临床医师提前制订出有效的干预措施，可防止术后谵妄的发生或减轻其严重程度或持续时间。因此，谵妄管理的根本是认识和治疗任何引发谵妄的诱因和触发因素。近期研究表明，采用标准方案对已知的危险因素（如认知障碍、失眠、行动不能、视觉损害、听力损害和脱水等）进行干预，可明显减少住院老年患者谵妄的发生率和持续时间。在患者管理早期积极邀请老年科医师会诊是预防谵妄发生的一项简单而有效的非药物干预措施。近期对高风险患者预防性应用抗精神病药物的效果进行了大量研究，结果显示氟哌利多和非典型抗精神病药物对预防谵妄的发生可能有效。麻醉专科的干预措施包括纠正代谢、电解质紊乱和围术期持续抗神经精神疾病药物治疗。其他干预措施的主要目标在于减少应用任何一种可能会诱发谵妄的药物（如阿片类、苯二氮䓬类、二氢吡啶类和抗组胺类药物等）。研究显示麻醉方法（局部麻醉或全身麻醉）和术中血流动力学并发症都与谵妄的发生无关，但使用局部麻醉辅以轻度的镇静可能会减少术后谵妄的发生。

早期研究显示术中大量出血、术后输血和术后血细胞比容低于 30% 会使术后谵妄的发生率升高。然而近期随机临床对照试验显示输血策略与谵妄的严重程度或发生都无关。

对使用阿片类药物进行术后疼痛管理的系统评价提示，哌替啶是唯一与谵妄的发生肯定有关的阿片类药物。芬太尼、吗啡和氢吗啡酮对认知的影响均无差异。此外，硬膜外腔和静脉内使用阿片类药物对认知的影响无差异。外周神经阻滞和以使用加巴喷丁为主的多模型疼痛治疗是能够减少术后谵妄发生的两种重要的疼痛管理技术。对癌性疼痛的管理应该考虑交替使用阿片类药物，来减少阿片类药物诱导的谵妄，这种方法比较确切。

尽管采用了预防措施，谵妄还是可能会发生。首先，提供支持性护理和关注并发症预防非常重要。其次，临床医师要积极搜寻和治疗任何可能触发谵妄的潜在医学原因。如果必须应用药物治疗，近期有综述总结了谵妄的药物治疗策略。在治疗谵妄的效果上，典型和非典型抗精神病药物之间并无差异，但非典型抗精神病药物的锥体外系不良反应更小。

三、术后认知功能障碍

患者术后几天到几周内认知功能测试变化结果的典型表现涉及多个认知区域，如注意力、记忆力和精神运动速度。术后认知功能障碍（postoperative cognitive dysfunction，POCD）非常重要，因其影响患者生活质量，同时可带来沉重的社会和经济负担。

令人遗憾的是，POCD 并非 DSM 标准正式认可的一种状态。因而，POCD 的诊断标准主要基于患者术前和术后涉及多个认知区域的神经精神测试评分的改变。而有关 POCD 存在的时间节点目前仍无明确定义。此外，患者 POCD 的主诉也不是总能被客观测试所验证。年龄增长是 POCD 最重要的危险因素，对所有年龄组进行对比后发现，老年人 POCD 发生率更高。

早期非对照观察性研究显示，在冠状动脉搭桥手术（coronary artery bypass graft，CABG）的患者中，术后第6周认知下降的发生率达36%，术后第5年认知下降的发生率则高达42%。

然而，后来对神经认知与CABG手术关系的研究中包括了与非手术对照组的比较，结果表明，长期POCD可能是麻醉和手术以外因素所致。首先，有冠状动脉疾病的患者，无论是否进行手术，其认知测试基线分数都比没有冠状动脉疾病者低。其次，体外循环和非体外循环冠状动脉搭桥术后患者远期认知预后相似。最后，在CABG和非手术冠状动脉病变配对组中，患者的长期神经系统认知表现相似。以上数据表明，麻醉和手术后远期认知水平改变可能与潜在的脑血管危险因素相关。然而，也有研究者报道了与前述相反的结果，认为心血管危险因素并非POCD的预测因素。在非心脏大手术中，大于65岁的老年患者术后第1周认知功能障碍的发生率为26%，术后第3个月发生率为10%。

大多数非心脏大手术后患者的认知下降是可逆的，可能只有1%的患者会持续存在POCD。慢性POCD可能增加患者术后1年死亡率，因此对它的诊断非常重要。对于非心脏大手术患者，目前已确定的长期POCD危险因素包括：年龄［OR 2.58（置信区间1.42～4.70）］、术后3月内感染并发症［OR 2.61（置信区间1.02～6.68）］和术后1周内发生POCD［OR 2.84（置信区间1.34～5.96）］。

POCD的发生是多因素共同参与的结果，其中最主要的几个因素包括药物、手术以及患者相关因素。麻醉是否会导致长期POCD目前仍存在争议，是临床和实验室研究探索的一个方面。有研究对比了冠状动脉造影（镇静）、全髋关节置换术和CABG第3个月POCD的发生率，结果显示三者间并无差异，这提示POCD的发生可能独立于手术和麻醉外。长期POCD发生的最主要危险因素可能是患者潜在的并发疾病而非其他因素。极轻度认知损害可能是术后认知缺陷的一个危险因素。与之类似，在外科整形手术中，痴呆也是POCD的一个危险因素。今后研究对潜在的极轻度认知损害的识别，有助于更好地确定患者是否存在罹患长期POCD的危险。

总之，现有证据提示POCD通常发生在术后头几天到几周内，且这种情况在老年患者中尤为明显。对大部分患者而言，这种早期的POCD通常是可逆的，但有小部分患者的POCD会持续存在。令人遗憾的是，目前尚不能确定何种麻醉方法可以预防POCD发生。局部麻醉和全身麻醉的术后POCD发生率并无差异，也没有任何一种麻醉药物能减少POCD的发生。迄今为止，也尚未发现任何针对POCD的特别有效的治疗方法。

四、抑郁

社区居住的65岁以上老年人群中抑郁发病率估计为8%～16%。术前抑郁是术后谵妄的独立预测因素。抑郁也是重大心脏不良事件的较大危险因素。在CABG术后，术前和持续的术后抑郁患者相对于非抑郁患者的死亡风险增加。

停止服用抗抑郁药可能加重抑郁和精神错乱的症状，因此围术期应继续使用抗抑郁药。与患者的急性疾病管理相比较，围术期抑郁管理处于次要优先地位。然而，术前对患者情绪和认知功能的评估十分重要，它可以帮助临床医师衡量术后谵妄、痴呆或抑郁的程度。

（付春梅）

第三节　知情同意、委托代理和预立医嘱

麻醉医师获取老年患者的知情同意和临终决策是件很复杂的事情。尊重患者自主权是老年患者医疗决策中最重要的原则。然而，自主权要求患者具备思考能力，这种思考能力的法律标准为：患者有能力表达自己的选择，理解相关信息，了解现状及其后果，并且理性处理相关信息。对于一些体弱的老年患者，认知和感知困难常影响他们的知情同意。而痴呆症、抑郁症、听力障碍和卒中也都可能影响老年患者独立做出决定的能力。如果患者的决策能力严重受损，那么必须获得委托代理人同意。然而，在这种情况下就必须要注意，由代理人做出的保健决策和老年患者自身愿望之间的一致性较低。

委托人在面临决策困难时，老年患者若曾有预立医嘱，则将起到极大的帮助作用。但即使如此，依然有难于决策的问题。往往是缺乏准确记载的预定临终照顾计划。近年来，来手术室有“不抢救”医

嘱的患者逐渐增加，成为常见问题，但这一情况对短期手术转归并无影响。

（付春梅）

第四节 风险估计和术前评估

一、并发症的影响

预期寿命增加、麻醉安全性提高和微创手术技术的开展使更多的老年患者考虑手术治疗。虽然能够对老年患者进行较为安全的围术期管理，但老年患者的手术死亡率和并发症发病率仍有增加。手术死亡率和并发症发病率受许多因素影响，但老年患者的围术期并发症与手术转归较差直接相关。严重的围术期并发症随年龄而增加，并与升高的死亡率相关。老年患者围术期并发症的最重要危险因素包括：年龄、患者的体能状态和并发症（ASA 分级）、择期或急诊手术、手术种类。

衰老如何增加手术风险呢？年龄与手术风险的关系主要与老化过程、伴随的器官功能储备下降和慢性系统疾病发病率增加有关，很难将衰老进程的影响与同时发生的并发症的影响分割开来。生理储备降低的情况下发生急性和慢性病造成的伤害对机体正常的代偿机制产生重大影响。对较高龄的患者进行围术期风险评估时，这些因素更具迷惑性。极端高龄会带来额外的风险，例如：与相对年轻的患者相比，大于 90 岁的患者在髋部手术后住院期间更易死亡。然而，与并发疾病的累积效应相比，单纯高龄的风险则较低。因此，单纯年龄因素本身似不足以构成禁止手术的理由。

急诊手术是老年患者非心脏手术后不良转归的独立预测因素。术前生理状况欠佳和准备较差对手术转归的影响很大。急诊医疗存在特有的问题，如疾病的临床表现不典型、心肺功能受损、代谢需求改变所继发的液体和电解质失衡以及衰老伴随的机体代偿所致的抢救复杂化。

老年患者的手术死亡率根据其手术方式而各不相同。不同手术方式存在不同风险的观点已被广泛接受。现有的对非心脏手术患者进行心血管评估的指南将手术分为低危、中危和高危，这是一种行之有效的分类方法。

二、术前评估

（一）老年与老年相关疾病

对老年人进行术前评估之前需谨记几条原则。第一，高度警惕疾病进展通常在很大程度上与衰老相关。老年患者的常见疾病可能对麻醉管理产生较大影响，并需要特别关注和诊断。第二，神经系统疾病、肺部疾病和心脏疾病是老年患者最常见的术后并发症，麻醉医师应关注这些特殊的器官系统。第三，应在手术前对特殊和相关的器官系统功能储备程度及患者的整体水平进行评估。应从实验室检查、辅助检查、病史、体格检查、器官系统功能多方面评估患者的生理储备，这有助于更好地预测患者对手术和麻醉应激的耐受情况。

（二）功能状态和功能储备的评估

能否在手术后恢复原有的活动水平和独立生活能力是老年患者最关注的问题，也是衡量老年患者手术治疗成功与否的最重要的方面。有证据表明，患者目前的功能储备状态有助于预测患者治疗的远期效果。有多种工具或量表可用于评估患者的活动功能以及健康相关的生活质量。术前评估常用的测定患者独立性和功能水平的筛查工具是日常生活活动量表（ADL）和工具性日常生活活动量表（IADL）。ADL 代表日常生活自理的功能，而 IADL 代表更复杂的活动能力。这些筛查工具有助于判断患者目前的行动能力。应用工具对患者进行纵向评估，可以看出患者的活动能力是进步还是退化。ADL 和 IADL 在功能预测方面也很重要。ADL 中的任何一项受到损害，提示患者 90 天死亡率的相对危险度为 1.9（95% 置信区间为 1.2 ~ 2.9）。IADL 中任何一项受到损害，提示患者 90 天死亡率的相对危险度为 2.4（95% 置信区间为 1.4 ~ 4.2）。ADL 中任何一到两项受到损害，提示患者从丧失的能力中恢复独立功能的风险比为1.47（95%置信区间为1.08～2.01）。

（三）体弱

体弱是指人体多个系统的生理储备降低，在遭受应激打击期间或之后更容易致残。体弱是以体重减轻、疲惫、虚弱为特征的临床综合征。慢性炎症和内分泌失调是体弱的病理生理学改变的关键驱动力。体弱综合征包括活动性差、肌肉无力、活动耐力下降、平衡失调，以及与机体构成有关的因素如体重减轻、营养不良和肌肉组织消耗等。据估计，65岁以上的社区居民中，体弱发生率为6.9%。体弱是不良转归的预后因素。如果随访3年以上，体弱则可以预测残疾、住院和死亡。对接受大手术的患者进行研究后发现，体弱是并发主要疾病、死亡、住院时间延长和机构解雇的独立危险因素。

（付春梅）

第五节　老年患者围术期的特别注意事项

一、疾病不典型的临床表现

临床上要鉴别老年患者的急性疾病或慢性疾病的急性发作是极富挑战性的。急性疾病通常可能会有不典型的临床表现，如老年患者的肺炎可能表现为意识混乱、嗜睡以及全身情况恶化。疾病的临床表现在痴呆患者和非痴呆患者之间也有很大差别。研究表明，老年人疾病的非特异性临床表现与痴呆有着更大的联系，而不是老龄化进程的特征。

二、多药联合治疗

有61%的老年急症住院患者都需要进行多药联合治疗。所用药物的数量与出现药物不良反应的可能性直接成比例。麻醉医师不仅要熟悉每位患者所用药物之间的相互作用，还要清楚地了解围术期用药的相互作用。

三、营养、行动不能和脱水

据报道，社区居住的老年人群中约有16.9%的女性和11.4%的男性存在营养不良。在因急性疾病住院的老年患者中，营养不良发生率为52%。营养不良的手术患者的患病率、死亡率和住院时间增加。老年人营养不良尚缺乏统一的定义。营养不良的诊断应当依据术前病史、体格检查和实验室检查做出。

卧床休息会诱发骨骼肌丢失，从而影响做功能力，亦可导致心室萎缩、低血容量和不耐受直立体位。2008年，美国Medicare中收入院治疗脱水的患者超过99 000人。脱水通常与并发高钠血症相关，而且易伴发感染。

四、创伤

65岁以上老年患者创伤性损伤和死亡的首要原因是意外跌倒。药物滥用，尤其是酗酒，在意外跌倒事件的诱发因素中往往未受到充分重视。急诊收治的老年患者中与酗酒相关者可能占5%～14%。

跌倒是医院内外共存的问题。和其他创伤一样，预防是首要目标。简单的干预措施可降低跌倒风险，包括识别有跌倒风险的老年人、物理治疗、环境改造、避免使用易诱发直立性低血压的药物。年龄与多种创伤性损伤的死亡率增加有关，这可能由多种因素导致，包括储备功能下降、并发疾病以及使用多种药物，尤其是抗凝药物。例如，受伤前使用抗凝药物或抗血小板药物的老年患者与未用药者相比，未用药者头部受伤后的死亡率明显较低，功能恢复更佳。

美国外科医师协会意识到，对老年患者应降低转送至创伤中心的门槛。然而，证据显示老年患者常低于创伤转送的分检标准，这可能是由于现行标准条件对老年患者而言是不正确的。或许应在转诊患者模式中考虑年龄差异。

五、慢性疼痛

社区居住的老年人群慢性疼痛的发生率为25%～50%。对养老院中居住的老年人进行调查后发现，止痛药物最常见的适应证是关节炎（有41%的老年人使用止痛药），其次为骨折（12.4%）和其他肌肉骨骼问题（9.7%）。其中有慢性疼痛的老年人（76.8%）明显多于有急性疼痛的老年人（19.9%），仅3%的老年人同时存在慢性和急性疼痛。

慢性疼痛常未被发现，并且也需要了解现用镇痛药物的情况。老年患者持续疼痛的不利影响很多，包括抑郁、睡眠障碍、行走能力受损。

（付春梅）

第六节　麻醉管理

一、临床药理学

影响老年患者药理学反应的因素已有详细阐述，主要包括血浆蛋白结合、躯体构成、药物代谢作用以及药效学等几个方面的改变。

酸性药物主要与血浆白蛋白结合，碱性药物主要与 α_1－酸性糖蛋白结合。循环中的白蛋白水平随年龄增加而下降，α_1－酸性糖蛋白的水平则随年龄增加而上升。血浆蛋白含量的变化对药物的影响取决于药物所结合的蛋白种类，以及未结合药物的比例。这种关系很复杂，一般而言，血浆结合蛋白水平的变化并非决定药动学随年龄改变的主要因素。

身体成分随年龄的变化集中反映在躯体瘦肉含量减少，脂肪含量增加，总含水量下降。由此推断躯体总含水量下降会使中央室变小，导致一次性推注亲水性药物后血清药物浓度增加。身体脂肪含量上升可能会导致分布容积增大，从而可能延长亲脂性药物的临床效果。

如前所述，肝、肾清除率随年龄而变化。根据药物的降解途径不同，肝、肾的储备能力下降会影响药物的药动学类型。

老年患者对麻醉用药的临床反应可能是靶器官敏感性改变的结果（药效学）。对于老年患者，所使用药物的物理学性质和受体数目或敏感性的改变，决定了麻醉药物作用的药效学变化。总之，老年患者对麻醉药物更加敏感，施以较少的药物就可以达到所需的临床效果，而且药物作用时间往往会延长。不希望发现的血流动力学波动更为常见而且也更加严重。受老龄化的心脏与血管双重作用的影响，使用静脉麻醉药物后可能会出现更强烈的血流动力学反应。受正常老化和老年相关性疾病的影响，正常的代偿功能或反射反应通常会变得迟钝甚至消失。不管改变药理学作用的原因为何，老年患者的用药剂量都需要下调。

二、特殊麻醉药物的临床药理学

（一）吸入麻醉药

大多数吸入麻醉药的最低肺泡有效浓度（MAC）随年龄变化，每增加10年降低约6%。最低肺泡清醒浓度（MAC－awake）的变化也与之相似。吸入麻醉药的作用机制与烟碱、乙酰胆碱、GABAA以及谷氨酸等受体的神经元离子通道的活性改变有关。离子通道、突触活动或受体敏感性的年龄改变也许可用于解释吸入麻醉药的药效学变化。

（二）静脉麻醉和苯二氮䓬

硫喷妥钠已较少应用于现代麻醉，但其一些药理学原理仍然很重要。大脑对硫喷妥钠的敏感性不随年龄增加而变化，但对于老年患者，硫喷妥钠在麻醉中的用量仍随年龄增加而有所降低，这与其初始分布容积降低有关。老年人初始分布容积降低会导致给硫喷妥钠后的血浆药物浓度升高。依托咪酯药动学的年龄依赖变化亦同此理（清除率和分布容积降低），大脑对药物反应的改变并不能用来解释老年患者对依托咪酯的需要量降低。大脑对丙泊酚作用的敏感性随年龄增加而升高，对丙泊酚的清除率则随年龄增加降低，这种叠加效应使老年患者对丙泊酚的敏感性增加30%～50%。

上消化道内镜检查时，老年患者用咪达唑仑镇静的剂量降低了近75%，这与大脑对药物的敏感性增高和药物清除率降低有关。

（三）阿片类镇痛

年龄是术后镇痛吗啡用量的重要参考，老年患者镇痛药用量减少。吗啡及其代谢产物吗啡-6-葡糖苷酸都具有镇痛特性。老年人对吗啡的清除能力降低。

吗啡-6-葡糖苷酸经肾排泄。肾功能不全的患者对吗啡葡糖苷酸的清除能力降低，这可能是部分老年患者给予吗啡后镇痛作用增强的原因。

Shafer综述了舒芬太尼、阿芬太尼和芬太尼对老年患者的药理学作用。舒芬太尼、阿芬太尼以及芬太尼用于老年患者时，其药效约为原来的2倍。这主要与大脑对阿片类镇痛药的敏感性随年老而增高有关，并非药动学改变所致。

衰老与瑞芬太尼的药动学及药效学变化有关。大脑对瑞芬太尼的敏感性随年龄增加而增高。同样，瑞芬太尼用于老年人时，其药效约为原来的2倍，因此单次剂量麻醉时只需用一半剂量即可。中央室容积、V_1以及清除率都随年老而降低，输注速率应大约为青壮年的1/3。

（四）神经肌肉阻断药

总的来说，年龄对肌松药的药动学影响并不显著。然而，如果药物清除依靠肝或肾代谢，那么药物作用时间可能会延长。由此可以预测老年人对泮库溴铵的清除能力降低，因其主要依赖肾排泄。但泮库溴铵随年老而清除率下降的观点却存在争议。有一小部分阿曲库铵依赖肝的代谢和排泄，老年人对其的清除半衰期有所延长。但清除率并未随年龄变化，提示其他清除途径（如酯水解和霍夫曼消除）在老年患者中的重要性。顺阿曲库铵通过霍夫曼途径降解，因此不受年龄的影响。老年患者维库溴铵血浆清除率较低，年龄相关的维库溴铵作用时间延长可反映出肝或肾功能储备降低。老年患者罗库溴铵的作用时间也相应延长，在使用舒更葡糖（sugammadex）后其逆转作用可能滞后

（五）椎管内麻醉和周围神经阻滞

年龄不会影响用布比卡因进行脊髓麻醉的运动阻滞作用的时间，但是药物的起效时间延迟，而高比重布比卡因溶液扩散增强。年龄对使用0.5%布比卡因进行硬膜外麻醉的作用时间的影响尚不确定。使用0.75%罗哌卡因进行周围神经阻滞麻醉时，年龄是决定运动和感觉阻滞作用时间的重要因素。

三、老年患者的用药特点

围术期治疗方案应该根据术前并发症以及手术操作需求制订。有关生理学和药理学管理的几点建议供临床参考。老年人的麻醉管理中应用短效麻醉药较为适合，尤其是使用可预计作用时间的短效阿片类镇痛药如瑞芬太尼。通过调整注射剂量和输注速率，瑞芬太尼药动学的变化远较其他静脉注射阿片类镇痛药少。同样原理可类推到短效肌松药的使用上。有研究表明，应用泮库溴铵与应用阿曲库铵或维库溴铵相比，术后残余阻滞和肺部并发症的发生率增加。使用不同的吸入麻醉药后，认知功能的恢复似乎并无显著差异。地氟烷是目前苏醒最快的吸入麻醉药。

总之，目前尚不清楚何种因素能够组成最佳的生理学管理措施，产生最佳手术效果。然而，麻醉和手术导致的血流动力学反应可能和不良手术转归相关。早先的研究认为，老年人可以较好地耐受低血压，但以下研究的发现却与此相悖。近来有研究报道，非心脏手术中，脑电双频指数低和最小肺泡气浓度低的情况下，低血压与30天死亡率有很强的相关性。另有研究报道，老年患者术中低血压的严重程度和持续时间与1年死亡率相关。目前尚不能确定这些研究可以通过对麻醉药物的敏感性确认出终末器官储备降低的人群，或者提示术中管理的潜在目标。然后，既往有研究表明，老年患者在骨外科手术期间，能安全地接受控制性降压麻醉（平均动脉压在45～55mmHg范围内）而并不增加风险。使用血流

动力学监测优化血流动力学结果和液体管理时，目标导向疗法能否带来更好的转归存在进一步的争议。需要重症监护的高危老年外科患者并未从使用肺动脉导管监测指导治疗中获益。

（赵 东）

第七节 区域麻醉与全身麻醉

区域麻醉与全身麻醉对老年患者手术转归影响的差别尚不明确。各类手术包括大的心血管手术以及骨科手术中都有类似研究。区域麻醉与全身麻醉相比，术后认知功能障碍的发病率相似。区域麻醉的一些特殊作用可能有一定的优势。首先，局部麻醉药通过减少术后纤溶系统对凝血的不良影响而维护凝血系统。某些高危手术后的患者深静脉血栓和肺栓塞发生率为2.5%。区域麻醉可以降低全髋关节置换术后深静脉血栓的发生率。然而这些结果存在争议，因为在全膝关节置换术后并未得到类似结果。与全身麻醉相比，区域麻醉在下肢血管重建中使术后移植血管血栓形成的概率降低。其次，区域麻醉对血流动力学的影响可能使盆部手术及下肢手术的失血量减少。再次，区域麻醉不需要气道通气设备，保留患者的自主呼吸，维持患者的肺功能水平。老年人在复苏室中对低血氧的耐受能力降低。接受区域麻醉的患者出现低氧血症的风险可能较低。然而，目前尚不清楚区域麻醉与全身麻醉相比，肺部并发症的发生率是否有所降低。最后，对于进行全髋关节置换术的老年患者来说，操作规范的区域麻醉可以减少阿片类镇痛药的使用从而使其获益。

（赵 东）

第八节 术后注意事项

一、麻醉后苏醒室

麻醉复苏的问题在各个年龄组中均有讨论，因此未特别制定老年人的麻醉后苏醒室（PACU）管理指南。导致术后肺部并发症最重要的患者相关因素是年龄和ASA分级，因此对老年患者术后肺部问题的管理格外重要。据报道，PACU中的老年患者低氧饱和状况的发生率非常高。此外，老年人因咽喉部感觉进行性减退和吞咽功能障碍而继发吸入性肺炎的风险可能较高。尿潴留在老年患者中更为常见，但恶心和呕吐并不常见。

二、急性术后疼痛的治疗

实验室和临床研究支持痛觉随年龄增加而下降的观点。然而，目前还不清楚这种改变是由老化进程引起的，还是其他年龄相关效应的反映，如并发症增加。认知功能受损患者存在一个较严重的问题。阿尔茨海默病与自述痛觉减退相关。与无痴呆症的老年人相比，患有阿尔茨海默病的老年人感知疼痛的强度减弱，相应的情绪反应也有所减少。

尽管阿尔茨海默病患者的感觉仍然存在，但对疼痛的耐受力随痴呆的严重程度增加而增强。评估老年患者疼痛的基本原则与其他年龄组类似。另外，衰老会改变器官功能储备和药动学。因此，疼痛评估和药物剂量调节是老年患者术后疼痛管理所面临的挑战。管理虚弱、相对高龄的患者时应谨记以下几点基本原则。第一，应考虑多种镇痛方式，如患者自控静脉镇痛，合并使用的区域神经阻滞可提高镇痛效果并减少阿片类镇痛药的使用。虚弱的老年患者对全身应用阿片类镇痛药的耐受力差，因此该原则尤为重要。第二，使用特定部位镇痛是对全身镇痛方法的有效补充。某些手术部位，如上肢，特别适合局部神经阻滞镇痛。第三，尽可能使用非甾体消炎药物以减少阿片类镇痛药用量，提高镇痛效果，减少炎性介质释放。非甾体消炎药应常规使用，除非患者有禁忌证或高度怀疑有出血和消化道溃疡的可能。老年患者可以使用阿片类镇痛药进行术后镇痛管理，但需牢记药物剂量应根据年龄进行调整。

三、医源性并发症

老年手术患者住院存在许多风险。医源性并发症在老年患者中常见且更严重。

对麻醉医师有重要意义的医源性并发症包括：药物不良反应、脱水、谵妄和器官功能减退。据报道，70 岁及以上住院患者的药物不良反应发生率为 14.6%，且与新住院患者用药的数量和入院时的认知状态相关。出现过药物不良反应的患者住院时间通常会延长并伴有器官功能减退。

（赵　东）

第九节　转归

外科干预的目标在于保护或提高患者的活动能力和独立性，避免残疾。对于高危老年患者，虽然可以进行多项死亡率相对较低的医疗操作，但功能康复仍然具有挑战性，需要投入大量时间。腹部大手术后，60 岁以上患者的功能康复可能需要 6 个月或更长时间。许多进行血管手术的患者术后独立生活能力下降。老年住院患者常伴有术后并发症，术后并发症发病率为 20% ~50%，且与短期及长期死亡率相关。

对需要入住 ICU 的老年患者来说，出院时生存与进入 ICU 时的疾病严重程度最为相关。而年龄和住院前功能状态与长时间生存的相关性最大。康复通常是一个长期的过程，许多老年患者出院后需要依赖器械帮助长达 1 年时间。

（赵　东）

第十一章

创伤患者麻醉

随着工业和交通现代化的发展，创伤患者日趋增多，创伤已成为全球范围内的五大死亡原因之一。根据“中国统计年鉴 2010”的数据显示，2009 年仅交通事故伤达 238 351 起，死亡 57 759 人，伤 275 125人，直接财产损失达 91 436.8 万元。由此可见，创伤给社会造成了巨大损失，对人民生命健康构成巨大威胁。

因为大多数创伤患者需要立即急诊手术，病情的严重和复杂程度很不一致，临床医师又常常无法获得患者的完整病史（包括并发症），加上难以预期的结果，因此可以说，对创伤患者的急救处理和麻醉管理是一项难度较高的工作。为此，首先要了解严重创伤的病理生理变化；其次是掌握创伤患者的病情评估和处理措施；最后是选择合适的麻醉方法和药物，以及预防和治疗术中和术后的并发症。

第一节　创伤性休克的病理生理

休克是因组织氧供不足而引起的全身性疾病，包括低灌注引起的原发性细胞损伤以及由此而引起的继发性炎症反应，是导致创伤患者死亡超过半数之原因，其中 40% 的患者死于急性失血，而超过 10% 的患者死于休克后引起的多器官功能障碍综合征（MODS）。

一、创伤性休克的病因

凡是造成全身氧输送、氧摄取和利用受损的任何因素都可导致休克的发生，表 11－1 列举了创伤患者导致休克的常见原因。尽管失血是导致创伤性休克最为常见的原因，但是休克往往是多种因素共同作用的结果。比如，胸外伤患者可能同时并发出血、张力性气胸、心脏压塞，这些因素都可引起全身低灌注，从而共同促发休克的发生。此外，患者的潜在并发症也可能是休克的重要促发因素，糖尿病和心肌缺血导致氧输送下降，酗酒、并发症的治疗药物可能导致机体低灌注状态，从而削弱机体正常的代偿机制。

表 11－1　创伤患者导致休克的病因

病因	病理生理
气道梗阻或肺损伤	氧不能输送到血液循环
张力性气胸	减少回心血量
心脏压塞	减少回心血量
失血	血氧容量下降
	血容量不足
心脏损伤	心脏泵功能障碍
脊髓损伤	血管异常舒张

续 表

病因	病理生理
	心脏泵功能障碍
中毒	细胞代谢衰竭
	血管异常舒张
脓毒症	细胞代谢衰竭
	血管异常舒张

二、创伤性休克的病理生理机制

在创伤性失血早期，甚至是在低灌注还未进展到细胞缺血阶段时，机体就开始启动局部和全身性的代偿反应。受损血管收缩限制出血，而侧支血管扩张增加缺血组织血流。创伤后疼痛、失血和大脑皮质反应激活神经内分泌系统，增加心脏的变时和变力效应，将血流从缺血耐受性血管床分流到中心循环。这种体液的再分布效应使机体在血管内容量大量丢失的情况下仍能够维持心、脑等重要脏器的血流灌注。但这种体液的分流也是导致再灌注损伤的潜在原因。强烈收缩的血管床突然恢复血流时，可能释放大量局部积聚的毒性代谢产物进入中心循环，引起心功能障碍或心律失常。

休克的重要标志是组织细胞低灌注。当低灌注引起的氧输送下降超过细胞的代偿范围时，就会导致组织细胞功能障碍，进而促发炎症级联反应（图 11 –1）。炎症反应一旦启动，便成为一种独立于初始促发因素而发展的疾病过程，这就是为什么在创伤出血后，即使出血得到控制而且患者恢复到正常生命体征和正常血流灌注时，却仍可能死于 MODS 的原因。

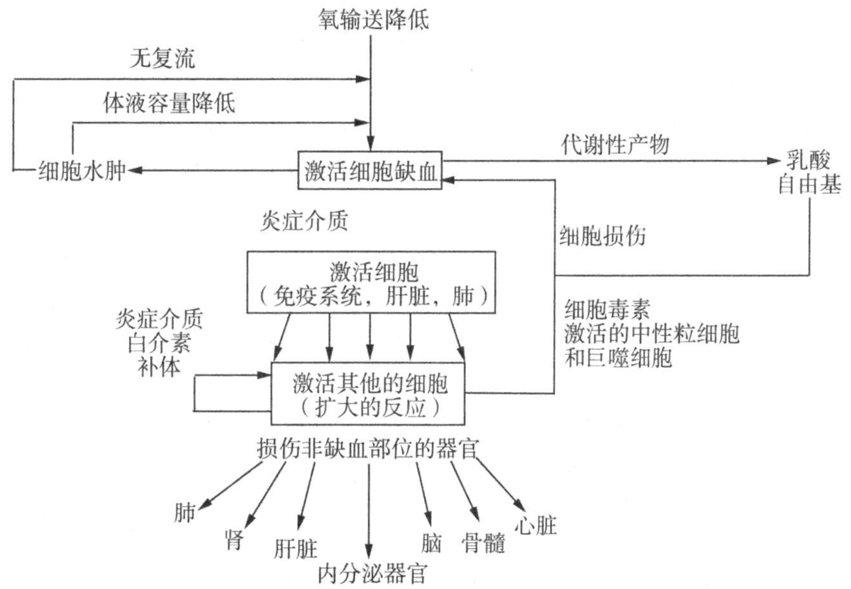

图 11 –1 休克级联反应（shock cascade）。机体局部的一个器官的缺血将激发全身性炎症反应，该反应甚至会在充分复苏后仍持续存在，这就是严重失血性休克导致多器官功能障碍的病理生理学基础

特定器官系统对创伤性休克的反应也有其特殊方式（表 11 –2）。

表 11 –2 机体各器官系统对缺血的反应

器官系统	中度缺血	重度缺血
中枢神经系统	焦虑，随后嗜睡	昏迷，细胞凋亡
心血管系统	血管收缩	心肌缺血
	心率增快，心排血量增加	心律失常

续 表

器官系统	中度缺血	重度缺血
肺	呼吸频率增加	V/Q 失调
		ARDS（如果患者存活）
肾	细胞冬眠	急性肾小管坏死
胃肠道	肠梗阻	梗死
		屏障功能丧失
肝	葡萄糖释放增加	无复流(no reflow)再灌注损伤
		合成功能丧失
造血系统	无	血细胞生成下降
		免疫功能受损

因为脑和脊髓的无氧代谢储备功能非常有限，含氧血流中断数分钟就会导致永久性神经损害。当氧供降低时，部分脑细胞可处于一定程度的冬眠（hibernation）状态并降低脑代谢率，这可以解释失血性休克进展过程中意识水平的变化：正常、激动、嗜睡、昏迷。血流完全中断的脑组织会发生细胞坏死和脑梗死，而缺血部位则发生细胞凋亡。脑是机体对缺氧最为敏感的器官，机体将尽最大可能调动全身的代偿机制来维持脑的血流灌注，所以休克复苏后存活的患者几乎不会出现永久性神经功能损伤，除非在脑内存在局部脑血流障碍（如脑卒中或直接脑损伤）。

心脏功能在休克早期代偿性增强，表现为心率增快、心肌收缩力增强和冠脉血流增加。与脑一样，除非氧输送完全停止，否则心脏很少会成为低灌注的前哨损伤器官。创伤患者如果出现心肌缺血的表现（如血肌钙蛋白升高、心电图 ST 段改变等）则提示直接的心脏损伤（心脏挫伤）或潜在的严重冠脉疾病。然而，随着休克的病情进展，代谢性酸中毒对心肌的抑制作用，以及快速大量液体复苏引起的低温、贫血和低钙血症等因素的作用，常会出现心力衰竭。由于血管的收缩是能量依赖性的，进行性的缺血将最终导致血管系统衰竭，即使快速输注复苏液体也会发生对肾上腺素无反应的异常血管舒张，这也是致死性急性休克的标志。如果失血得到控制，患者存活转入 ICU，全身炎症反应综合征或脓毒血症毒素释放也可能导致心力衰竭。

由于肺毛细血管是血液循环的下游过滤器（downstream filter），因此肺也是缺血时易受炎症产物侵害的器官之一。免疫复合物和细胞因子在肺毛细血管的积聚会导致中性粒细胞和血小板聚集、毛细血管通透性增加、肺组织结构破坏和急性呼吸窘迫综合征（ARDS）。在创伤性休克患者中，肺通常是 MODS 的前哨受损脏器。

肾脏和肾上腺在休克时最早发生神经内分泌改变，产生肾素、血管紧张素、醛固酮、皮质醇、红细胞生成素和儿茶酚胺。在低血压时，肾脏通过选择性收缩血管、肾髓质和肾皮质部血液的自身调节以维持肾小球滤过率。持续性低血压会导致细胞能量下降、尿浓缩功能丧失，继而出现斑片状细胞坏死、肾小管上皮细胞坏死和肾衰竭。

肠道是受低灌注影响最早的脏器之一，并且可能是 MODS 的主要促发因素。休克早期即可出现强烈的血管收缩，并且常导致“无复流”现象（即使在体循环恢复的情况下仍然存在）。肠细胞的死亡会破坏肠黏膜的屏障功能从而导致细菌向肝脏、肺移位，进而可能导致 ARDS。肝脏具有复杂的微循环，已证实在休克恢复期间会受到再灌注损伤。肝细胞新陈代谢活跃，在缺血性炎症反应和血糖调节方面发挥重要作用。休克后出现的肝脏合成功能衰竭甚至可能致命。骨骼肌在休克期间代谢并不活跃，而且耐受缺血缺氧的能力强于其他器官。当出血促发外周血管收缩但还不至于威胁中心循环时，创伤患者能够维持正常的神志和生命体征。但是在外周组织却不断积累着氧债（oxygen debt），大量骨骼肌持续性的缺血会产生大量乳酸、自由基及炎症介质，最终成为促发全身炎症反应综合征的重要因素。骨骼肌细胞持续性缺血还会导致细胞内钠离子和游离水增加，从而加剧血管内及组织间液的消耗。

三、创伤性休克的临床转归

从组织氧供需平衡的角度分析，创伤性休克的临床转归主要分为4种（图11－2）。在出血初期，机体通过增加心率和心肌收缩力，提高心排血量代偿氧供的降低。如果出血迅速被控制，液体复苏恢复血管内容量并补偿血管外体液丢失，那么将如图11－2A所示，不会对机体造成长期影响。如果失血较严重或持续时间较长，机体需要通过收缩外周和内脏血管予以代偿。尽管能够维持重要器官的氧供，但是这种机制本身是不可靠的，因为在组织中会积累氧债，这类患者必须尽快诊断并控制出血。如果不能尽快有效地控制出血，其临床转归将如图11－2B所示，最终将死于急性失血性休克。严重的全身性低灌注可引起血管舒张并对血管活性药物失去反应，导致血管系统衰竭，出现创伤致死性三联征（lethal triad）：低温、酸中毒和凝血功能障碍。此时休克将导致不可逆性损伤，患者最终死于心力衰竭。图11－2C和图11－2D都是在病情还未进展到急性不可逆性阶段前控制住了出血。一旦出血被控制，液体复苏就可恢复血管内容量和微循环灌注。但是，如果休克的严重程度足以激活易感机体的炎症反应，即可促发全身炎症反应综合征（SIRS）和MODS。创伤复苏后的器官功能障碍往往开始于肺，表现为ARDS，急性肾衰竭也较常见；胃肠功能受损表现为肠梗阻和不能耐受肠内饮食；血糖不稳定和凝血因子活性下降提示肝功能障碍；持续性贫血和复发性脓毒血症表明骨髓功能障碍或衰竭。SIRS的发生及MODS的程度是年龄、创伤的程度和性质、治疗的特异性、患者的基因易感性、患者的并发症等诸多因素相互作用的结果。一部分患者（如图11－2C所示）在恢复全身循环灌注后，心排血量增加产生氧供的超射，伴随局限性可恢复的器官功能障碍。而另一部分患者（如图11－2D所示），器官功能障碍更为严重，伴随反复的脓毒血症，患者最终将死于呼吸衰竭和复发性脓毒性休克。

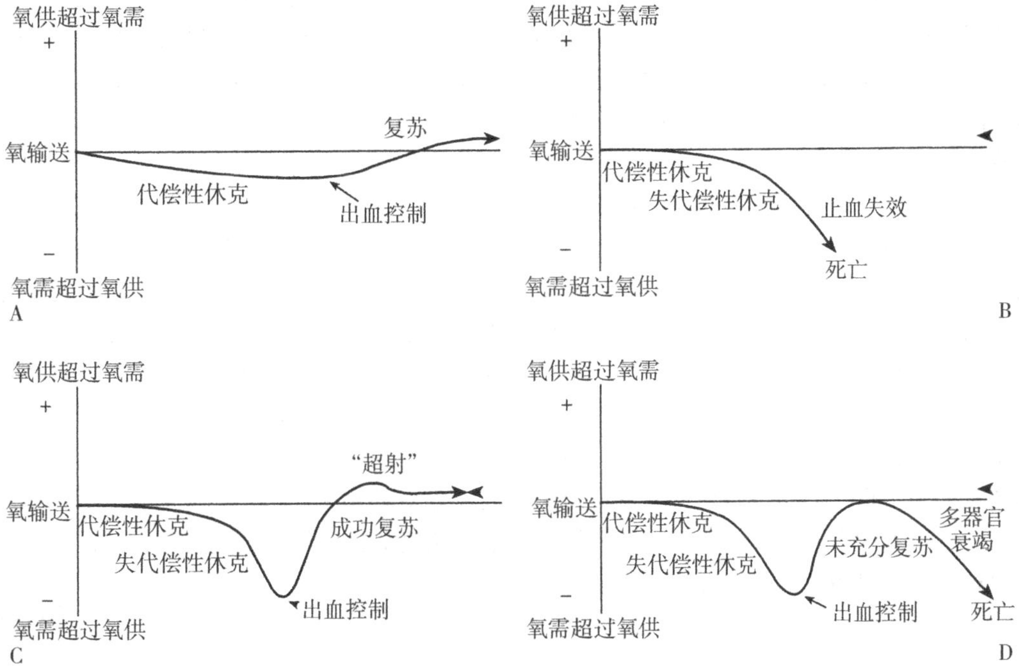

图11－2 从组织氧供需平衡角度评价失血性休克的临床转归

A. 表示失血在机体可代偿范围内，机体仅存在轻微的组织缺血；B. 表示患者严重失血超过机体代偿范围，引起全身性缺血，患者在急诊室或手术室死于急性休克；C. 表示患者失血最终得到控制并存活，复苏成功，氧供恢复，但由于患者的高动力循环可引起氧供超射（overshot）；D. 表示患者失血虽然得到控制并存活，但失血性休克引起的炎症反应过于严重，组织氧供未能恢复，患者在数天至数周后在ICU死于MODS

四、创伤性休克的诊断

由于休克的后果非常严重，尽快诊断并尽早治疗对改善创伤性休克患者的临床转归至关重要。首先必须明确创伤的性质：任何高能量创伤（高处坠落、机动车相撞、枪伤和工业爆炸等）都可能导致休克的发生。其次，患者的意识状态改变也非常重要：随着休克病情的进展，患者的意识可发生正常－焦虑－激动－嗜睡－昏迷的渐进性改变。再次，早期的生命体征对诊断也有帮助：休克患者的早期表现有面色苍白、外周湿冷伴冷汗、脉搏细弱和脉压降低等。表 11－3 列举了休克的早期临床表现，一旦发现任何一个上述表现，应尽快通过实验室检查明确具体病因（如血流的机械梗阻、出血和脊髓损伤等）。

表 11－3　休克的早期症状和体征

存在大量失血或长骨骨折等明显损伤
焦虑，继而进展为嗜睡和昏迷
苍白，冷汗
皮肤弹性降低
低血压并发脉压降低
心动过速
指脉搏氧饱和度无法显示
气管插管后呼气末二氧化碳分压降低（晚期和严重休克的表现）
对标准剂量的镇痛药或麻醉药异常敏感或引起低血压

反映组织低灌注的实验室检查是早期诊断休克的可靠指标。动脉血的碱剩余（base deficit）或呼吸因素校正后的 pH 值可用于估计休克的严重程度。血乳酸含量是诊断休克的另一敏感指标。因为乳酸从循环中清除的速度要比酸中毒纠正慢，所以血乳酸水平是反映休克严重程度和持续时间的可靠指标。入院时的血乳酸水平是预测严重创伤患者临床预后的敏感指标，乳酸从循环中的清除速率则可反映创伤患者的复苏效果和质量。即使存在大量失血，机体通过代偿也能维持正常的生命体征，所以代谢性酸中毒或血乳酸升高就是反映低灌注的最早和最敏感指标。同样，术后早期的 ICU 患者，生命体征稳定但血乳酸持续升高，就应该怀疑是否存在隐匿性低灌注综合征（如未发现的代偿性休克），可能需要采取更为积极的液体治疗策略。

尽管有些方法可用于持续监测休克的程度和对治疗的反应，但是目前还没有较为理想的措施。混合静脉血氧饱和度已被证明与灌注密切相关，并且能够对全身的灌注变化快速反应，但是需要放置中心静脉导管或肺动脉导管。持续监测胃黏膜 pH 值可敏感反映患者的全身灌注状态的变化，但是该监测仪过于笨重，使用不便，定标困难，并且需要较长时间才可获得稳定的平衡，所以目前基本被弃用。通过快速评估舌下二氧化碳浓度（sublingual carbon dioxide concentration）的简单方法也正在被开发利用，但还未获得广泛应用。易损骨骼肌组织近红外线血氧测定仪（near－infrared tissue oximetry）可能是目前较有前途的监测方法，该方法无创且使用方便，肌肉的组织氧饱和度与混合静脉血氧饱和度密切相关。该监测方法已经被用于指导创伤患者在 ICU 的复苏并获得了较好的结果。

考虑到创伤患者的生理差异较大，生命体征的动态变化趋势比其绝对值更有价值，因此动态持续性监测和密切观察患者对治疗措施的反应尤为重要。

（王志学）

第二节　创伤患者的病情评估及处理

迅速评估患者伤情及尽早制订复苏方案对创伤患者非常重要。创伤患者的初期评估包括 ABCDE 五项检查，即气道（airway）、呼吸（breathing）、循环（circulation）、功能障碍（disability）和暴露（exposure）。如果前三项检查之一存在功能障碍，则必须立即开始复苏。对于严重创伤患者，评估应与复苏同步进行，不能因为评估而延误对患者的复苏。应假定所有创伤患者都存在颈椎损伤、饱胃和低血容量，直至确定诊断，麻醉处理过程中也必须予以考虑。气道、呼吸和循环三个方面稳定后还必须要对患者进一步检查和评估，包括从头到脚的全面体检，神经功能评估（Glasgow 昏迷评分、运动和感觉功能的评估)，实验室检查（血型和交叉配血试验、血细胞计数、血小板计数、凝血功能、电解质、血气分析、血糖、肾功能和尿常规等)、ECG 和影像学检查（胸片、颈椎 X 线、CT、MRI、超声检查等)，目的在于发现在初步评估中可能遗漏的隐匿性损伤，评估初步处理的效果，并为进一步处理提供方向。

一、气道

(一) 气道评估

建立和维持气道通畅是初步评估的首要步骤。如能讲话则气道常是通畅的，但无意识患者可能需要气道和通气支持。气道梗阻的显著征象包括鼾声、咕噜音、喘鸣和反常呼吸。对于无意识患者应考虑到有无异物的存在。有呼吸停止、持续性气道梗阻、严重颅脑损伤、颌面部创伤、颈部贯通伤伴血肿扩大或严重胸部创伤者，则需要进一步气道处理，如气管插管、环甲膜切开或气管切开术。

如果患者清醒，且无颈部疼痛或触痛，则不太可能有颈椎损伤。以下五种情况提示潜在的颈椎不稳定：①颈部疼痛；②严重的放射痛；③任何神经系统的症状和体征；④沉醉状态；⑤当场失去意识。一旦怀疑有颈椎不稳定，则应避免颈部过度后仰和过度轴向牵引，当进行喉镜操作时应由助手协助稳定头部和颈部（manual in－line stabilization，MILS)。

喉部开放伤可能并发颈部大血管出血、血肿或水肿引起的气道梗阻、皮下气肿和颈椎损伤。闭合性喉部损伤表现可不明显，但可能存在颈部捻发音、血肿、吞咽困难、咯血或发音困难。如果能看清喉头结构，则可在清醒状态下尝试局部麻醉下用直接喉镜或纤维支气管镜插管。如果面部或颈部损伤不允许气管插管，则应考虑局部麻醉下气管切开。上呼吸道创伤引起的急性梗阻需紧急环甲膜切开或气管切开。

(二) 气道管理

如果对患者维持气道完整性的能力有任何怀疑时，则应建立确实可靠的人工气道。首先必须充分评估是否存在困难气道，对于已知或预期困难气道的创伤患者，如果能够配合，病情稳定，建议选择纤维支气管镜引导下的清醒插管术。对于无困难气道的创伤患者，快速序贯诱导下的经口气管内插管是最为常用的气道管理方法。但如果患者因颌面创伤造成口咽部有较多血液时，则不宜使用纤维支气管镜。

对疑有颈椎损伤的存在自主呼吸的患者，可选择经鼻插管，但这可能会增加误吸的风险。颌面中部和颅底骨折的患者禁用经鼻插管。

麻醉诱导后发生未预期的困难气道，可使用喉罩（LMA）保持通气，然后再采用可视喉镜、纤维支气管镜等尝试气管内插管，必要时行紧急气管造口术。

在对创伤患者进行气道管理的过程中，始终应注意对颈椎的保护和反流误吸的预防。

对已经施行气管内插管的患者，通过听诊双肺呼吸音、监测呼气末二氧化碳分压及纤维支气管镜检查来确认气管导管的正确位置，确保气管内导管通畅，通气和氧合充分。

二、呼吸

通过观察有无发绀、辅助呼吸肌运动、连枷胸、穿透性胸壁损伤，听诊双侧呼吸音，触诊有无皮下气肿、气管移位和肋骨骨折，进行肺、膈肌和胸壁的评估。张力性气胸、大量胸腔积血和肺挫伤是导致肺通气功能严重受损的三大常见原因，应尽快加以明确。有呼吸困难的患者应高度警惕张力性气胸和血胸的发生，胸腔闭式引流术可能要在 X 线片确诊之前紧急放置。正压通气可能会使张力性气胸恶化并迅速导致循环衰竭，所以创伤患者的呼吸和气体交换情况应在气管插管后或开始正压通气时进行再评估。正压机械通气降低回心血量，导致低血容量患者低血压，所以休克患者在刚开始机械通气时，应该采用低潮气量和慢呼吸频率的呼吸模式，然后根据患者的血流动力学状态和耐受情况再逐渐调整呼吸机参数。

三、循环

（一）评估循环状态

创伤性休克患者早期最突出的矛盾是血容量不足，也是造成全身性生理紊乱的主要原因，纠正低血容量、维持循环稳定必须与气道处理同时进行。根据心率、脉搏、血压、意识及外周灌注的变化可初步判断循环系统状态。美国外科医师学会（American College of Surgeons）将急性出血分为4级（表11－4）。

表11－4　急性出血的分级

症状与体征	分级			
	Ⅰ	Ⅱ	Ⅲ	Ⅳ
失血量（%）	15	15～30	30～40	>40
失血量（mL）	750	750～1 500	1 500～2 000	>2 000
脉率（bpm）	100	>100	>120	>140
血压	正常	正常	降低	降低
脉压	正常或增高	降低	降低	降低
毛细血管充盈实验	正常	阳性	阳性	阳性
呼吸频率（bpm）	14～20	20～30	30～40	>35
尿量（mL/h）	≥30	20～30	5～15	无尿
意识状态	轻度焦虑	焦虑	精神错乱	精神错乱或昏迷

除症状和体征外，还可根据创伤的部位和性质判断出血量。如骨盆骨折可失血1 500～2 000mL；一侧股骨骨折可失血800～1 200mL；一侧肱骨骨折失血达200～500mL；而一侧胸肋膈角消失可失血500mL；血胸失血可达1 000～1 500mL；腹腔内出血可达1 500～2 000mL，如伴有后腹膜血肿及复合创伤，甚至多达3 000mL等。

（二）静脉通路

检查已建立的静脉通路以保证通畅，至少应开放两条大孔径静脉通路。腹部损伤和可疑大静脉破裂的患者，静脉通路应建立在膈肌平面以上。如果怀疑上腔静脉、无名静脉或锁骨下静脉梗阻或破裂，应将静脉通路建立在膈肌平面以下。如果外周静脉置管失败，则考虑中心静脉穿刺置管，颈内静脉、锁骨下静脉、股静脉可供选择，但对于可疑颈椎损伤的患者，应避免使用颈内静脉或颈外静脉通路。对已经中心静脉置管的患者（通常是从急诊室带入手术室），必须确认导管的位置正确。

（三）容量复苏

1. 损伤控制性复苏策略　一旦确定了休克的诊断就应该尽快开始容量复苏治疗，创伤复苏治疗能否取得最终的成功则取决于出血的原因是否得到纠正。但是明确失血原因并控制出血的过程需要花费一定的时间（诊断性检查、开放补液通路、建立有创监测、转运入手术室和麻醉诱导等）。在这段时间里，液体治疗就好比向一个底部有漏洞的大容器内不断倾倒液体一样，所以这段时间是复苏治疗最为复杂、最为关键也是最容易被临床医师误解的阶段。在这个阶段，复苏的目标仅仅在于支持患者的生理功能，而不是一定要使患者的生理功能恢复到正常标准。对仍在活动性出血的患者过于积极地追求所谓的“复苏终点”（endpoints of resuscitation），则可能加重患者潜在的病理生理状态，并且使最终的治疗更为困难。因此，对于严重创伤性休克患者的治疗，应该采取损伤控制性复苏策略（damage control resuscitation，DCR）（表11－5）。DCR的目的在于尽量减少医源性的复苏损伤，预防已存在的创伤性休克和凝血功能障碍的恶化，并最终有效控制出血。一旦获得有效的止血，接下来的目标就是迅速逆转休克，纠正低凝状态，补充血管内容量缺失，维持合适的氧供和心排血量，从而达到减少损失、改善创伤患者预后的最终目的。

表 11-5 损伤控制性复苏原则（damage control resuscitation principles，DCR）

- 迅速确定引起创伤性凝血功能障碍的高危因素（预测可能的大量输血）
- 容许性低血压
- 尽快控制出血
- 预防和治疗低温、酸中毒及低钙血症
- 减少晶体液的使用，避免血液稀释
- 按 1∶1∶1 单位的比例尽早输注浓缩红细胞（RBCs）、血浆和血小板
- 如有条件可使用冰冻血浆和新鲜全血
- 合理使用凝血因子产品 -（rFⅦa）和含纤维蛋白原的血制品（纤维蛋白浓缩物，冷沉淀）
- 使用新鲜的 RBCs（保存时间 <14d）
- 如有条件可使用血栓弹力图指导血液制品和止血剂（抗纤溶剂和凝血因子）的使用

2. 容许性低血压复苏策略　尽管高级创伤生命支持指南（advanced trauma life support，ATLS）一直倡导静脉快速输注液体，但是该治疗策略对仍在活动性出血的患者却是有害的。低血压是受损血管形成早期凝血的关键因素，快速输注大量晶体液在提高血压的同时有可能冲刷掉已经形成的血凝块，导致再出血，随之引起生命体征的进一步恶化。此外，初期复苏最常使用的等张晶体液通过稀释凝血因子和血小板、降低血黏度及低温而进一步加重失血。已有临床试验证实，对仍在活动性出血的患者采用容许性低血压复苏策略（permissive hypotensive resuscitation scheme）要比过度积极的液体治疗（aggressive fluid therapy）更具优势。因此，液体应该小剂量使用，以能够维持稍低于正常的血压（一般收缩压维持在 90mmHg）为治疗目标，直至出血得到有效控制。在临床上通常可以看到下面的现象：一旦控制出血，机体通过所谓的自身复苏（autoresuscitation）机制，血压往往就会逐渐恢复正常，患者对麻醉药和镇痛药的耐受性也会不断改善。

3. 复苏液体的选择　输注液体的性质和液体的量同等重要。目前可供使用的各种静脉补液都存在各自的优缺点（表 11-6），麻醉医师应该根据临床需要权衡利弊后合理选择使用。

表 11-6 失血性休克复苏的液体种类

液体	优点	缺点
等张晶体液		
0.9% 生理盐水	价廉	稀释血液成分
	与血液相容性好	高氯性代谢性酸中毒
乳酸林格液	价廉	稀释血液成分
	生理性电解质复合液	含钙可能使库血凝固
勃脉力 A	价廉	稀释血液成分
	生理性电解质复合液	
胶体		
白蛋白	快速扩容	昂贵
		未证明有益
		稀释血液成分
羟乙基淀粉溶液	快速扩容	一代产品可导致凝血功能障碍
		未证明有益
		稀释血液成分
高张盐水	快速扩容	快速升高血压可加重出血
	改善创伤性脑损伤的临床结局	稀释血液成分
浓缩红细胞（RBCs）	快速扩容	昂贵且来源有限

续 表

液体	优点	缺点
	增加氧供	需要交叉配血
		输血相关性肺损伤
		病毒传播
血浆	快速扩容	昂贵且来源有限
	替代凝血因子	需要交叉配血
		输血相关性肺损伤
		病毒传播
新鲜全血	快速扩容	较难获得
	携氧	病毒检测需要时间
	包含凝血因子和血小板	
	早期复苏的理想液体	

（1）晶体液：复苏时究竟应该输注何种液体一直存在着争议。通过回吸收体液进入毛细血管以部分恢复血管内容量是机体对失血的代偿机制，但往往引起组织间液的缺失。输注晶体液，如等张0.9%生理盐水（NS）或乳酸林格液（LR），可补充血管内容量和组织间隙容量。但是，目前还没有足够的相关临床资料比较输注NS和LR对临床结局的影响。LR轻度低渗，如果大剂量输注可能对脑外伤患者有害。LR包含3mmol/L的钙，传统上认为LR不宜用于稀释浓缩红细胞（RBCs）或与之共同输注。但有部分研究者对该观点提出了不同的看法。有研究显示，RBCs以2：1（RBCs：LR）比例稀释后在37℃下孵育2小时也未见血凝块产生，使用LR将RBCs稀释到35%（血细胞压积，Hct）也不会降低血液通过标准170μm过滤器的速度。输注LR后，肝脏将乳酸根转化为碳酸氢根能够增加机体对酸的缓冲力。输注大剂量NS（大于30mL/kg）将会导致高氯性酸中毒。与乳酸性酸中毒不同，高氯性酸中毒的阴离子间隙正常合并氯离子浓度升高。晶体液对凝血系统的影响比较复杂。使用晶体液将血液稀释20%～40%时，由于抗凝血因子稀释和血小板激活，会导致高凝状态。当稀释度达到60%，晶体液和胶体液都会导致低凝状态。分别输注NS和LR治疗未控制出血的失血性休克动物，结果显示NS减轻高凝状态并增加失血量。在腹主动脉瘤修补术的患者中分别输注NS和LR，结果显示输注NS的患者碳酸氢盐、血小板和血液制品的使用量增加，但是临床结局却无明显差异。在腹部大手术患者中分别输注NS和LR，对凝血功能监测指标也无明显差异。在大多数临床医学中心，NS主要用于脑外伤患者和与血液制品共同输注时使用，LR则用于其他的大多数情况。

（2）胶体液：需要手术的创伤患者，究竟选用胶体液还是晶体液进行复苏仍无定论。对复苏液体类型的选择取决于液体对凝血功能和代谢率的影响、微循环功能改变、容量分布和器官功能状态（如肾功能和内脏灌注）。既往对晶胶之争的关注点主要集中于临床结局，但更多的证据显示临床病死率并不是评估容量治疗方案是否理想的正确指标，而器官灌注、器官功能、炎症反应、免疫功能及伤口愈合等评估指标可能更为合适。与晶体液相比，胶体液具有更强的血浆容量扩充作用。胶体液增加血浆胶体渗透压，有助于维持血管内容量，同时可减轻重要脏器（如肺、心和脑）的组织水肿。术中输注胶体已被证明可改善预后、缩短住院时间，其可能原因在于减轻组织水肿、恶心、呕吐和疼痛。Hextend（以平衡盐为溶剂的6%羟乙基淀粉）的血浆半衰期超过30小时，发挥相同程度的容量扩充效应所需要的液体总量较少，并且组织水肿的程度也较轻。

Hextend在脑外伤患者中应用可能有益。在严重脑损伤猪动物模型中，与输注LR复合甘露醇相比，以Hextend作为单一的复苏治疗液体，阻止颅内压升高和维持脑灌注压的作用相似，但Hextend可显著改善脑组织的氧分压和神经功能预后，所需要的液体总量减少，并且未观察到对凝血功能的不良作用。与NS相比，在脓毒性休克动物模型中使用Hextend进行容量复苏，可减轻代谢性酸中毒，延长生存时间。与晶体液相比，大多数胶体液在相对较低的稀释度下就会造成凝血功能障碍。胶体液可不同程度地抑制自然发生的血小板激活和高凝状态。Hespan（以 NS 为溶剂的 6% 羟乙基淀粉）已被证明对凝血功能具有不良影响，如血小板聚集受损、Ⅰ型 VW 综合征。Hextend 不抑制血小板功能，可能因为其溶剂中包含 2.5mmol/L 的二水氯化钙。一项关于围术期液体治疗的随机双盲试验结果显示，LR 导致高凝状态，Hespan 导致低凝状态，而 Hextend 对凝血功能的影响则最小。

已有部分研究比较了胶体液或晶体液对组织氧分压的影响。在择期行腹部大手术的患者中，尽管血流动力学和氧合状态相似，与输注 LR 相比，采用低分子量的羟乙基淀粉（平均分子量为 130kDa，取代级为 0.4）进行容量治疗可显著提高肌肉组织的氧分压（其可能原因在于羟乙基淀粉减轻内皮细胞水肿、改善了微循环功能），并且组织氧分压在术中进行性改善且一直持续到术后第一天清晨。

已有研究针对不同容量治疗方案是否会影响腹部大手术的老年患者的炎症反应和内皮细胞激活进行了评价。患者随机分为 LR 组、NS 组和 130/0.4 羟乙基淀粉组，各组分别输注不同的液体维持中心静脉压在 8 ~ 12mmHg。结果显示，尽管各组的血流动力学状态相似，但炎症反应、内皮细胞损伤和激活的指标，晶体液输注组则显著高于 130/0.4 羟乙基淀粉输注组。

单纯采用晶体液进行容量复苏可能会降低血浆胶体渗透压，增加自由水从血管内向组织间隙的转移，导致组织水肿。因此，大量输注晶体液引起的胶体渗透压的降低就有可能导致肺间质水肿等肺部并发症。在一项 512 例入院 24 小时内需要手术治疗的创伤患者的前瞻性研究结果显示，与 Hextend 相比，使用晶体液进行容量复苏，并不延长术后机械通气的持续时间，也不会增加术后肺泡 - 动脉氧分压梯度和氧合指数，两组患者中病死率均较低，这表明两种液体治疗方案在维持组织稳态方面效果相当。

（3）高张溶液：高张溶液应用于各类危重患者的相关研究已经有 20 余年。静脉输注高张盐溶液可将细胞内和细胞间的水再分布进入血管内，产生超过本身输注容量的扩容效应。因此，高张盐溶液的扩容效应要比等张溶液更为有效、更为持久。在高张盐溶液中加入胶体液将会进一步增加其扩容效应的程度和持续时间。在 30 分钟内分别输注包含 6% 右旋糖酐的 7.5% 高张盐溶液（4mL/kg）和 LR（25mL/kg），二者的扩容峰值效应相似（约为 7mL/kg）。但是，在 30 分钟后右旋糖酐 - 高张盐溶液的扩容效应是 LR 的三倍（5.1 ± 0.9mL/kg vs 1.7 ± 0.6mL/kg）；在 2 小时后，每毫升右旋糖酐 - 高张盐溶液和 LR 的输入液在血管内的存留量则分别为 0.7mL 和 0.07mL。失血性休克的局部缺血性细胞会发生肿胀，吸收水、氯和钠离子，静息动作电位消失，采用高张溶液复苏比采用等张溶液能够更好地恢复细胞的正常容量、电解质平衡和静息动作电位。高张溶液复苏可使细胞水肿引起的毛细血管腔狭窄恢复到正常管径，而 LR 复苏则不能。此外，高张溶液在恢复血管内容量和血流动力学功能的同时可降低血管外容量、减轻组织水肿。采用 LR 进行容量治疗，在输注结束时和输注结束后 2 小时血管外容量分别增加输入容量的 60% 和 43%；但是采用右旋糖酐 - 高张盐溶液进行容量治疗时，在输注结束和输注结束后 2 小时血管外容量则分别降低输入容量的 170% 和 430%。在脑损伤并发肺水肿的患者中，高张盐溶液降低组织水含量的作用要优于甘露醇。在并发低血压的创伤患者中，入院前先输注 250mL 7.5% 的高张溶液，然后按常规进行液体复苏，结果显示，与输注 LR 相比，输注单剂量的高张溶液可改善血压、降低液体需用量，增加出院的存活率（尤其是格拉斯哥昏迷评分小于 8 分的患者）。目前看来，尽管高张晶体液具有扩容、减轻水肿、抗炎和免疫调节等优点，但是现有的临床证据还不足以充分证明在创伤患者中使用高张溶液进行复苏要优于等张溶液。

4. 容量治疗方案的制订　麻醉医师必须对患者可能需要的液体总量有一个合理预测，据此制订复苏计划，以使患者在复苏结束时能够维持合理的血液成分。一般来讲，根据对最初液体治疗的血流动力学反应，可将创伤患者分为三类（表 11 - 7）：①对液体治疗有反应；②对液体治疗有短暂反应；③对液体治疗无反应。

许多休克患者在治疗开始时出血已经停止，比如单纯性股骨骨折的患者。这类患者在受伤的当时失血 800 ~ 1 200mL，通过外周血管的强烈收缩、出血腔周围肌肉组织的限制作用及正常的凝血反应，出血在入院前就能够自动得到控制。只要所输注的液体不至于过量而冲洗掉血凝块或快速逆转局部的血管收缩，在整个过程中患者都能够始终维持血流动力学稳定。可逐步输入晶体液以补充细胞水肿和血管外转移所导致的体液丢失，并根据实验室检查结果决定所需要的浓缩红细胞（RBCs）和凝血因子的准确剂量。

表 11-7　ATLS 休克分类（低血压患者对快速输注 500mL 等张晶体液的反应）

休克分类	对快速输注 500mL 等张晶体液的反应	临床意义
有反应	血压增加并持续改善血压	无活动性出血 不需要输血
有短暂反应	血压升高，随后又变为低血压	活动性出血 应该考虑早期输血
无反应	血压无改善	必须排除其他的休克原因 张力性气胸 心脏压塞 高危脊髓损伤 可能活动性出血，并发持续性或严重的低灌注 立即输血，考虑尽早输注血浆和血小板

存在进行性、活动性出血的患者（比如严重脾或肝破裂、大动脉或静脉穿透伤）将表现为对液体治疗有短暂反应。识别并明确诊断此类患者至关重要，因为有效控制出血的速度与这类患者的临床预后强烈相关。在积极止血的过程中，如果能够避免发生创伤致死性三联征并维持组织灌注，此类患者复苏成功的可能性非常大。对液体治疗有短暂反应的患者，其出血量不少于一个循环血量（成人约 5 000mL），必定需要输血。对于存在活动性出血但仍有一定程度代偿的创伤患者来说，过度输注晶体液是最具风险的。一旦确诊，一开始就应该尽量控制非血制品的使用（尽管出血量是在 ATLS 所推荐的 2 000mL阈值之下），并尽可能维持有效血液成分。未经交叉配血的 O 型 RBCs 可安全使用，并且在大多数大型医院也能够立刻获得，在开始复苏时应该积极使用。为了维持凝血功能和替代因广泛或多发创伤引起的内在丢失，早期使用血浆和血小板也是必要的。如图 11-3 所示，即使不用其他任何液体，仅采用 RBCs、血浆和血小板按 1 ∶ 1 ∶ 1 单位比例输注的补液方案也并不能充分维持血液成分。此时唯一有效方法就是使用新鲜全血，以避免在成分血制备和贮存过程中导致的内在丢失和稀释，但是在大多数创伤中心不易获得新鲜全血。

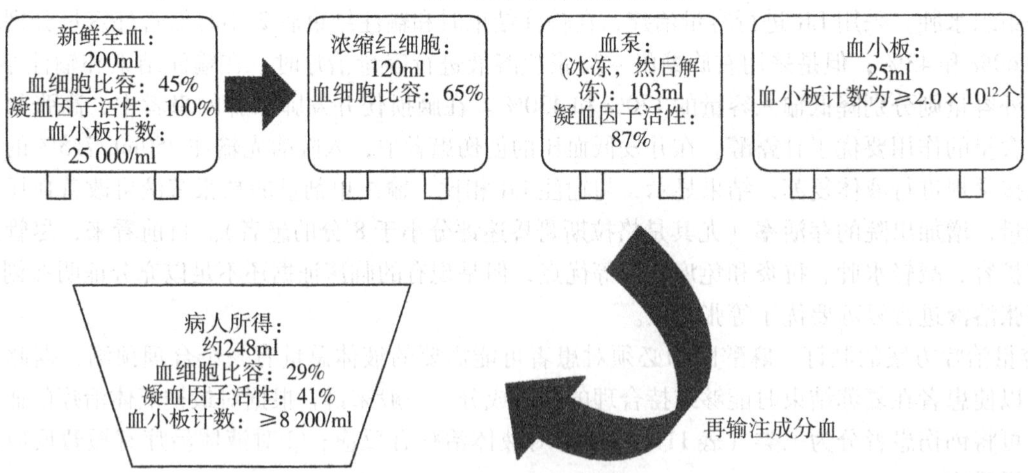

图 11-3　一单位新鲜全血的分离和重构，显示在捐献和输注时稀释性和贮存损耗性变化

对输液无反应的患者，往往是因为活动性出血时间较长，已经耗竭了机体的代偿，或者创伤严重以至于患者在到达急诊室前已存在重度休克，这类患者可表现为以下特征：低温、尽管已经液体治疗仍存在低血压和代谢性酸中毒，入院第一个血常规报告示血红蛋白降低、凝血酶原时间延长。尽管积极诊断和治疗，这类患者的病死率仍相当高，不过也有少量患者能够存活。除了以 RBCs 和血浆等比例输注并采用上述的容许性低血压复苏策略之外，还必须即刻注重对凝血功能的支持。应尽早输注适量8～10U的冷沉淀和1～2U的单采血小板以提供凝血底物；应用单剂量的重组活性Ⅶ因子（FⅦa，100μg/kg）以激活血管损伤部位的凝血；输注碳酸氢钠可暂时逆转代谢性酸中毒，改善心脏功能和提高FⅦa的反应速度。尽管这种复苏策略还未得到前瞻性研究的证实，但却是美国军方和几大创伤中心目前所使用的方案，在这些极端危重患者的风险/获益比评估中也证明该方案是合理的。

（四）体温

维持创伤患者的体温是麻醉医师的重要职责。低温是创伤致死性三联征之一，持续性低温可导致酸中毒和凝血功能恶化。保持体温该方案比患者已经低温后再恢复体温更为容易，所以在复苏的整个过程中都应该关注创伤患者的体温问题。所有的补液都应加温，如果预期大容量输血应使用快速输液加温系统。尽可能覆盖患者体表，若要暴露患者体表，则应在患者到达手术室之前提前将室温调高。对流空气加热系统（forced air heating system）可对手术野之外的任何体表部位主动加温，因此强烈推荐使用。所有术野灌洗液都应加温后使用，外科医师也应知晓患者的体温情况。低温的出现也是对创伤患者采用损伤控制性策略（damage control maneuvers）的指征，其目的在于尽量缩短病情不稳定患者的手术时间。

（五）凝血功能及水电解质与酸碱平衡

除了维持创伤患者的携氧能力和凝血功能之外，麻醉医师还必须精心调整患者的血浆生化成分。由于酸中毒和枸橼酸的作用，在大量输血患者中也常发生低钙血症。尽管全身的钙储备最终足以抵消这种影响，但是过快的大量输血，机体来不及代偿就会存在低钙血症的风险。在复苏过程中应定期检测血清电解质，如有必要可补钙（0.5～1.0mg，3～5分钟以上静脉注射）。对输液无反应性的低血压患者也应关注低钙血症问题，如果怀疑该诊断，可经验性予以补钙。大量或快速输注0.9%的生理盐水可引起高氯性代谢性酸中毒，应避免使用，可考虑使用乳酸林格液或勃脉力A溶液。高钾血症偶尔会在输注陈旧性RBCs时出现，但是导致高钾血症更为常见的原因却是低灌注、酸中毒和复苏失败。如果发生高钾性心律失常，应采用胰岛素、葡萄糖和钙剂积极治疗。复苏所使用的液体主要是血制品或等张晶体液，所以其他电解质紊乱在大容量复苏时并不常见。

创伤患者常发生应激相关性高血糖。既往认为创伤患者能够耐受高血糖，可让机体自身逐渐纠正而无须特殊治疗。但是已有研究表明严格控制血糖水平（低于10mmol/L）有利于降低术后感染的发生率；所以目前推荐采用静脉间断或持续输注常规胰岛素的方法治疗创伤性高血糖。

关于特异性促炎或抗炎药物在早期复苏中的作用尚不明确。已证实重组人类活化蛋白C治疗重症脓毒症无效。明确炎症级联反应全过程并掌握如何有效调控炎症反应的具体环节将是一个巨大挑战，因为影响患者伤口愈合和创伤恢复的理想炎症状态会受到患者的年龄、基因背景、营养状态和创伤发生时间等诸多因素的影响而存在较大差异。炎症调控治疗目前是创伤和重症治疗领域最为激动人心的研究热点，仍有可能为未来的临床实践带来变革。

在创伤性休克的复苏过程中，低血压、液体复苏和创伤性脑损伤的相互作用是非常值得关注的问题。许多失血性休克的患者常并发一定程度的脑损伤。脑损伤患者的脑灌注压降低将会导致致命性后果，容许性低血压复苏策略在这类患者中的应用就受到限制，因此，有研究者推荐在脑外伤并发创伤性休克的患者中维持较高的目标血压和给予更为积极的机械通气。然而，长时间过度积极的液体复苏也会导致出血恶化并产生其他问题，因此尽快止血仍是最佳治疗途径。脑外伤患者应避免使用低张晶体液，因为存在增加细胞水肿和脑容量的风险。高张晶体液具有扩容、减轻水肿、抗炎和免疫调节等效果，已有较多关于高张晶体液应用于脑外伤患者中的研究报道。大多数研究结果显示，如果以颅内压的控制、神经损伤的生化指标、炎症反应或淋巴细胞激活作为观察指标，高张晶体液比等张晶体液更具优势，但是最近的一项大样本随机对照临床试验则表明，高张晶体液并不能改善脑外伤患者6个月时的神经功能预后和患者的存活率，并且所有的这些研究都未包括脑外伤并发未控制的失血性休克患者。

总之，理解创伤性休克的病理生理，麻醉医师能够优化复苏治疗的策略，从而使患者获得最佳临床转归。尽快诊断休克并积极治疗失血至关重要。早期液体复苏的目标在于维持略低于正常的血压，并应强调维持正常的血液成分和生化指标，对于需要大量输血的创伤患者则予以RBC、血浆和血小板治疗，对于严重休克并存在生理失代偿的患者则必须采取更为积极的治疗措施，使用碳酸氢钠、冷沉淀和FⅦa因子以快速恢复有效的凝血功能。一旦出血停止，可通过监测组织灌注的实验室指标指导进一步的复苏治疗。将来治疗的方向在于通过直接调控全身炎症反应，使严重创伤快速恢复，并减少MODS的发生。

（六）血管活性药物的使用

对低血容量休克使用血管收缩药物以代替补充血容量是绝对禁忌的。当血压很低甚至测不到，而又不能及时大量快速补充液体时，为了暂时升高血压、维持心、脑血流灌注，以预防心搏骤停，可以使用少量血管活性药物。

四、功能障碍（神经学）评估

可采用AVPU（awake，verbal response，painful response，and unresponsive，AVPU）对神经学功能进行快速的初步评价，情况许可也可采用Glasgow昏迷评分进行更为详细的定量评估。由于创伤患者的神经系统病情可迅速发生恶化，应动态进行再评估。如果发生意识水平的改变，应立即对患者的氧合和循环功能状态进行再评估

五、暴露

为全面检查伤情，需将患者完全暴露，包括将衣服脱除，翻身检查后背，从头到脚检查是否存在可见的损伤或畸形。但如果疑有颈椎或脊髓损伤，则应采取线性制动措施。

（王志学）

第三节　麻醉处理

创伤患者的麻醉可根据创伤部位、手术性质和患者情况选用神经阻滞、椎管内阻滞或全身麻醉。椎管内阻滞适于下肢创伤手术，对有严重低血容量甚至休克患者，禁用蛛网膜下隙阻滞；在补充血容量的前提下，慎用连续硬膜外阻滞。全身麻醉则适于各类创伤患者。但是，不能绝对肯定某种麻醉药或麻醉技术较其他药物或方法更优越，麻醉方法的选择决定于：①患者的健康状况；②创伤范围和手术方法；③对某些麻醉药物是否存在禁忌，如氯胺酮不适用于颅脑外伤患者；④麻醉医师的经验和理论水平。

一、神经阻滞在创伤患者中的应用

对一些创伤范围小、失血少的患者，神经阻滞有一定的优点，如可以降低交感神经张力、减轻应激反应、减少术中出血和术后深静脉血栓形成，患者在手术期间保持清醒状态，有利于神经功能和意识状态的判断，并有助于术后镇痛。至于是否选用神经阻滞，麻醉医师则应根据手术要求和所选麻醉方法的禁忌证决定。原则上对于循环不稳定、有意识障碍、呼吸困难或凝血功能差的患者，忌用神经阻滞。

二、全身麻醉诱导与维持

对于严重创伤患者，麻醉药物的治疗指数非常低。同样的患者，如果是创伤后，其所谓的“安全”诱导剂量也可能造成致命性危险。对于稳定的创伤患者麻醉诱导与一般择期手术患者无明显区别，而对低血容量的多发伤患者则要警惕。不管选择哪种药物，休克患者麻醉处理的关键就是小剂量分次给药。常用的静脉麻醉药及其常用剂量见表11－8。

表 11－8 常用的创伤麻醉诱导药物

药物	标准剂量（mg/kg）	创伤剂量（mg/kg）	血压	脑灌注压
硫喷妥钠	3～5	0.5～2.0	降低	降低或稳定
依托咪酯	0.2～0.3	0.1～0.2	稳定	增加
氯胺酮	1～2	0.5～1.0	稳定	稳定或降低
丙泊酚	1.5～2.5	0.5～1.0	降低	降低或稳定
咪达唑仑	0.1～0.2	0.05～0.1	稳定	稳定或降低
芬太尼	3～10μg/kg	1～3μg/kg	稳定	稳定
苏芬太尼	0.5～1.0μg/kg	0.1～0.5μg/kg	稳定	稳定

注：*：SBP＜60mmHg 的昏迷患者，不需给予诱导剂。

（一）硫喷妥钠

可降低脑氧代谢率（$CMRO_2$）、脑血流量（CBF）、颅内压（ICP），适用于颅脑创伤而血容量基本正常和循环功能稳定的患者，但该药能使心肌抑制和血管扩张而致低血压，故宜小剂量分次静注。

（二）依托咪酯

对心血管影响轻微，能降低 $CMRO_2$、CBF、ICP，增加脑灌注压（CPP），因此适用于休克或循环功能不稳定的创伤患者及伴有颅脑外伤的多发伤患者。依托咪酯的问题包括注射部位刺激痛和肌痉挛，可以通过静注利多卡因、小剂量咪达唑仑（1～2mg）和肌松剂快速起效来减轻这些不良反应。虽有单次静注依托咪酯后抑制肾上腺皮质功能的报道，但这种抑制作用的时间短且不完全，临床意义尚存在争论。

（三）氯胺酮

该药一方面因神经末梢去甲肾上腺素的释放引起收缩压增高和心率增快，而另一方面对高交感神经活性的患者，因使心肌收缩力降低而致血压下降，以及增加 $CMRO_2$、CBF、ICP，故不适用于颅脑外伤或伴有高血压、心肌损伤的创伤患者。

（四）丙泊酚

其心肌抑制作用与硫喷妥钠相似，因此应减少剂量小心慎用，对于严重创伤患者，即使已充分复苏，丙泊酚的诱导剂量也大为减少。该药可降低 $CMRO_2$、CBF、ICP。

（五）咪达唑仑

小剂量咪达唑仑能提供良好的镇静、遗忘和抗焦虑作用。对心血管功能无影响，因此小剂量分次静注常用于清醒性镇静，包括清醒气管内插管，该药能使 ICP 降低。

（六）芬太尼和苏芬太尼

芬太尼对血流动力学或血管的作用较小，与镇静药结合使用有协同作用。对高交感张力的患者，该药可使心率减慢和血压下降，给予芬太尼一个负荷剂量后，以 0.02～0.10μg/（kg·min）静注可获得稳定的血浆（镇痛）浓度，并使吸入麻醉药 MAC 降低约 50%。苏芬太尼类似芬太尼，但作用时间长，静注的剂量为 0.003～0.01μg/（kg·min）。

（七）吸入麻醉剂

所有吸入麻醉剂均可引起剂量相关性的血压降低［由于血管张力和（或）心排血量的改变］，也可产生与剂量相关的 CBF 增加，后者可导致 ICP 增高，即使是异氟烷扩张脑血管作用最小，但对严重 ICP 增高的患者，也应避免使用。因为心排血量降低，而肺通气量相对增加，休克患者吸入麻醉剂的肺泡浓度上升较快，动脉分压也会升高，可能加大其心肌抑制作用。

吸入麻醉剂一般用于全身麻醉维持。N_2O 有加重气胸或颅脑积气的危险，因此不适用急性多发伤患者；七氟烷起效和苏醒迅速，对气道无刺激作用，可用于麻醉诱导；地氟烷血气分配系数最低(0.42)，并且在体内几乎无代谢（0.02%），尤其适用于长时间手术的麻醉维持；恩氟烷有一定的肾毒性作用，对于长时间手术或肾功能障碍的患者使用受限；异氟烷有较强的扩张周围血管的作用，但对心排血量、心率和心律影响小。

（八）肌松药

由于琥珀酰胆碱可引起颅内压增高以及高钾血症致心律失常（包括心搏骤停），故对严重多发伤或眼外伤患者禁用。可选用非去极化肌松药，如维库溴铵对心血管影响甚微；罗库溴铵的起效时间（3倍 ED_{95} 剂量）接近琥珀酰胆碱；阿曲库铵有一定的组胺释放和降血压作用，一般避免用于低血容量休克的患者；泮库溴铵为长效肌松药，有使心率增快作用等，应根据患者具体情况选用。

（九）术中知晓的预防

创伤患者由于循环功能不稳定、对麻醉药的耐受力降低、麻醉药的有效剂量差异性较大，因此在麻醉维持的过程中有发生知晓的可能性，尤其是在经过积极复苏，患者的血流动力学状态逐渐改善，患者对麻醉药的耐受性有所恢复时，如果不对麻醉深度作相应调整，就更有可能发生术中知晓，应注意预防。对于严重创伤的患者，间断给予小剂量氯胺酮（每15分钟静注25mg），通常患者可以耐受，且可减少术中知晓的发生，特别是当使用低浓度吸入麻醉剂时（小于0.5MAC）。此外，适当合用辅助药物也有助于预防术中知晓，比如咪达唑仑1mg间断静注和东莨菪碱0.3mg。

三、术中监测

创伤患者应有基本的无创监测，包括ECG、无创血压、中心体温、脉搏血氧饱和度、呼气末 CO_2 监测及尿量监测等。呼气末 CO_2 监测结合动脉血气分析对判断循环容量状况很有帮助。$P_{ET}CO_2$ 与 $PaCO_2$ 的差值代表了肺泡无效腔的变化，而后者又可反映出血容量的改变。对于严重创伤或循环不稳定的患者，宜采取有创监测，包括直接（桡）动脉穿刺测压、CVP及肺动脉楔压等。有条件情况下监测每搏量变异（SVV）有助于指导容量治疗。此对伤情严重程度的判断和衡量治疗措施是否有效均具有重要价值。

（王志学）

第四节　特殊创伤的麻醉处理

一、颅脑和脊髓创伤

对任何伴有意识改变的创伤患者都应怀疑有脑损伤。可用Glasgow昏迷评分动态评价意识状态。

需要立即外科手术的常见损伤包括：硬膜外血肿、急性硬膜下血肿及部分贯穿性脑损伤和凹陷性颅骨骨折。可保守治疗的损伤包括颅底骨折和颅内血肿。颅底骨折常表现为眼睑青紫（熊猫眼），有时青紫可达乳突部位（Battle征），并并发脑脊液鼻漏。脑损伤的其他表现包括烦躁、惊厥和颅神经功能障碍（如瞳孔反射消失）。典型的库欣三联征（高血压、心动过缓和呼吸紊乱）表现较晚且不可靠，通常预示脑疝的出现。单纯性脑损伤很少引起低血压。怀疑有持续性颅脑损伤的患者不应给予任何术前用药，因为术前用药可改变患者的意识状态（如镇静、镇痛药）或影响神经功能评估（如抗胆碱药可引起瞳孔散大）。

脑损伤常因脑出血或水肿而并发颅内压升高。控制颅内压可联合采用限制液体（除非存在低血容量性休克）、利尿（如甘露醇0.5g/kg）、巴比妥类药和过度通气（$PaCO_2$ 28～32mmHg），后两项措施常需要给患者气管插管，气管插管也可避免因气道保护性反射降低引起的误吸。利多卡因或芬太尼可减轻高血压或心动过速等气管插管反应。清醒插管会引起颅内压急剧升高。颅底骨折的患者经鼻插管或插鼻胃管可能造成筛板穿孔和脑脊液感染。轻度头高位可改善静脉回流，降低颅内压。激素在颅脑损伤中的作用尚存争议，多数研究认为具有其不良反应或并无益处。应该避免使用可升高颅内压的麻醉药（如氯胺酮）。如果存在高血糖，应予胰岛素治疗。

脑损伤部位脑血流的自身调节通常受损，高血压可加重脑水肿，升高颅内压；但一过性低血压可导致局部脑缺血。一般来说，脑灌注压应该维持在 60mmHg 以上。

严重颅脑损伤患者可因肺内分流和通气/血流比例失调而易发生动脉低氧血症，其原因包括误吸、肺不张或对肺血管的直接作用。颅内高压时交感神经活性增强，患者易发生肺水肿。

脊髓损伤后生理功能紊乱的程度与脊髓损伤的平面相关。在搬动患者和气管插管过程中要特别小心以免加重损伤。颈椎损伤可能涉及膈神经（$C_{3\sim5}$）而导致呼吸暂停。肋间肌麻痹可使肺储备功能降低，咳嗽功能减弱。高位胸椎（$C_{1\sim4}$）损伤时，心脏丧失交感神经支配，导致心动过缓。急性高位脊髓损伤可发生脊髓休克，其特征是损伤平面以下的容量和阻力血管的交感张力丧失，表现为低血压、心动过缓、反射消失和胃肠功能麻痹。这类患者的低血压需要积极的液体治疗，但是急性期过后，血管张力的恢复可能导致肺水肿的发生。有报道认为损伤后 48 小时内使用琥珀酰胆碱是安全的，但 48 小时后应用可能出现致命性高钾血症。短期大剂量应用糖皮质激素治疗［甲泼尼龙 30mg/kg，继以 5.4mg/(kg·h) 持续输注 23 小时］可改善脊髓损伤患者的神经预后。损伤平面高于 T_5 时可出现自主反射功能亢进（autonomic hyperreflexia），但在急性期处理起来也并不困难。

二、颌面部创伤

相当大的外力才能造成颌面部骨折，因此，颌面部骨折通常伴发其他创伤，如颅内和脊髓创伤、胸部创伤、心肌挫伤和腹腔内出血。口腔或鼻腔的活动性出血、破碎的牙齿、呕吐物或舌咽损伤会阻塞呼吸道并使气道管理更加复杂。颌面部的解剖完整性破坏通常影响面罩正压通气和气管插管的操作。急性行环甲膜切开或气管造口术可能会挽救患者的生命。大多数面部骨折移位需要在全身麻醉下进行修复。许多软组织损伤可在局部麻醉下进行治疗，但儿童通常需要全身麻醉。维持气道的通畅是最基本的要求，诱导时可行清醒下经鼻插管，或行局部麻醉下气管切开术。

三、颈部创伤

颈部损伤可表现为颈椎损伤、食管撕裂伤、大血管损伤和气道损伤。气道损伤可表现为梗阻、皮下气肿、咯血、发音障碍和低氧血症。维持气道是这类患者需要注意的首要问题。创伤急救时，建立外科气道或在气道开放缺损处直接插管可挽救患者生命。出现气道断裂时，让患者自主呼吸吸入挥发性麻醉剂如七氟烷进行麻醉诱导应该有效。颈部大静脉损伤时必须在下肢建立静脉通路。

四、胸部创伤

胸部创伤会严重危害心肺功能，导致心源性休克或缺氧。单纯性气胸是指气体在脏层和壁层胸膜间积聚。单侧肺萎陷导致严重的通气/血流比失调和缺氧。胸壁叩诊呈过清音，呼吸音减弱或消失，胸片示肺萎陷。气胸患者禁用笑气，因其可加重气胸。气胸的处理包括放置胸腔闭式引流管。引流管出现持续大量引流气体提示可能有大支气管损伤。

张力性气胸是空气通过肺或胸壁上存在的类似于单向活瓣的损伤部位进入胸膜腔造成的，空气在吸气时进入胸膜腔，而呼气时空气则不能逸出，结果导致患侧肺完全萎陷，纵隔和气管向对侧移位。正压通气时单纯性气胸可能发展为张力性气胸，引起静脉回流和健侧肺的膨胀功能的损害。临床表现为患侧呼吸音消失、叩诊过清音、气管向健侧移位和颈静脉怒张。用 14G 套管针（长度为 3～6cm）在锁骨中线第二肋间穿刺胸腔，可将张力性气胸变为开放性气胸，紧急缓解张力性气胸对呼吸循环功能的影响，但最终仍需放置胸腔闭式引流。

多发性肋骨骨折可危害胸廓功能的完整性，导致连枷胸。这类患者会因为广泛肺挫伤或血胸而加重缺氧。血胸与气胸的鉴别点是血胸的叩诊为浊音。与血胸一样，纵隔积血也可导致失血性休克。有大量咯血时则需用双腔气管导管隔离患侧肺，以免血液流入健侧肺。当双腔气管导管置入困难时，可使用带有支气管阻塞装置的单腔气管导管。存在大支气管损伤时也需单肺隔离通气。有双侧支气管漏或无法实现肺隔离时可选用高频通气，高频通气气道压力较低，有利于减少支气管漏气。经损伤的支气管漏出的气体可进入开放的静脉，引起肺或其他部位的气体栓塞，所以必须尽快确定漏气位置并予以控制。多数支气管断裂处位于距隆突 2.5cm 以内。

心包压塞是致命性胸部损伤，必须尽早诊断。如果无法进行快速超声扫描（FAST scans）或床旁超声检查，患者存在 Beck 三联症（颈静脉怒张、低血压和心音低沉）、奇脉（自主吸气时血压降低大于 10mmHg）等临床表现时也有助于诊断。心包穿刺引流可暂时缓解症状。心包压塞的最终治疗方法是开胸手术。心包压塞患者麻醉处理的关键是保护心肌的变力、变时作用和保证心脏的前负荷。因此，麻醉诱导最好选用氯胺酮。心脏或大血管的贯穿伤需立即手术探查，不得延误。术中反复搬动心脏会导致心动过缓和严重低血压。

心肌挫伤的诊断可依据心肌缺血（ST 段抬高）的心电图表现、心肌酶升高（肌酸激酶同工酶、肌钙蛋白）及超声检查结果异常。经胸壁超声心动图检查可表现为室壁运动异常。心肌挫伤患者易发生心律失常（如心脏传导阻滞和室颤等）。心肌损伤的症状得到改善前，应推迟择期手术。

胸部创伤可并发的其他损伤包括主动脉横断或切割伤、左锁骨下动脉撕裂、主动脉瓣或二尖瓣破裂、创伤性膈疝和食管断裂。主动脉横断往往好发于严重减速伤，部位常在左锁骨下动脉的远侧，胸片的典型表现为纵隔增宽，常并发第一肋骨骨折。

五、腹部创伤

严重创伤患者都应疑有腹部损伤。首诊时有 20% 的腹内损伤患者无腹痛或腹膜刺激征（腹肌强直、压痛或肠梗阻），可能有大量腹腔积血（如肝、脾损伤）而体征很轻。腹部创伤通常分为贯通伤（如枪伤或刀刺伤）和非贯通伤（如减速伤或挤压伤）两类。

腹部贯通伤通常可在腹部或下胸部找到明显的穿入点，最易损伤的器官是肝脏。患者可分为三类：①无脉搏；②血流动力学不稳定；③生命体征稳定。无脉搏和血流动力学不稳定的患者（给予 1～2L 液体复苏仍然不能使收缩压维持在 80～90mmHg）应紧急行剖腹探查术，通常存在大血管或实质脏器的损伤。稳定患者如果有腹膜炎或内脏膨出的临床征象者也应尽快行剖腹探查术。血流动力学稳定的贯通伤如无腹膜炎体征，则需仔细评估，以避免不必要的剖腹探查术。腹腔内损伤的显著体征包括：X 线胸片示膈下游离气体、鼻胃管出血、血尿和直肠出血。血流动力学稳定患者的进一步评估措施包括：体检、局部伤口探查、诊断性腹腔灌洗、快速超声检查、腹部 CT 扫描或诊断性腹腔镜探查。

腹部钝挫伤是腹部创伤患者首要的病因，也是导致腹内损伤的首要原因。脾撕裂或破裂最为常见。对血流动力学不稳定的腹部钝挫伤患者，快速超声检查一旦有阳性征象就应立即手术。如果不稳定血流动力学患者快速超声检查结果呈阴性或可疑，就应该寻找有无其他部位出血或非出血性休克的原因。腹部顿挫伤血流动力学稳定患者的处理取决于快速超声检查的结果，快速超声检查结果呈阳性时，进一步实施腹腔镜还是剖腹术常取决于腹部 CT 的结果；如果快速超声检查的结果呈阴性，则需要连续观察，应进行一系列检查并复查快速超声检查。

创伤患者腹腔打开后，由于腹腔出血（和肠扩张）的填塞作用丧失，可出现严重低血压。术前准备应与容量复苏（包括液体和血液制品）同步进行，尽量争取时间尽早控制出血。应避免使用笑气，以免加重肠扩张。留置胃管可防止胃扩张，疑有颅底骨折时应改为经口置胃管。腹部创伤涉及血管、肝、脾或肾损伤、骨盆骨折或腹膜后出血时，应提前做好大量输血的准备。大量输血引起的高钾血症同样致命，也必须积极治疗。

腹部大出血有时需填塞出血区域和（或）钳闭腹主动脉，直至找到出血点和液体复苏能够补偿血液丢失。长时间主动脉钳闭可导致肝脏、肾脏、肠道缺血损伤；有时还可导致下肢骨筋膜室综合征，最终引起横纹肌溶解和急性肾衰竭。液体复苏的同时，在主动脉钳闭前输注甘露醇和袢利尿剂能否预防肾衰竭尚存争议。通过快速输液装置进行液体和血制品容量复苏，尽快控制出血并缩短钳闭时间则可降低此类并发症的发生。

创伤本身及液体复苏引起的进行性肠管水肿可能妨碍手术结束时的关腹。腹肌过紧强行关腹则会增加腹内压，产生腹腔间隔室综合征（abdominal compartment syndrome），引起肾脏、脾脏缺血。即使肌肉完全松弛，也会严重影响氧合与通气功能，随后出现少尿和无尿。这种情况下，应该开放腹腔（但要覆盖无菌敷料）48～72 小时，直至水肿消退，再考虑二期关腹。

六、四肢创伤

肢体损伤也可能是致命性的，因为可能涉及血管损伤和继发性感染等并发症。血管损伤可导致大量失血并严重威胁肢体的存活。例如，股骨骨折的隐性失血可达 800～1 200mL，而闭合性骨盆骨折隐性失血量更多，甚至引起低血容量性休克。治疗延迟或体位放置不，当会加重骨折移位和对神经血管的压迫。脂肪栓塞常发生于骨盆骨折和大的长骨骨折，在创伤后 1～3 天引起肺功能不全、心律失常、皮肤瘀点和意识障碍。脂肪栓塞的实验室检查表现为血清脂肪酶升高、尿中有脂肪滴和血小板减少。

骨筋膜间隙综合征可发生在肌肉内大血肿、挤压伤、骨折和断肢伤的患者。筋膜间隙内压力升高伴有动脉压降低会造成缺血、组织缺氧和进行性肢体肿胀。必须尽早行筋膜切开减压术以挽救患者。

挤压伤可引起肌红蛋白尿，早期纠正低血容量及碱化尿液有助于防止急性肾衰竭。

（王志学）

第五节 术中和术后并发症

一、术中并发症

（一）创伤性凝血功能障碍和急性创伤 - 休克凝血功能障碍

创伤性凝血功能障碍（traumatic coagulopathy）是发生于严重创伤患者中的一种低凝状态。创伤性凝血功能障碍与多重因素相关并且会随着时间延长而进展。创伤后的低灌注通过增强抗凝功能和纤溶活性（通过激活的蛋白 C 产物和组织纤溶酶原激活物的增加，纤溶酶原激活物抑制物和凝血酶激活的纤溶抑制因子的降低）导致凝血功能障碍。这个特定的过程现在也被称为急性创伤 - 休克凝血功能障碍（acute coagulopathy of trauma - shock，ACoTS）。数学模型研究已经证实由大量输注晶体液和 RBCs 产生的稀释作用会加重休克引起的低凝状态。低温、低钙和酸中毒将进一步恶化凝血功能障碍。研究已经证实，入院时低凝状态的程度是创伤患者大量输血和死亡的独立相关因素。因为出血导致的死亡发生非常迅速，通常在受伤后 6 小时内，所以尽快明确凝血障碍并积极治疗有利于改善患者的预后，这也是损伤控制性复苏策略的中心目的之一，近期回顾性研究结果也支持这一概念。严重创伤患者通常以显著出血伴随凝血功能障碍为主要临床表现，但是随着时间的延长，该过程会转变或进展为弥散性血管内凝血（disseminated intravascular coagulation，DIC），尤其是并发脓毒症时。创伤性凝血功能障碍与 DIC 存在着本质不同，创伤性凝血功能障碍是一种多因素相关的低凝状态，而 DIC 则是由促凝血酶原激酶的释放和继发于炎症反应的弥散性血管内皮细胞损伤所引起的高凝状态。由于二者的治疗方法不同，所以有必要对其进行鉴别诊断。但是这两种过程都可表现为活动性出血，并且标准凝血功能检查（PT/APTT、纤溶酶原和血小板计数）也不能准确区分，所以鉴别诊断比较困难。血栓弹力图（thrombo elasto graphy，TEG）则可应用于区分创伤性凝血功能障碍和 DIC。

（二）低温

低温是指中心体温低于 35℃。轻度低温为 32～35℃，中度低温为 28～32℃，重度低温为 28℃以下。多数患者在送达手术室前已存在低温，因此低温对于创伤患者而言几乎是不可避免的。同时麻醉又可进一步损害机体的体温调节机制，全身麻醉可降低体温调控阈值和减少皮肤血管收缩，肌松剂可抑制寒战反应等，所有这些因素均可使患者在麻醉期间的体温进一步降低。

多年来人们对低温的不良作用已有足够的了解和重视。通常认为低温最主要的作用是引起外周血管收缩、诱发心律失常、产生心脏抑制、寒战、增加氧耗、增加血液黏稠度、影响微循环灌注、降低酶活性、影响凝血机制等。有报道称创伤患者如果中心体温低于32℃，病死率达100%。因此，在创伤性休克患者复苏时，应采取多种措施避免低温的发生。

然而，低温作为脑保护的措施已广泛应用于临床，在心脏和大血管手术、肝脏手术中低温保护作用更为人们熟知。新的研究显示，低温能改善休克动物的存活率。当采用中度低温复苏时，即使不输液、不吸氧，休克动物的存活率亦有改善。Wladis 等报道，在失血性休克中，正常体温动物动脉血氧分压无明显变化，而低温动物的 PaO_2 由 10.3kPa 上升至 16.4kPa。Meyer 等研究了休克复苏中中度低温的作用，表明低温可降低心脏的代谢需要，维持心血管功能和心肌灌注，同时还可避免失血性休克期间发生的心动过速反应、左室功能降低和呼吸频率增加等。由于心排血量稳定和每搏量增加，在休克后期能维持心脏功能。在整个低温过程中，尽管心率和呼吸频率过低，但心血管功能与基础比较改变不大。

对于休克到底应采用常温复苏还是低温复苏尚存在争议，目前对低温休克复苏研究尚处于初期阶段，有许多问题有待深入研究，如低温的程度、低温的持续时间等。此外，创伤患者并发的意外低温和用于器官功能保护的治疗性低温尽管都存在中心体温数值的降低，但却有着本质区别。前者是创伤对机体体温调控机制的削弱，伴随大量的体热丢失，低温往往是反映创伤严重程度的重要指标；而后者则是在充分考虑低温不良作用的基础上人工诱导的低温，其主要目的在于发挥低温的治疗作用，并同时尽量减少低温的不良反应。

二、术后并发症

严重创伤患者常因低血容量导致组织灌注不足或凝血功能障碍，术后常可并发呼吸功能不全及肾功能衰竭等并发症。

（一）急性呼吸窘迫综合征

术后发生 ARDS 是创伤患者的严重并发症之一。多发性创伤、严重创伤、低血压、入院1小时内输入全血1 500mL以上、误吸、脂肪栓塞和 DIC 等因素均可导致 ARDS（表11－9）。80%以上的复合伤伴有胸部外伤，大多数严重外伤患者都有呼吸异常，呈现低氧血症和过度通气。据统计，因急性呼吸衰竭导致死亡者，占所有外伤后期死亡总数的1/3。而一旦发生急性呼吸衰竭，其病死率高达30%～50%，故应重视预防、早期诊断和正确处理。

表11－9　创伤导致全身炎症反应综合征和急性呼吸窘迫综合征的触发因素

低灌注的严重程度和持续时间（"dose" of shock）
·通过最大乳酸水平预测
·通过乳酸恢复到正常的清除速率预测
所输用的血液制品数量
创伤相关性病情
·长骨干骨折（脂肪/骨髓栓塞）
·创伤性脑损伤
·误吸
·胸部钝挫伤和直接损伤
高龄
可能的并发症
·糖尿病
·冠心病
·慢性阻塞性肺病
·自身免疫性疾病
患者的基因易感性

ARDS是多器官功能障碍的肺部表现。它的预防措施与MODS相同（如减少或避免组织缺血）。ARDS的治疗以支持为主，如采用保护性肺通气策略等。

（二）急性肾脏衰竭

是创伤后的主要并发症之一，其病死率可达50%～90%。麻醉医师必须意识到严重外伤患者发生肾衰竭的潜在危险性。创伤出血造成血容量不足和低氧血症，挤压伤引起的肌红蛋白增高，伴有肾、膀胱、尿道外伤的复合伤、麻醉手术对肾灌注和肾小球滤过率的影响，ADH和醛固酮分泌使肾小管再吸收增加，及抗生素的使用，均可能引起急性肾衰竭。初期肾衰竭是可逆的，迅速处理创伤性休克可使肾衰竭发生率明显降低。急性肾衰竭常表现为少尿或无尿，但多尿性肾衰竭也并非少见。出现少尿时应首先排除血容量不足，不适当地使用利尿剂将进一步加重低血容量和肾衰竭。

（三）感染和MODS

外伤后几天或几星期内死亡者称为后期死亡，大约占所有外伤死亡的1/5，其中80%死于感染或创伤后MODS。快速、完全的复苏有助于减少感染和MODS的发生，术后充分的代谢、营养支持可提高此类患者的生存率。

随着SIRS概念的提出及对各种炎性介质、细胞因子、炎性细胞的深入研究，人们对MODS发病机制的认识也由20世纪70年代的损伤→感染→全身性感染→MOF转变为：损伤→机体应激反应→SIRS→MODS→MOF。临床治疗也有望从以往的以器官或系统为中心，转变为将患者和疾病看作一个整体而进行整体性的治疗。治疗措施也将从过去单纯的支持治疗发展到将来的病因性治疗与支持治疗相结合。

（王志学）

参考文献

[1] 邓小明，姚尚龙，曾因明．2017 麻醉学新进展．北京：人民卫生出版社，2017.

[2] 田玉科．小儿麻醉．北京：人民卫生出版社，2013.

[3] 俞卫锋，石学银，姚尚龙．临床麻醉学理论与实践．北京：人民卫生出版社，2017.

[4] 吴新民．麻醉学高级教程．北京：人民军医出版社，2015.

[5]（美）Larry F. Chu，（美）Andrea J. Fuller. 实用临床麻醉学．金鑫，译．北京：科学技术出版社，2017.

[6] 高关慧，崔晓光．地塞米松在周围神经阻滞中应用的研究进展．实用药物与临床，2016，19（7）：913－916.

[7] 古妙宁．妇产科手术麻醉．北京：人民卫生出版社，2014.

[8] 严卫锋，宫延基．产科麻醉安全的问题与对策．中医药管理杂志，2016（11）：141－143.

[9] 孙增勤．实用麻醉手册．第六版．北京：人民军医出版社，2016.

[10] 杨志海，陈斌，尤匡掌．创伤休克患者的手术麻醉处理方案及效果观察．浙江创伤外科，2017，22（5）：1001－1002.

[11] 李文生，陈晓冬．眼科手术麻醉并发症的预防和处理．中华实验眼科杂志，2017，35（5）：391－395.

[12] 陈志扬．临床麻醉难点解析．第2版．北京：人民卫生出版社，2015.

[13] 朱也森．口腔麻醉学．北京：科学出版社，2012.

[14] 邓小明，姚尚龙，于布为，等．现代麻醉学．北京：人民卫生出版社，2014.

[15] 郑宏．整合临床麻醉学．北京：人民卫生出版社，2015.

[16] 王波．冠心病患者进行非心脏手术麻醉方法的研究进展．中西医结合心血管病杂志（电子版），2017，5（8）：22.

[17] 王松．腹部外科手术麻醉管理的体会．中国医学创新，2012，9（18）：116－117.

[18] 中华医学会麻醉学分会．中国麻醉学指南与专家共识．北京：人民卫生出版社，2014.

[19] 卿恩明，赵晓琴．胸心血管手术麻醉分册．北京：北京大学医学出版社，2011.

[20] 韩晓玲．神经外科手术麻醉的研究进展．继续医学教育，2016，30（1）：138－139.

[21] 王勇．浅谈椎管内麻醉的特点．中国卫生标准管理，2015，6（7）：34－35.

[22] 崔苏扬，黄宇光．脊柱外科麻醉学．第二版．南京：江苏科学技术出版社，2016.